臨床評価指標入門
適用と解釈のポイント

内山　靖
小林　武
潮見泰藏
編集

協同医書出版社

編集者一覧
内山　靖（名古屋大学大学院医学系研究科）
小林　武（東北文化学園大学医療福祉学部リハビリテーション学科理学療法学専攻）
潮見泰藏（帝京科学大学総合教育センター）

執筆者一覧（五十音順）
網本　和（首都大学東京大学院人間健康科学研究科）
岩月宏泰（青森県立保健大学健康科学部理学療法学科）
臼田　滋（群馬大学大学院保健学研究科保健学専攻リハビリテーション学講座）
内山　靖（名古屋大学大学院医学系研究科）
梅永雄二（早稲田大学教育学部教育・総合科学学術院）
久家直巳（公立黒川病院リハビリテーション科）
後閑浩之（日高病院リハビリテーションセンター）
小林　武（東北文化学園大学医療福祉学部リハビリテーション学科理学療法学専攻）
境　信哉（北海道大学大学院保健科学研究院生活機能学分野）
坂田祥子（東京湾岸リハビリテーション病院）
佐藤直子（元・北海道文教大学人間科学部作業療法学科）
澤　俊二（金城大学医療健康学部作業療法学科）
潮見泰藏（帝京科学大学総合教育センター）
島田裕之（国立長寿医療研究センター老年学・社会科学研究センター自立支援開発研究部）
島田真須美（いずみの杜診療所）
鈴鴨よしみ（東北大学大学院医学系研究科肢体不自由学分野）
鈴木　誠（埼玉県立大学作業療法学科）
千住秀明（複十字病院呼吸ケアリハビリセンター）
仙波浩幸（日本保健医療大学理学療法学科）
園田　茂（藤田保健衛生大学七栗サナトリウム）
高橋哲也（東京工科大学医療保健学部理学療法学科）
武富由雄（武富整形外科）
谷口敬道（国際医療福祉大学保健医療学部作業療法学科）
種村　純（川崎医療福祉大学医療技術学部感覚矯正学科）
堤　文生（元・九州栄養福祉大学リハビリテーション学部理学療法学科）
道関京子（新潟リハビリテーション大学医療学部リハビリテーション学科）
永井将太（金城大学医療健康学部理学療法学科）
長野　聖（四條畷学園大学リハビリテーション学部理学療法学専攻）
中山恭秀（東京慈恵会医科大学附属病院（本院）リハビリテーション科）
半田健壽（元・郡山健康科学専門学校）
樋口由美（大阪府立大学大学院総合リハビリテーション学部研究科）
福田恵美子（長野保健医療大学保健科学部作業療法学専攻）
福原俊一（京都大学医学研究科医療疫学分野・福島県立医科大学）
古名丈人（札幌医科大学保健医療学部理学療法学第一講座）
前野里恵（横浜市立市民病院リハビリテーション部）
森山早苗（元・東北文化学園大学医療福祉学部リハビリテーション学科作業療法学専攻）
諸橋　勇（いわてリハビリテーションセンター機能回復療法部）

吉田　剛（高崎健康福祉大学保健医療学部理学療法学科）
吉元洋一（鹿児島大学医学部保健学科理学療法学専攻）
渡辺　敏（聖マリアンナ医科大学病院リハビリテーション部）

序

　根拠に基づく理学療法（Evidence-based Practice）の重要性が強調されるなかで，臨床疫学によるデータベースとともに臨床思考過程の重要性が改めて認識されています．

　臨床での思考は，気づきによって，ある生体現象を取り出し，それを計り，解釈して働きかける一連の過程から成り立ち，各段階での適切な判断や選択こそが臨床家に求められる素養といえます．

　生体現象を取り出し表現する方法には，既存の物理的尺度による定量的計測と，その領域で必要な独自の指標による尺度で判定する方法とに大別できます．前者では，機器の特性を十分に知り，取り出したい生体現象とのマッチングをいかにはかるのかが重要となり，『計測法入門：計り方，計る意味』（2001年10月）として纏めることができました．

　臨床評価指標は，生体現象を取り出す際の視点や治療目標が色濃く反映されたもので，その領域の特徴を表しているものでもあります．また，その尺度は各時代の疾病構造，対象者のニーズや，価値観と密接に関係しており，保健・医療・福祉を取り巻く経済状態や周辺学問領域にも影響されています．したがって，既存の臨床評価指標は，その開発経緯や適用を知るとともに，信頼性と妥当性を熟知して，適切な解釈を実施することで，十分な理解が得られかつ効果的に活用することが可能となります．

　本書では，臨床評価指標の意味を十分に整理し，その基本的な構造と活用方法を示すことに力点をおきました．各論では，障害構造を中心とした分類から39の臨床評価指標を取り上げ，共通の小見出しで解説しています．そのため，各知識と技術の習得に加えて，基本となる臨床思考過程が自然と理解できるように構成されています．なお，医学領域では，疾病や病態の重症度を示す指標が数多く提唱されていますが，症候障害学的な視点からみた評価指標の確立は今後の課題であり，ここではあえて取り扱いませんでした．これについては，近い将来，具体的な総合的・包括的な指標が提案され，臨床のニーズに見合う指標が導入されることを願っています．

　本書は，このような趣旨を理解された理学療法士，作業療法士，言語聴覚士，研究者の総勢37名の協力によって実現したものです．また，製作にあたっては協同医書出版社の中村三夫氏，吉原香氏のご支援をいただきました．

　『臨床評価指標入門：適用と解釈のポイント』が，臨床家にとって効果的な介入を実践・開発する一助となり，学生や新人の皆様が具体的な評価指標を学ぶなかで臨床思考過程を理解することができれば編集者にとって望外の喜びです．

2003年10月

内山　靖，小林　武，潮見泰藏

目次

序

第1部　臨床評価指標の基礎

第1章　臨床評価指標とは　（内山　靖）……………………………………… 3
第2章　臨床評価指標の基本的構造　（潮見泰藏）……………………………… 9
第3章　臨床評価指標の活用　（小林　武）…………………………………… 17

第2部　臨床評価指標の応用

第4章　機能障害 …………………………………………………………… 27

「機能障害」に関わる評価指標の臨床活用　（内山　靖）　28

Range of Motion（ROM）：関節可動域　（武富由雄）　31

Manual Muscle Testing（MMT）：徒手筋力検査　（小林　武）　47

Brunnstrom Recovery Stage（BS または BRS）：ブルンストローム・ステージ　（吉元洋一）　55

modified Ashworth scale　（中山恭秀）　61

Stroke Impairment Assessment Set（SIAS）の感覚検査　（澤　俊二）　67

Visual Analogue Scale（VAS）：視覚的アナログ目盛り法　（堤　文生）　75

Ratings of Perceived Exertion（RPE）：
　　Borg スケール，主観的運動強度または自覚的運動強度　（渡辺　敏）　81

反復唾液嚥下テスト：The Repetitive Saliva Swallowing Test（RSST）　（吉田　剛）　87

第5章　機能的制限 ………………………………………………………… 93

「機能的制限」に関わる評価指標の臨床活用　（潮見泰藏）　94

Functional Reach（FR）：機能的上肢到達検査　（内山　靖）　97

Functional Balance Scale（FBS）：機能的バランス指標　（島田裕之）　103

Timed "Up and Go" test（TUG）　（後閑浩之）　109

Manual Function Test（MFT）：脳卒中上肢機能検査　（森山早苗）　115

簡易上肢機能検査：Simple Test for Evaluating Hand Function（STEF）　（谷口敬道）　121

最大歩行速度：Maximum Walking Speed（MWS）　（諸橋　勇・半田健壽）　127

6-Minute Walking Distance（6 MD）：6 分間歩行距離　（千住秀明）　135

Physiological Cost Index（PCI）：生理的コスト指数　（久家直巳）　143

Incremental Shuttle Walking Test（ISWT）：漸増シャトルウォーキングテスト　（高橋哲也）　149

Motor Assessment Scale（MAS）　（潮見泰藏）　155

第6章　高次脳機能障害 …………………………………………………… 161

「高次脳機能障害」に関わる評価指標の臨床活用　（内山　靖）　162

Japanese Wechsler Adult Intelligence Scale-Revised (WAIS-R)／
　　Japanese Wechsler Intelligence Scale for Children-Third Edition (WISC-III)：
　　日本版 WAIS-R 成人知能検査法／日本版 WISC-III 知能検査法　（梅永雄二）　167

Mini Mental State Examination (MMSE)　（島田真須美）　173

Standard Language Test of Aphasia (SLTA)：標準失語症検査　（道関京子）　179

標準高次動作性検査：Standard Performance Test for Apraxia (SPTA)　（種村　純）　187

Clock Drawing Test (CDT)：時計描画テスト　（網本　和・鈴木　誠）　195

Behavioural Inattention Test (BIT)：行動性無視検査　（坂田祥子）　203

Rehabilitation Evaluation of Hall And Baker (REHAB)：
　　精神科リハビリテーション行動評価尺度　（仙波浩幸）　209

精神障害者社会生活評価尺度：The Development of Life Assessment Scale for
　　the Mentally Ill (LASMI)　（仙波浩幸）　217

第7章　発達障害　……………………………………………………………… 223

「発達障害」に関わる評価指標の臨床活用　（佐藤直子）　224

新版 K 式発達検査　（佐藤直子）　229

Milani-Comparetti Motor Development Screening Test：
　　ミラニー運動発達スクリーニングテスト　（福田恵美子）　235

Erhardt Developmental Prehension Assessment (EDAP)：
　　エアハート発達学的把持能力評価　（境　信哉）　241

日本版フロスティッグ視知覚発達検査：
　　Developmental Test of Visual Perception (DTVP)　（境　信哉）　247

新版 S-M 社会生活能力検査：Social Maturity Scale　（佐藤直子）　253

第8章　ADL　…………………………………………………………………… 259

「ADL」に関わる評価指標の臨床活用　（小林　武）　260

Barthel Index (BI)：バーセル・インデックス　（前野里恵）　263

Functional Independence Measure (FIM)：機能的自立度評価法　（永井将太・園田　茂）　271

老研式活動能力指標：TMIG Index of Competence　（古名丈人）　279

Instrumental Activities of Daily Living (IADL)：手段的日常生活活動　（臼田　滋）　285

第9章　健康観　………………………………………………………………… 293

「健康観」に関わる評価指標の臨床活用　（潮見泰藏）　294

Sickness Impact Profile (SIP)　（長野　聖）　297

MOS Short-Form 36-Item Health Survey (SF-36®)　（鈴鴨よしみ・福原俊一）　305

Life Satisfaction Index (LSI)：生活満足度尺度　（樋口由美）　313

Philadelphia Geriatric Center Morale Scale (PGC)：
　　改訂（版）PGC モラール・スケール　（岩月宏泰）　321

索引　327

第1部　臨床評価指標の基礎

第1章　臨床評価指標とは

1. 臨床評価指標の理解と活用

　臨床で実践されている評価では実にさまざまな指標が利用され，日頃は特別に意識することなく使われている．実践的な評価指標は便利なものであるが，各指標を正しく理解・活用してこそ初めてその価値が生かされる．指標を不適切に使用した場合には，使いづらいどころか，誤った情報や判断を引き起こして現場を混乱させてしまうことになりかねない．

　ここでいう理解とは，単にその計測手順やマニュアルに精通していることのみならず，その指標が生まれた背景とともに効果的な介入に結びつける解釈と適用までの行為を含んでいる．臨床行為は，図1に示すように，何かに気づき，それを取り出したうえで，十分に解析して，目標に向かって，働きかける一連の過程である．その中で，臨床評価指標は対象者の生体現象を正しくとらえてその状態を視覚的に表し，高い治療効果をあげるための手段となり得る．そのため，それぞれの現象や機能をどのようにしたいのかという理想的な姿（治療目標）に対する相対的な位置や状態を示すものでなくてはならない．

　臨床評価指標は，特定のしかし臨床上しばしば重要な視点となる生体現象の概観を，比較的容易に取り出しやすいように構成された道具（ツール）である．日常生活においても，道具は目的にかなう利用をすれば便利で効率的であるが，それをいかに使いこなすのかは結局のところ利用者の裁量に委ねられている．したがって，臨床評価指標においても，指標の意味を十分に理解して活用してこそその価値を最大限に生かすことができる．指標を生かすも殺すも臨床家の力量次第である．これまでに開発された指標を有効に活用するためには，①指標が生まれた背景，②生体現象の何を取り出そうとしたものであるかの視点，③正確な方法と手順，④得られた結果の適切な解釈，⑤臨床介入への適用，について理解することが求められる（表1）．個々の項目につ

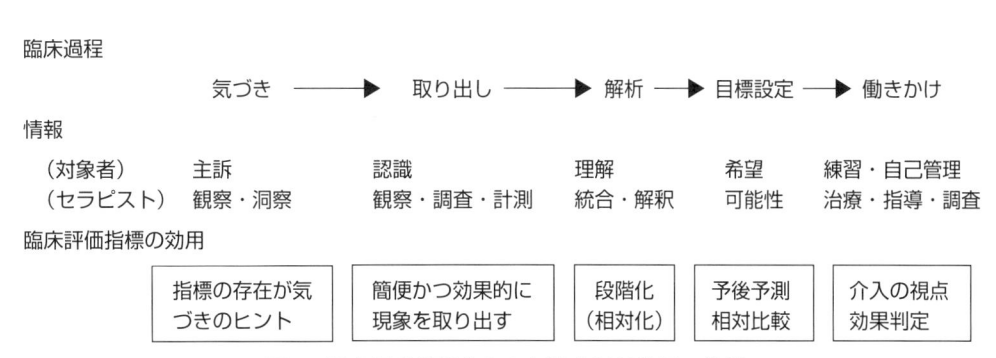

図1　臨床思考過程からみた臨床評価指標の役割

表1　臨床評価指標の理解に必要な要素

1. 指標が生まれた背景
    1) 正式名称
    2) 原典
    3) 開発経緯
2. 生体現象の何を取り出そうとしたものであるかの視点
    4) 適用
    5) 構成
3. 正確な方法と手順
    6) 基準値（カット・オフ値）
    7) 信頼性
    8) 妥当性
    9) 情報の特性
    10) 使用上のポイント（① 準備，② 注意，③ 手順）
4. 得られた結果の適切な解釈
    11) 解釈上のポイント（① 結果の確認，② 結果の意味づけ，③ 結果の活用）
5. 臨床介入への適用
    12) 臨床活用をテーマにした文献レビューによる情報

いては改めて第2章で詳述するが，指標の目的を真に理解するためにはその指標が生まれた契機を知ることが大切である．これは懐古的に歴史をたどることとは異なり，その時代の要請と葛藤が凝縮された内容を知るとともに，背景の理解によって指標の適用と限界が自ずと明らかになるからである．

2. 指標が生まれた背景

1) 現象のとらえ方

現存する臨床評価指標は，機器使用の有無，尺度，方法（観察，調査，計測）などその手段はさまざまであるが，臨床思考過程における位置づけは共通している．定量的尺度と定性的尺度とでは統計処理を含めた解析方法は異なるが，臨床においては優劣ではなく相互補完的に利用することが大切である．定量的計測では機器を用いることが多く，その場合には機器の特性を十分理解して対象となる現象との適切なマッチングを図ることが重要となる．これについては，『計測法入門』（協同医書出版社，2001）で詳述している．

臨床評価指標は，臨床家が実践現場の必要に応じて人為的に考案したものである．とりわけ，定性的な尺度は各領域の病態―治療モデルに対応して価値づけられているものが多い．リハビリテーションの領域では，1980年の国際障害分類（International Classification of Impairments, Disabilities, and Handicaps; ICIDH）が2001年には国際生活機能分類（International Classification for Functioning, disability and health; ICF）に改訂されている．ICFは心身の状態を広くとらえる共通概念として大きな意義があり，その基本的理念には失われた機能や不足している要

表2　各モデルの要素と対応

ICF	変調または病気 (disorder or disease)	機能障害 (impairment)		活動制限 (activity limitation)／ 参加制約 (participation restriction)	
ICIDH	疾患 (disease)	機能障害 (impairment)		能力低下 (disability)	社会的不利 (handicap)
Nagi	病理 (pathology)	機能障害 (impairment)	機能的制限 (functional limitation)	障害 (disability)	
NCMRR	病理 (pathology)	機能障害 (impairment)	機能的制限 (funcitonal limitation)	能力低下 (disability)	社会的制約 (societal limitation)
評価手段	検体検査	各機能計測	現象観察・測定	実態調査	意識調査・面接

素とともに，現有している能力や環境要因を含めた相対的な生活機能をとらえようとしている．

　一方，専門職が具体的な介入のためのモデルとするには実際の臨床思考過程に対応した次元を有することが望まれ，1965 年に提唱された Nagi のモデルや 1992 年の NCMRR（National Center for Medical Rehabilitation Research）のモデルが広く受け入れられてきた（表2）．とくに両者のモデルに共通する機能的制限（functional limitations）は，対象者の現象を観察・測定する次元に対応した適切な概念である．機能的制限を機軸として双方向への思考を展開・転回する中で現象を観察・計測・調査などの手段で抽出し，相互の因果関係を踏まえて個別的，相互的，総合的な介入を展開していく．

　2) 臨床で用いられるさまざまな指標

　指標（index）とは手がかりとなる方向性（次元）であり，尺度（scale）はその刻み方である．臨床指標とは，臨床的に有用な評価の視点や判断の拠り所を示し，尺度はその程度を具体的に表現する値である．

　臨床における評価は推論の過程を含めた結論と見なしうるが，測定はその客観性と正確さを高める手段として位置づけられる．人間の活動や機能の障害は既存の指標で直接測定できるものばかりではない．そのため，効果的な介入に必要な情報を選択・抽出するために，まず測定すべき対象や範囲をあらかじめ操作的な定義をする必要がある．これは自然界に存在する物理量に加えて，科学的手続きを経ながら人為的に価値づけられた指標とそれに伴う尺度が該当する．記録や比較は，臨床評価指標によって測定された変数の値（測定値）のみによってなされるために，たとえば健康観のような広い概念であっても尺度化された範囲の情報のみが抽出・保存されることになる．そのため，臨床指標には単一の尺度から複合バッテリーとしての検査まで広い形態が存在する．

　実際の臨床では，実にさまざまな評価指標が用いられている．対象からみれば，身体を構成するミクロな構造・機能から社会的な価値観を問うものまで多岐にわたる．具体的には，心拍や歩数など直接数えられるもの，体重や血圧など身近な器具で計測できるもの，白血球や血糖値など生体から取り出した組織（検体）を計測するもの，最高酸素摂取量や筋トルクなど機器による生

体機能の計測など多岐におよんでいる．また，痛み，意欲，体性感覚など対象者の主観によるもの，血色や顔貌など他者の観察によるものなどは場所や道具を問わずに判定できるものである．ヤール（Holen-Yahr）のステージやNYHA（New York Heart Association）などの重症度分類も実践現場で頻繁に利用されている．なお，医学では，疾患・病態別の指標が数多く提唱されているが，症候障害学的な視点から整理された包括的な指標は確立していない．

尺度の性質からは，名義，順序，間隔，比例の4つに分類できるが，それらを望ましい基準値（範囲）からみて価値を段階化（grading）した順序尺度の形で表示されるものが目立つ．このことは，たとえ現象としては連続量であっても，臨床的には特定の点を超えたか否かが重要な意味を示しており，カット・オフ値に対する相対的な位置づけが臨床指標の評価にとって不可欠な視点であることを物語っている．

臨床評価指標が一般化されるためには，その適切さに加えて簡便さや機器の供給など周辺要因も無視できない．質量の尺度にはkgがあり，（重力が同じであれば）その値は絶対的な意味をもつ．しかし，ヒトの肥満の程度を示すには身長を加味する必要があり，臨床指標としてBMI（Body Mass Index）が利用されている．肥満には体脂肪率など他の指標も勘案する必要があるが，計算が複雑になると利用されにくくなる．指標は，目的にかなっていることが一義的に重要であるが，簡便で誰でもが気軽に使いこなせることが大切である．とくに臨床では"努力対効果"が重要な要因となる．

関節可動域の測定は，観察によるもの，角度計を用いた徒手による計測，電気角度計を装着する方法，3次元動作解析装置による方法がある．精度では後者の2つが優れ，動的測定が可能であるのも後者の2つであるが，臨床ではほとんどが前2者で行われている．これは，時間的制約と臨床で得たい情報の多くが前2者で事足り，後2者が冗長機能（オーバースペック）になっていることが大きな理由であろう．一方，筋力の測定は，徒手による方法，ハンドヘルドダイナモメータによる計測，等速性機器を用いた計測法があり，後2者もよく利用されている．時間と費用はかかるが，重症度や介入効果の判定に不可欠な方法として受け入れられている．とくにハンドヘルドダイナモメータは，ここ10年ほどで臨床普及が急速に進んでいる．これは，高齢者のManual Muscle Testing（MMT）で4以上の筋力を正確に表現する必要が大きくなったことや，安価で精度が高く，小型で操作性のよい機器が普及したこととも関係している．筋力の計測は，定性的尺度と定量的尺度とが目的に応じて相互補完的によく利用されている領域である．

3. 変遷する指標と尺度

医療は，各時代の国民のニーズや社会的要請に基づいた治療ならびに障害モデルを構築してきた．理学療法における治療モデルは，筋再教育（muscle reeducation），神経筋促通手技（neuromuscular facilitation/ neurodevelopmental approach）の時代を経て，現在は課題志向型アプローチ（task oriented approach）が主流となっている．臨床評価指標も治療モデルに連動し，近年では，機能的制限と日常生活の活動性をとらえる指標がよく利用されるようになってい

る.

1) 治療目標の違いによる評価指標の選択

同じ現象をみている場合でも，どのような介入を行うのかによって選択される評価指標は異なってくる.

神経学では，末梢性筋力低下と中枢性運動麻痺を問わずMMTが利用されている．理学・作業療法領域では，中枢障害による病的共同運動の程度をとらえるためにBrunnstrom Recovery Stage（BSまたはBRS）がよく利用される．考え方によって多少の違いはあるが，麻痺が中等度以上の場合にはBSを用い，軽度の麻痺にはBSとともにMMTを利用するというのが一般的である．これらは，まさに治療モデルの違いによる評価指標の適用の違いを示している．神経学では，MMTで表される筋力低下の分布と筋トーヌスの程度をとらえることで治療目標と内容を決定できるために，あえてBSを用いる必要はない．一方，セラピストにとっては治療を進めるうえでBSが重要な指標のひとつとなる．なお，米国で開発されたBSが現在の米国であまり利用されないのは，保険制度の違いによる治療目標と介入内容が変化したことに関連が深い.

2) 評価視点の違いによる尺度の変化

ADL（Activities of Daily Living）の指標であるBarthel Index（BI）は，脊髄損傷者の日常の動作能力をとらえる指標として1963年に開発されたものである．そのため，排尿・排便の管理に配点が高く設定され，独力により可能か否かに力点が置かれている．合併症の少ない比較的若い脊髄損傷者では，動作の可否がそのまま活動性に結びつきやすく，その合理性が受け入れられた．そのため，BIを現在の脳血管障害に適用する場合には，その限界やカット・オフ値の解釈を慎重に行う必要がある．一方，1980年代に入るとリハビリテーションの対象は高齢者が多くなり，また，治療の目標は機能の回復よりも生活の自立や介助の軽減に重きが置かれるようになってきた．このような背景でFunctional Independence Measure（FIM）が開発され，世界の多くで利用されている.

3) 基準値またはカット・オフ値の修正

高血圧の判定基準と治療目標は時代とともに変化しており，総コレステロールの基準値も最近になって変更された．これらは，生活習慣を含めた健常人の基準値の変化と治療開始の時期および治療目標が修正されたことに起因している.

このように，臨床評価指標は，開発された時代，対象，治療目的に応じて使われ方が異なっている．それぞれの指標の背景を"線"として理解することで，その適用と解釈を正確に行うことが可能になる.

4. 今後求められる臨床評価指標

科学的根拠に基づく介入（Evidence-based Practice）が強調される現在において，適切な機能帰結（functional outcome）を用いた帰結評価（outcome measures）が不可欠である．臨床評

価指標は対象者のニーズに合致したものでなくてはならず，大数としての標準的な介入効果を検証するとともに，個別性を重視したテーラーメイドの治療を実践していく手がかりとなる必要がある．

　評価指標とは，本来，その得点を高めるような働きかけをしていけば適切な治療が成立することが望まれ，単に問題点を指摘するだけのものでは不十分である．同時に，医療が置かれている現状を考えれば，治療効果を鋭敏にとらえることができる反応性に優れている指標の確立がいっそう求められるであろう．さらに，パフォーマンスのみならず，安住な生活の再建につながる安全性や学習および理解の程度を含めた自己管理能力の程度を評価できる指標が必要である．また，疾患・病態の症候障害学的な特性を踏まえた総合的・包括的な臨床指標の確立が急務で，これまで医学領域で培われた疾患重症度に基づく指標を各領域のモデルに当てはめて発展させる必要がある．

　臨床評価指標のよき理解者は，よき臨床家であり，また，新たな臨床評価指標の開発の担い手でもある．個々の対象者に対する適切な臨床評価指標の記録は，介入効果の判定やデータベースとしての意味をもち，臨床に根ざした研究や教育に大きく貢献することにもつながる．

参考文献
1) 内山　靖，小林　武，間瀬教史・編：計測法入門：計り方，計る意味．協同医書出版社，2001.
2) Wade DT：Measurement in neurological rehabilitation. Oxford University Press, 1992.
3) Finch E, Brooks D, Stratford P, Mayo N：Physical rehabilitation outcome measures. Lippincott Williams & Wilkins, 2002.
4) Herndon RM：Handbook of neurologic rating scales. Demos Vermande, 1997.
5) Dittmar S, Gresham G：Functional assessment and outcome measures for the rehabilitation health professional. An Aspen Publication, 1997.
6) Yeomans S：The clinical application of outcomes assessment. Appleton & Lange, 2000.

〈内山　靖〉

第2章 臨床評価指標の基本的構造

1. 臨床評価指標の基本的構成

　臨床的に利用される評価指標は多様な方法から構成されている．

　最も単純な測定法はある現象や能力の有無を書き留めることである．そうした測定法には「歩くことができるか，できないか」，「意識があるか，ないか」「更衣動作が自立しているか，あるいは介助が必要か」ということが含まれる．一方，多岐の項目にわたって詳細な判定基準を設定した評価指標も利用されている．

　臨床評価指標を構成する評定尺度あるいは評価尺度は，測定値が位置づけられる尺度の水準によって，それがもつ意味と情報量は異なり，用いられる分析方法は限定される．Stevens（1951）は測定対象のもつ特性と付与される数値との対応関係に着目して，表1のような4種の尺度水準に分類している．測定値がどのような水準の尺度上で定義されるかによって，許される演算の種類が限定され，集計・分析の際に用いうる方法も限定される．

　測定値が名義尺度上で定義されている変数と，順序尺度上で定義されている変数では，測定値を用いた四則演算を行うことはできない．それに対して，測定値が間隔尺度で定義された変数では加減算，比率尺度で定義された変数では加減乗除の演算が可能である．そのため，変数の分布を表すために平均値や標準偏差を算出できるのは，本来は定量的変数についてのみであり，2変数の関係の強さを表すのに相関係数を用いるのは，2つの変数がともに定量的変数である場合に

表1　尺度の水準

---

1) 名義尺度（nominal scale）
　　事象や対象を分類するために与えられた数値による尺度である．
　　「対象者Aを1，対象者Bを2」というように数値で代用する場合，個人識別や役割の代用として番号を使用するような場合であり，相互の大小関係や倍数関係を意味しない．
2) 順序尺度（ordinal scale）
　　大小や優劣などの一定の序列を表すが，値の等間隔性が保障されていない尺度である．
　　脳卒中の運動回復段階であるBrunnstrom Recovery Stageや健康度自己評価（不良→普通→良好）などは，測定値が順序尺度上で定義される変数の例である．
3) 間隔尺度（interval scale）
　　値の等間隔性は保障されているが，絶対的な原点（0）をもたない尺度であって，知能指数や標準テストの得点などが間隔尺度上で定義される測定値の例である．
4) 比率尺度（ratio scale）
　　絶対的な原点（0）をもち，値の等間隔性も保障されている尺度である．身長や体重などは比率尺度上の測定値を得やすい変数である．

限られる．これに対し，人間の精神や行動，社会現象を扱う実証研究などでは，数学的な厳密さを求めることはできない．実際には，順序尺度で定義された変数であっても，5段階以上の領域を有し，1つのカテゴリーに50％以上が集中するといった著しい分布がなければ，1, 2, 3……などの得点を与え，定量的変数に準じて扱うこともある．また，本来は名義尺度上でしか定義しえない変数であっても，ダミー変数（dummy variable）を用いることで，定量的変数に準じて取り扱うことができる（ダミー変数：0と1の2つの値しかとらない変数）．

2. 臨床評価指標が具備すべき要件

臨床で利用することのできる標準化された評価指標に求められる条件として，次のようなものがある．

① 安全であること
　　対象者の安全性，安楽性が確保されていることが最も基本的条件として不可欠である．
② 「努力対効果」が大きいこと
　　努力（計測にかかる時間・技術・経済的負担・危険性など）を最小限に抑えて，効果が最大限に得られること．この際，冗長なオーバースペック（必要のないさまざまな計測値が得られること）は普及を妨げる要因となる．
③ 実用性が高いこと
　　特殊な機器や特別な場所，さらに検者が特別な技術を必要とせずに，簡便で，しかもある程度の短時間に施行できることが望まれる．
④ 尺度表示できること
　　機能評価ではパフォーマンス測定が理想であるが，少なくとも能力（あるいは自立度）を表示できることが望ましい．
⑤ 標準化されていること
　　テストの手順やスコア化が明示されていること．年齢差や性差を含んだ基準値と基準範囲があること．
⑥ 信頼性が高いこと
　　計測精度が高く，繰り返しにおける再現性が良好で，内的整合性に優れていること．
⑦ 妥当性が高いこと
　　併存的および基準関連妥当性に優れていること．
⑧ 感度（sensitivity）が高いこと
　　患者の変化，治療効果に対して感受性が高いこと．研究目的とする特性や状態の変化や差異をよくとらえうるものであること．
⑨ 特異度（specificity）が高いこと
　　その測定法ができるだけ純粋に目的とする特性をとらえられるものであること．
⑩ 目的に相応しいものが用いられていること（適切さ：appropriate）

何をはかろうとするものか，その目的に対する整合性が重要となる．すなわち，表面妥当性あるいは内容妥当性が満足されていることが必要となる．また，臨床思考過程において治療志向的に不可欠な内容であることが必要である．

3. 臨床評価指標の理解に必要な要素

第1章の表1にあげた12の項目を具体的に理解する必要がある．

1） 指標が生まれた背景
（1） 正式名称
当然のことではあるが，正確な指標の名称，略称を知る必要がある．
（2） 原典
開発者によって書かれた原著を確認し，その内容を理解する必要がある．
指標の中には，便宜的に応用された改変方法が汎用されている場合があるので注意を要する．
（3） 開発経緯
開発された時代背景とニーズを知ることが，指標の真の目的を理解することにつながる．
評価指標を正しく利用するためには，開発経緯を理解することが不可欠である．
2） 生体現象の何を取り出そうとしたものであるかの視点
（4） 適用
通常，指標（テスト）は最大のパフォーマンス（maxium performance）を測定するものと典型的なパフォーマンス（typical performance）を測定することを目的としたものとに分類される．対象となる現象，重症度を知り，正しく適用する必要がある．なお，原典やこれまで報告のない対象には適用できないということではなく，可能性があれば積極的に試みてよい．実際に，多くの指標で開発時と比較して適用が拡大しているが，新たに適用する場合にはその効用と限界を熟知して細心の注意と慎重な解釈をする必要がある．
（5） 構成
評価指標がどのように構成されているのかを理解するために，①評価の視点，②具体的な尺度と段階化，③算出方法を知る必要がある．
3） 正確な方法と手順
（6） 基準値（カット・オフ値）
基準値が予め想定されている尺度と，応用の過程で設定されたものとがある．両者を区別する必要はないが，基準値やカット・オフ値がどのような意味をもつのかを正確に理解しておく必要がある．
（7） 信頼性
信頼性は測定に先行する必要条件である．テストの信頼性はテスト結果の正確さについての概念であり，複数回測定した時にどれだけばらつきがあるかの指標であり，1回の測定値がどの程

度信頼できるのかという目安となる．なお，定性的な尺度では計測精度について言及することは少ない．また，内的整合性は複数の項目による合計得点を算出するような指標では重要な概念であるが，単一指標では議論の対象とならない．

臨床評価指標では，①検者内変動もしくは繰り返し再現性，②検者間変動，③日内・日間変動について特に理解する必要がある．検者内変動もしくは繰り返し再現性とは，同一検者における変動をとらえるもので，主として検者の計測技術の確からしさを吟味するものである．この値が大きい場合には，検者の計測方法や判定基準が未熟であるなどの問題が指摘できる．検者間変動は，同一対象者に対する複数の検者による結果を比較するもので，この値が大きい場合には方法や判定基準の記述が曖昧であることが多い．一方，日内・日間変動は主として対象者の生体現象の安定性を示す指標である．但し，実際には検者の要因である検者内変動と対象者の要因である日内・日間変動とを純粋に区別することは困難な場合もあり，臨床的には繰り返し再現性と検者間再現性の2点で検討を加えている報告も多い．

信頼性の評価法には（a）人為的要因の入らない検査や対象者が独力で解答する質問表，または検者が一人だけですべての解析を行う研究など，その測定法自体の信頼性の評価であり，検者間の違いの要素が入らない検者内信頼性（intra-tester reliability）と，筋力検査のように検者間の要素が入ってくる場合の検者間信頼性（inter-tester reliability）の評価に分かれる．

① 検者内信頼性（intra-tester reliability）：測定時期の違い（ごく短期）を通じての一貫性（stability over time），再検査法（test-retest method）がある．

再検査法では，一人の検者がある程度の間隔をおいて同一の対象者に同じ検査を行い，1回目と2回目の測定値間の相関係数によって再現性を評価して信頼性係数の推定値とするが，級内相関係数（intraclass correlation coefficient；ICC）を用いるほうが一般的である．すなわち，単純繰り返し法による再現性の検討を行い，一元配置分散分析表から対象者内の分散，対象者間分散を推定しICCを計算する．

なお，1回目と2回目との間隔が近すぎると1回目の測定の影響（記憶・疲労）を受ける可能性が高い．あまり期間が長すぎると測定対象自体が時間的に変化してしまうため，再現性を検討することができない．一般的には1週間以内に再検査を行う場合が多い．

② 検者間信頼性（inter-tester reliability）：複数の検者間を通じての一貫性である．同一の研究対象について同時に2人（もしくはそれ以上）で測定を行い，測定者間の相関係数を算出して信頼性係数の推定値とする．測定結果が名義尺度で定義される場合には，測定結果が一致した対象者の相対頻度（一致率）を算出してもよい．たとえば，複数の熟練したセラピストに同一の尺度を用いて患者を評定させた時，得点間に高い正の相関関係が認められれば，その尺度の信頼性は高いと結論される．しかし，ここで得られた相関係数の値はその信頼性の検討に参加した者の間のみに適用されるものであり，また値の一致についての考慮がないため，一般化して論じることはできない．一般化されうる検者間信頼性とは，任意の検者による1回の測定値に対するものであり，検者間の相関（consistency）と一致（agreement）が関わり，さらに検者内の信頼性を含む3つの要素が加わったものである．この場合，複数の測定者の測定値に共通する成分が真

値であるとの仮説がなされており，この方法によって評価された信頼性は級内相関係数（ICC）を算出することになる．ICC は測定対象の分散（variance, ばらつき）を測定誤差（error）を加えた分散で割った値である．すなわち，値の変動のうち何割が測定誤差や検者間の違いなどのエラーによるものかをみているのである．

　③　平行テスト法による信頼性（parallel forms of reliability）：同じテストに異なる2種類の形式（代償テストあるいは代替形式）によって得られる結果の一貫性である．一つのテストを平行になるように二つのテストに分け，結果の相関を求める方法（折半法）もある．折半法では，項目を内容・難易度などの等しい2群に分け，それぞれについて合計得点を算出して両者の相関係数を求め，信頼性係数の推定値とする．

　④　内的整合性（internal consistency）：尺度に含まれる項目間の相関の高さを反映する指標で，各項目が同等な概念を表現している程度が評価されるが，信頼性係数の推定値になることが知られている．クロンバック（chronbach）の α 係数によって評価し，α 係数は 0～1 の値をとり，値が1に近いほど信頼性が高いことを意味する．項目数によっても異なるが，一般には 0.7 以上あれば，十分な内的整合性をもつと判断される．α 係数は次の式を用いて算出される．

　　　α 係数＝項目数／（項目数－1）×〔1－（各項目の得点の分散の合計／合計点数の分散）〕

（8）妥当性

妥当性とはテストがその測定しようとしているものを実際に測定している程度である．

妥当性はテストの目的と関連があり，同じテストがある目的には妥当性が高く，別の目的には低い場合がある．妥当性は通常，内容妥当性，基準関連妥当性，構成概念妥当性に分けられる．また，状態の変化を敏感にとらえる程度を示す反応性や，技術や場所・時間などを含めた臨床での実現の程度を示す実行性についても，妥当性の中で議論されることがある．

なお，テストの課題内容が極端に容易な場合には，対象者の得点が全体に満点近くに偏って分布したり（天井効果；ceiling effect），一方，テストが著しく難しい場合には得点が0点近くに分布したりする（床効果；floor effect）ことにも注意を払う必要がある．

　①　内容妥当性（content validity）：テスト内容がテストによって推論しようとしている領域をどの程度表すかである．測定されるべき概念をどのように規定するかによって大きな影響を受けるため，測定するものの定義や目的が重要になる．

　②　基準関連妥当性（criterion-related validity）：あるテストの結果が同一対象者に行われた別の独立したテストの結果（基準変数：外部変数）とどの程度関連しているかを意味する．通常，両テスト結果の相関係数の大きさで関連の強さを表す．

すでに妥当性が確認されている他のテストを妥当性の基準とし，それとの相関関係の強弱によって評価される．たとえば新しい ADL（Activities of Daily Living）尺度と以前から広く利用されてきた尺度を同時に実施し，両者の得点の間に強い相関関係が認められれば，新しい ADL 尺度の妥当性が確認できたことになる．この場合は併存的妥当性あるいは同時的妥当性（concurrent validity）と呼ばれる．

　③　構成概念妥当性（construct validity）：測定しようとしている抽象的な構成概念が実際の

テストにより測定できているか検討する．構成概念妥当性を評価するためには，まず構成概念について明示的なモデルを作成し，それと実際に観察されたデータとの異同を厳密に比較しなければならない．この場合，因子分析による方法が一般的であり，尺度が仮説どおりの因子構造をもつかどうか検討する．さらに各項目が仮定された因子のみに一定量の負荷（一般的に因子負荷量 0.4 を基準とすることが多い）をもつかどうか検討する．回転方法には通常，直交回転（バリマックス回転など）が使用されるが，因子間に相関が仮定される場合は，斜交回転（プロマックス回転など）が利用される．尺度が 1 次元的構造の場合には，回転前の第 1 因子を参照して因子負荷量を検討する．各項目が当該因子に 0.4 以上で負荷し，かつ他の因子には 0.4 未満の負荷量であれば，その項目は当該因子のみと強い関連，つまり，収束的妥当性および弁別的妥当性が高いと判断される．

また，相関分析による収束的妥当性および弁別的妥当性の検討は，multitrait scaling 解析と呼ばれる．各項目とその項目を除いた項目で計算された下位尺度得点の相関係数が 0.4 以上であれば，収束的妥当性の基準を満たすと判断する．また，各項目とその項目が属する下位尺度得点との相関係数が，それ以外の下位尺度得点との相関係数の 2 SE（標準誤差）を超える場合は，弁別的妥当性の基準を満たすと判断する．

（9）　情報の特性

改めて生体現象のどのような側面を抽出しているのかを整理し，臨床上，どのように応用するのかを理解する必要がある．他職種間や対象者・家族にとってどのような利用価値があるのかを明確にすることも大切である．

（10）　使用上のポイント

①準備，②注意，③手順について正確に理解する必要がある．とくに，対象者が安全かつ安楽に検査を受けることができるように細心の注意を払う必要がある．

4）　得られた結果の適切な解釈

（11）　解釈上のポイント

①結果の確認，②結果の意味づけ，③結果の活用について理解する必要がある．とくに，得られた結果の臨床的な意義や妥当性を十分吟味することが大切である．

5）　臨床介入への適用

（12）　臨床活用をテーマにした文献レビューによる情報

実際の臨床研究を通して具体的な適用や応用についての理解を深め，自身で実践応用できるようになってこそ，臨床評価指標が活かされることになる．

参考文献
1) 古谷野亘・長田久雄：実証研究の手引き．ワールドプランニング，1992．
2) 中村隆一・斎藤　宏：臨床運動学（第 2 版）．医歯薬出版，1990．
3) 池上直巳・福原俊一・下妻晃二郎・池田俊也：臨床のための QOL 評価ハンドブック．医学書院，2002．
4) 桑原洋一，斉藤俊弘，稲垣義明：検者内および検者間の Reliability（再現性，信頼性）の検討．

呼と循 41(10), 1993.

(潮見泰藏)

第3章 臨床評価指標の活用

1. 生体現象の視覚化ツールとしての臨床評価指標

　臨床評価指標は生体現象を具現化し，比較可能な情報として表現するための翻訳機としての役割を果たす．ここでは，機能障害（impairments），機能的制限（functional limitations），能力低下（disabilities）あるいは活動制限（activity limitations），参加制約（participation restrictions），そして健康観・QOL（Quality of Life）の各項に沿って，各臨床評価指標が生体現象のどのような部分を視覚化しているのかについて述べるとともに，その情報の活用法を整理する．

1) 機能障害（impairments）

　機能障害に関する評価指標は疾病の病理学的変化を反映することから，疾病あるいは障害の診断や重症度，経過を知るために活用される．たとえば，脊髄損傷や末梢神経麻痺に対してManual Muscle Testing（MMT）や感覚テストを用いることによって，損傷部位や障害程度，回復状態を知ることができる．また中枢神経疾患による運動麻痺はAshworth scaleによる痙縮の評価やBrunnstrom Recovery Stageを用いた共同運動の評価によって把握することができる．このように疾病・障害の発症初期など，リハビリテーションチームの各職種が機能障害に集中してアプローチする段階では，機能障害に関する評価指標は臨床的帰結（clinical outcomes）を具体化するツールとして活用される．

2) 機能的制限（functional limitations）

　機能的制限は個人の生活に必要な基本的身体・精神機能の制約であり，歩行・階段昇降などの諸動作遂行の困難さ，視聴覚障害，コミュニケーション障害などが含まれる．機能的制限を明確にするために，バランスや歩行，上肢機能，基本動作などに関する種々のパフォーマンステストを評価指標として利用する．機能的制限は機能障害から直接的に影響を受けるものであるため，機能障害に対する介入の効果をパフォーマンスの変化としてとらえることが可能である．脚長差に対して行った補高という介入の効果を，歩行効率の観点からPhysiological Cost Index（PCI）を算出することで明らかにするということはこの端的な例のひとつである．

3) 能力低下（disabilities）あるいは活動制限（activity limitations）

　機能的制限は生活環境に依存しない基本的身体・精神機能上の制約であるが，能力低下は個人を取り巻く生活環境下での行動・役割の遂行障害であり，その代表的なものはADL（Activities of daily Living）障害である．能力低下が機能的制限を介して機能障害の影響を受けることは疑いようもないが，実際の臨床場面では機能障害の状態が能力低下のすべてを説明できるわけではなく，また機能障害の改善と能力低下の変化が一定の比例関係をもたない場合も多い．能力低下

の改善がリハビリテーション医療の最も現実的な目標であるということに加えて，機能障害のみでなく能力低下の状態を評価する必要性がここにある．

ADLの遂行状態を明らかにするということは，すなわちADL諸活動についてその自立あるいは介助の程度を評価するということである．そのために種々のADL尺度が評価指標として使用される．ADLは起居移動動作と身辺処理を含む基本的ADLと地域社会生活の中で遭遇するより広範囲な活動を含んだ手段的ADL（Instrumental Activities of Daily Living; IADL）に大別される．基本的ADLはBarthel Index（BI）やFunctional Independence Measure（FIM）など，手段的ADLはLawtonらのIADLスケールなどが代表的な尺度であり，前者は家庭復帰の目安として，そして後者は生活環境への適応状態を評価するために活用される．臨床的には基本的ADL尺度を使用することが多いが，たとえそれが満点であってもひとりで社会生活を営めることを意味するわけではないことに注意する．また，疾患によっては天井効果を示すことも少なくないため，手段的ADL尺度を合わせて活用することが必要である．両者を統合した拡大ADL尺度を用いてもよい．

能力低下に関する評価指標は，リハビリテーションプログラムの進行具合や介入成果の検証，予後予測や機能的状態の追跡調査，地域高齢者の健康状態の客観的指標などに活用されている．

4) 参加制約（participation restrictions）

社会的制約は役割の遂行を制限する社会政策や障壁に起因する制約を意味し，生活圏の社会政策や都市計画に代表されるような公的な要因，また雇用環境や家族構成などの個人的な要因など，社会文化的要因の影響を大きく受ける．そのため社会的制約に関する尺度は少なく，十分に確立していない．わが国で用いられている尺度のひとつにESCROW Profileがあるが普及度は低い．

5) 健康観・QOL

障害の諸段階を包括した身体的・心理的・社会的な満足度を，個人のもつ主観的幸福感や健康観という観点から評価する方法が普及してきた．これらは医療の目的がADL自立にとどまらず生活の満足度や生き甲斐，幸福感という生活の質（QOL）の範疇にまで拡大されたことによる．介入の成果をQOLの観点からとらえるために利用される評価指標がQOL尺度であり，Philadelphia Geriatric Center Morale Scale（PGC）やLife Satisfaction Index（LSI），MOS Short-Form 36-Item Health Survey（SF-36®），Sickness Impact Profile（SIP）などがある．

2. 評価指標の臨床活用

1) 説明と同意

対象者に対する種々の説明は臨床家にとって欠くことのできないことである．これには予定している検査・測定とそれに用いる評価指標，そして具体的な介入方法などが含まれるが，加えてそれらの科学的根拠や対象者が得る利得あるいはリスクなどの情報まで説明すべきである．介入方法を説明する際に必要なことは，まずは評価指標によって明らかになった臨床徴候と機能的状態の具体的な説明を行った後，介入によって期待される変化を対象者に理解しやすい言葉に置き

換えて具体的に伝えることである．こうした説明を行うことではじめて本当の意味での治療者・対象者契約としての同意を得ることができる．この時，臨床家と対象者との間をとりもつコミュニケーションツールの役割を果たすものが，定量的検査の計測値であり，そして臨床評価指標なのである．

2) 介入計画への活用

種々の臨床評価指標を活用して生体現象を明らかにしたうえで，それらの相互関係や障害構造から問題点・介入すべき点を明確にしていく作業が統合と解釈であり，それを基に介入計画を立案する．疾病・障害の発症初期は，機能的制限と能力低下に関与する機能障害の諸要因について集中して介入するが，その際機能障害に関する臨床評価指標が直接的な情報として役立つ．徒手筋力検査による筋力低下の分布状態と程度から，適用すべき方法とその介入部位を決定できる．最大歩行速度は機能的制限に関するパフォーマンステストである．この指標を脳卒中片麻痺に適用すると，その情報は移動に関する時間的なパラメータにとどまらず，ADLの活動レベルを反映することが知られている．また，ADL諸活動には自立の難易度があることが示されており，BIやFIMの総点からADLの活動レベルがどの程度であるのかが推察可能である．さらに，次に自立するであろう活動項目を予測することができるなど，介入計画の具体的な立案に役立つ．以上のように，臨床評価指標に関する正しい知識は具体的な目標設定と介入方法に関して明快な方向性を提供する．

3) 医療従事者間の共通言語としての活用

定量的データとは異なり，動作や活動，行為に関する記述的データは評価者によって表現の差が大きく，記録が必ずしも他者と共有できない難しさがある．また，現在のところ施設間で統一された帰結評価が行われているわけではない．このことは転院時の申し送りがただの儀礼的な意味にしか利用されなかったり，対象者の医療履歴の連続性が失われたりすることになり，結果として対象者の不利益につながってしまう．このような問題を解決するためには，専門用語の定義づけと帰結評価に用いる指標の整備・統一を行うことが急務であるとともに，使い慣れている評価指標のみではなく，関連する同義的な指標についての知識を深める努力がそれぞれの臨床家に必要である．

ケースカンファレンスはチームの介入方針を統一するための大切な機会である．ここでは各専門職がそれぞれの領域の情報を供覧するが，そこで必要なことは他職種の使用している評価指標についての知識である．各専門職が提示した評価指標はその専門領域でのみ通用するというものではなく，リハビリテーションチームの中で共有される職種間共通言語として活用されるべきものである．

3. 機能帰結に活用する臨床評価指標

1) 介入効果の検証

最も明快な介入効果の検証は，介入前に設定した妥当性をもった目標について，それが達成さ

れたか否かを判断することである．ここでいう目標とは機能的状態の到達度とそれに要する時間という2つの予測要素からなる．より詳細な介入効果の検証では，以下に述べる改善度や利得，効率という概念が重要となるが，いずれにしても効果検証に使用されるパラメータには定量的な計測値や臨床評価指標を用いる必要がある．

　機能帰結（functional outcome）とはある時点で到達した機能的状態を示し，一定期間中の機能的状態の変化（改善度）をもって機能的利得（functional gain）という．介入前後の機能的利得（functional gain）を明確にすることで介入効果を検証することが行われるが，その際には利得の大きさのみならずその効率が問われることとなる．Heinemannらはリハビリテーションによる機能的利得に関して，リハビリテーション利得（Rehabilitation Gains; RG），達成されたリハビリテーション潜在能力（Achieved Rehabilitation Potential; ARP），そしてリハビリテーション利得の効果指数（Efficiency of Rehabilitation Gains Index; ERGI）という3つの指標を紹介している．BIを機能的状態の指標とすると，それぞれ以下の式で算出できる．

　　　RG(BI) = 退院時BI − 入院時BI
　　　ARP(BI) = (退院時BI − 入院時BI) × 100 / (BI満点 − 入院時BI)
　　　ERGI(BI) = RG(BI) / 入院期間

2）予後予測

　予後予測とは「現在の状態から将来の見通しをたてることであり，患者因子，疾患の病態や重症度，併存疾患，機能障害，ADLのレベル，治療内容などの情報をもとに，生存率，麻痺やADLの変化（機能的利得），転帰先，必要な入院期間，治療やケアに要する費用などの帰結が予測される」ことである．臨床現場では経験から来る直観の下に予後を推測してきたのがこれまでの少なからぬ現実であろう．しかし，直観ではなく科学的根拠に根ざした予後予測を行い，適切なゴール設定と介入計画の立案・実行が可能となるような努力が臨床家に求められている．

　リハビリテーション医療で行われる予後予測のパラメータには，パフォーマンステストとADL尺度が利用されることが多い．これは機能的制限と能力低下が種々の機能障害因子の状態を反映すると考えられているからである．これらを目的変数に，そして機能障害や年齢，発症からの期間，併存疾患などを説明変数として重回帰分析を行ったり，あるいは多重ロジスティックモデルを用いる手法が予後予測に使用されている．用いられる変数は臨床評価指標そのものであったり，あるいはそれをいくつかのカテゴリーに再構成するなどの工夫がなされる．いずれにしても予後予測には臨床評価指標の活用が不可欠である．

4. 科学的根拠に基づく介入（Evidence-based Practice; EBP）と臨床評価指標

　日々の臨床業務の中にあって，検査や介入の前に選択した内容を実施してよいものかどうかを意志決定するために，誰しも既知の情報を用いて事前評価を行っているはずである．その際に用いる既知の情報は，いつでも最新の文献でなければevidenceになりえないというわけではない．

他の専門家の意見や臨床所見，講習会などで得た知識，職場の先輩や同僚の意見，あるいはまた対象者の動作・行為の中にも evidence が発見できるかもしれない．つまり，医療に関わるものすべてが根拠となりうる．リハビリテーション医療の中では，文献情報よりもかえってそれらから得られる情報のほうが多いのが現状であろう．その際重要なことは，その時点で入手できた情報が最良の evidence であるか否かを判断するための臨床家の努力と自己研鑽であり，そしてそれらの evidence を EBP の使用に耐えるだけの科学的根拠にまで高めることである．科学的根拠の「科学的」とは，科学的に利用できることが証明されているということである．

evidence を構築していくこと（Clinical Evidence Making; CEM）が，まるで研究者に課せられた課題であって，臨床の従事者には他人事のように思われていないだろうか．現在の保険制度の中では，CEM が一見過酷な努力を強いられるように受け取られるかもしれないが，まずは臨床家個々人の EBP への意識を高めることが入り口となるであろう．以下に，臨床における EBP の入り口への案内を示した．

1) 用語と帰結評価の統一化

専門領域の中でのみ使用される evidence は科学的とは言えない．リハビリテーション医療に携わるすべての職種が利用できてこそ真の科学的な evidence となりうる．その際に必要なことは専門用語と帰結評価に用いる臨床評価指標の整備である．これには組織的な取り組みが必要となるが，まずは個人のレベルでリハビリテーション基礎医学に基づく専門用語の使用と信頼性・妥当性を有する臨床評価指標の活用を心がけることが大切である．それによって得られるメリットは，記録の効率化と共有化であり，それらは臨床思考の明瞭化につながる．

2) 介入変数の具体的な記載

臨床的な技術・技量は介入における art の部分であり，それを具体的に記述するとなると困難をきわめる．しかし，用いた運動療法の運動種別や時間（運動回数），頻度，姿勢，部位，物理療法の種類と設定，等々，統制可能な変数については可能な限り具体的な記録を行う必要がある．また，それらの介入が障害のどのレベルに焦点を当てたものなのか，そしてその効果をどのような臨床評価指標を用いて検証するのかについて明確にしておく．

3) 医療記録のデータベース化

用語と帰結評価の整備，介入変数の具体化によって，単一で存在している医療記録をデータベース化することが容易となる．なぜならデータベースとして保存される情報は定量的データやカテゴリカルデータが適しているからである．その点においても臨床評価指標が果たす役割は大きい．データベースは先述の予後予測や介入研究に役立つ．

4) 学会活動，雑誌での研究披露

臨床観察から発展した evidence が多くの臨床家に受け入れられるためには，まずその情報を世に披露する必要がある．学会発表などは即時的なアドバイスが得られるチャンスであり，雑誌への論文投稿は査読・校閲を経て新しい発見の論理構築が承認されるとともに，世に広く紹介できる．そのためには，使用した臨床評価指標の特性も含めて介入の効果検証の手続きを明確に述べることが必要である．

5. 新しい評価指標の開発

　臨床医学の分野では，日本整形外科学会の疾患別評価尺度のような疾病や病態の重症度を包括的に評価する指標が介入効果判定に使用されているが，広く障害を相手にするリハビリテーション医療にこれらの指標をそのまま導入することには無理がある．今後の展開のひとつの方向として，理学・作業療法などに即した疾患別の症候障害学的・包括的臨床評価指標の開発が必要なのかもしれない．努力対効果に優れる新しい臨床評価指標や介入法の提案は大いに歓迎されることである．

　新しい評価指標（尺度）は，以下のような手続きに沿って作成される．
1) 項目プールの作成と測定対象の明確化
2) 質問形式の設定
3) 質問紙の作成（試作）
4) パイロットテストの実施・修正
5) 暫定版評価尺度の完成
6) 計量心理学的評価（信頼性・妥当性）

（池上直己・他編：臨床のためのQOL評価ハンドブック．医学書院，2001，より一部修正）

6. 臨床評価指標の活用

　臨床評価指標の活用について，これまでに述べてきた内容を実際の臨床の流れの中で整理すると図1のようになる．

　処方箋を受け取り評価計画を立案するが，それは臨床評価指標を介して生体現象を明視化する計画であり，その実行に際しては対象者への評価内容の説明と同意が必要となる．明らかとなった生体現象を統合・解釈し，障害モデルに基づいてそれぞれの因果関係と機能的状態の予後を分析することで問題点の顕在化を図る．職種間で問題点を共有し，改善可能ならば介入目標と具体的な介入計画を立案・実行する．目標設定にはevidenceに裏づけされた予後予測によって臨床評価指標の具体的な目標値とその達成時期が設定される．目標達成のための介入計画は職種間で調整しながら，最良の科学的根拠に基づいた介入方法を選択する．実際の介入前に対象者に具体的な介入内容とその科学的根拠，対象者が得る利得あるいはリスクなどの情報を説明し同意を得る．そして，介入による対象者の状態の変化と設定した目標の達成度を検証するために，再び臨床評価指標を活用して評価を行う．

　上に示したような流れはすべての状況に当てはまるわけではなく，ひとつのモデルとしての提案である．臨床の流れの中で得た種々の情報や介入変数がデータベースとして蓄積され，かつ，活用されることで，介入の効果を科学的に検証できる糸口となり，それがまたEBPの推進に役立つはずである．

第3章 臨床評価指標の活用

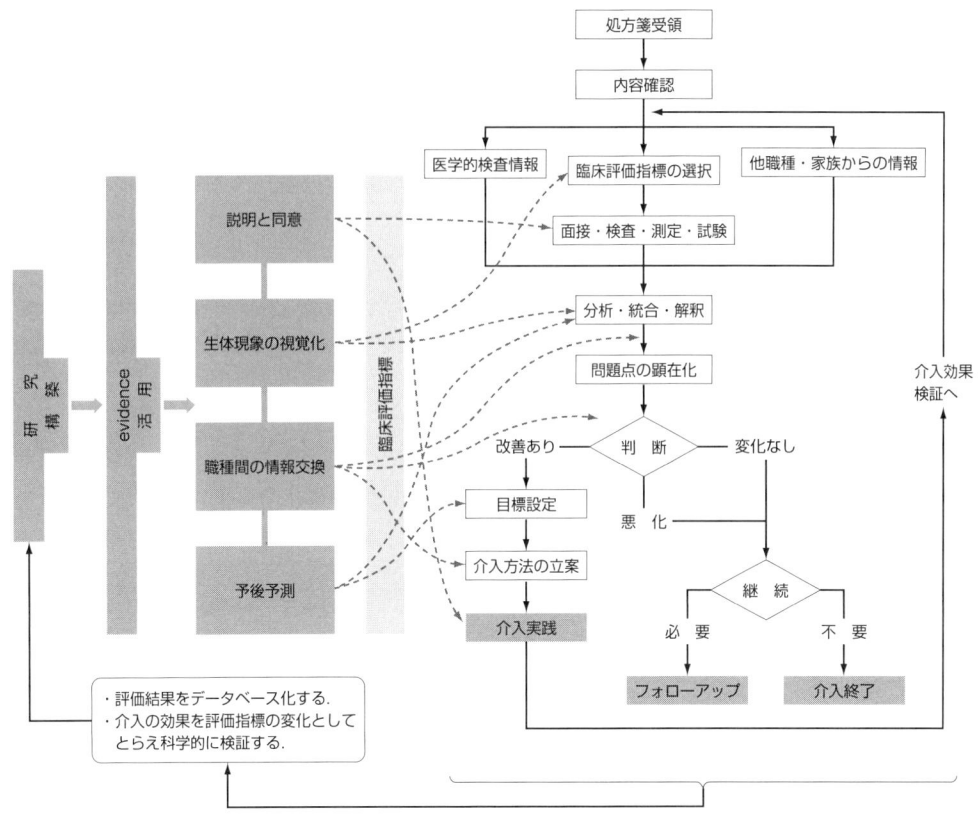

図1 理学療法の流れと臨床評価指標の役割

　臨床的な技術・技量は経験や練習によって習熟される art の部分であり，科学的根拠を基にした介入指針やその検証評価はまさに science の部分である．医療は art & science のどちらかが欠落しても成り立つことはなく，両者がバランス良く機能することで最良の医療が提供できる．ここに EBP の果たす重要な役割がある．

参考文献

1) 内山　靖，小林　武，間瀬教史・編集：計測法入門：計り方，計る意味．協同医書出版社，2001．
2) Wade DT：Measurement in neurological rehabilitation. Oxford University Press. 1992.
3) Finch E, Brooks D, Stratford P, Mayo N：Physical rehabilitation outcome measures. Lippincott Williams & Wilkins, 2002.
4) 中村隆一・編著，齋藤　宏，長崎　浩・著：臨床運動学（第3版）．医歯薬出版，2002．
5) 中村隆一・監修：入門リハビリテーション医学（第2版）．医歯薬出版，1998．
6) Heinemann AW, Roth EJ, Cichowski K et al：Multivariate analysis of improvement and outcome following stroke rehabilitation. Arch Neurol 44(11)：1167-1172, 1987.

（小林　武）

第 2 部　臨床評価指標の応用

第4章　機能障害

第4章 「機能障害」に関わる評価指標の臨床活用

1. 臨床の問題を機能障害からとらえる意味

　対象者の心身を観察する際の基本単位となるものが"機能"である．機能の低下は症状として表れ，外部からの観察や記録が可能である．臨床では，機能障害を解釈して病巣部位やその広がりを含めた疾病の性質を類推する．同時に，日常生活での活動制限を推測している．機能障害を状況，環境，意欲などに依存しない非侵襲的な方法で取り出すことによって，現象の把握と記録および介入方法の選択や効果判定を行うための有用な共通指標となる．

　なお，近年では，心身の機能のみを単独で解釈せずに，対象者に必要なタスク（課題）との関係から機能を相対的に価値づけた評価─介入を展開する課題志向型アプローチ（task oriented approach）が主流となりつつある．ここでいう機能には，情報入力としての感覚系，判断や企図を含めた認知系，出力としての運動系が含まれる．課題志向型アプローチでは，機能的制限（functional limitations）を機軸とした現象の観察・分析から機能障害（impairments）を類推して，着目した機能の正確な計測を実施することになる．

　したがって機能障害は，障害の全体像をとらえる単位であるとともに，疾病モデルと障害モデルの診断・評価・介入を結びつける要素として重要な位置を占めている．また，機能障害は医療スタッフの共通した指標として，疾病の重症度，機能的制限の解釈や活動性との関連を検討するうえでの有用な情報となる．

2. 機能障害の評価尺度の一般的な特性

　機能障害のとらえ方は，疾病ごとの特徴に準じた分類と体力構成要素に準じた分類とに大別することができる．それぞれの目的に応じて，障害を端的にとらえる指標が提唱されている．生体機能には，運動発現に関わる可動性，アライメント，筋力，制御に関わる感覚，協調，平衡，敏捷性とともに認知や学習などの高次脳機能，運動の維持に関わる呼吸，循環，代謝，その他に音声，嚥下など多くの要素をあげることができる．

　機能障害の評価尺度に共通した特徴として，一定の共通した条件下で環境や意欲に依存しない状態を正確に抽出しようとするものである．同時に，数回の試行による最良値を記録し，各要素の可能性を見出そうとする．その結果は，基準値による相対比較によって重症度を判定していく．一方，それらの機能が日常生活の中でどの程度必要であるのかや，安全に実行できているのかといった視点は希薄となる．また，特定の要素のみを取り出したうえで評価しているので，

個々の機能障害の程度が全体の中でどのような影響を与えているのかを判断するにも限界がある．

3. さまざまな評価尺度

本書では，疾患固有の重症度を示す尺度は取り扱わず，機能ごとの評価指標を取り上げた．

1) 関節可動域

これは他動的に関節構成体の機能障害を定量的に表すもので，"動き"の自由度を物理的に保証する重要な機能である．ここでは，最も広く用いられている角度計を用いた関節可動域について取り上げた．

2) 筋張力

末梢性の筋力低下を表現する方法には，Manual Muscle Testing（MMT），MMTに準じて簡易な機器（Hand Held Dynamometer；HHD）による定量的な表記方法，さらに大型機器を用いた等運動性筋力や最大遠心性筋力を計測する方法がある．定量的な計測については，『計測法入門：計り方，計る意味』（協同医書出版社，2001年）で詳細に取り上げている．ここでは，最も代表的なMMTを取り上げた．また，中枢性の筋機能低下については，麻痺をとらえる視点からBrunnstrom Recovery Stageを取り上げた．これは日本のセラピストで知らない者はいないが，現在の欧米ではあまり利用されない尺度である．

3) 筋トーヌス

被動性，伸展性，硬度の3因子で規定されるが，臨床的には主として被動性の程度で評価される．ここでは，modified Ashworth scaleを取り上げた．なお，理学療法および作業療法の領域で姿勢筋緊張という言葉が用いられることがあるが，これは筋トーヌスのみならず持続性筋収縮や姿勢反射の影響を含んだ現象をみているものである．

4) 感覚機能

感覚は，視覚，聴覚，味覚，嗅覚，前庭覚，体性感覚に分類できる．ここでは，Stroke Impairment Assessment Set（SIAS）の表在・深部感覚検査を取り上げた．検査の名称が示すとおり脳卒中の機能障害を抽出しやすいように考案された検査法であるが，中枢性の感覚障害を含めて汎用性のある尺度である．一方，末梢神経損傷による感覚検査法には，2PD（two point discrimination）[1]，S-W（Semmes-Weinstein monofilament）検査，MobergのPicking-Up test[2]，British Medical Research Councilが提唱したS0からS4の5段階からなる感覚回復尺度や，日本手の外科学会が提唱した機能評価も存在する[3]．また，平山が提唱した関節定位覚をみる母指探し試験[4]は，動作過程の観察から感覚を評価できる点で優れた尺度である．

感覚障害には，感覚低下とともに感覚異常があり，代表的な病態に痛みがある．痛みはそもそも主観的な性質のもので客観的に取り出すことは困難であるが，記録・保存という観点からVisual Analogue Scale（VAS）を取り上げた．VASは痛みのみならず，主観的な定性表記を定量化したり記録するのに優れた尺度といえる．なお，痛みは多彩で，MPQ（McGill Pain Questionnaire）には20群78もの表現語が収載されている[5]．

5） 持久性

持久性は，呼吸循環機能を反映する全身持久性，筋持久性，精神持久性に大別できる．心機能の指標にはNYHA心機能分類やForresterの分類，呼吸系では，Hugh-Jonesの分類がよく利用されている．

ここでは，Borgが開発したRatings of Perceived Exertion（RPE）を取り上げた．これは自覚的運動強度として広く臨床で利用されている現象を表す尺度で，機能不全の機構や原因を示すものではない．

6） 音声

言語の問題から，わが国で開発された尺度以外の使用は限定される．日本音声言語医学会が提唱した5段階からなる発話明瞭度は専門家でなくても利用しやすい簡便な指標である．

7） 嚥下

嚥下機能の評価尺度には，個々の運動（口腔，舌，顎，咽頭開口など）や感覚の検査と，嚥下をひとつの機能とした飲み込みの状態をみる尺度がある．後者ではX線透視下でのビデオ撮影（videofluorography）や内視鏡的評価（Fiberoptic Endoscopic Evaluation of Swallowing）による侵襲的検査がある．ここでは，非侵襲的な空嚥下から評価を行う反復唾液嚥下テストを取り上げた．

8） その他

協調運動機能，平衡機能，膀胱機能，直腸機能をみる尺度がある．

9） 認知

意識，記憶，知能，注意の障害や，失語，失行，失認を診る評価尺度もあるが，これらの検査法は動作や行動に基づくパフォーマンステストの要素も含まれていることや，臨床的に高次脳機能障害として一括して括られる現実などを踏まえて，別章（第6章「高次脳機能障害」）としてまとめた．

参考文献

1) Dellon AL：Evaluation of sensibility and re-education of sensation in the hand. Williams & Wilkins, 1981.
2) Moberg E：Objective methods for determining the functional value of sensibility in the hand. J Bone joint Surg 40：454-476, 1958.
3) 佐々木孝：成績判定，末梢神経損傷マニュアル（内西兼一郎・編著）．金原出版，1991, pp.69-71.
4) 平山惠造：母指探し試験―関節定位覚障害の検査―．臨床神経学 26：448-454, 1986.
5) Melzack R：The McGill pain questionnaire: major properties and scoring methods. Pain 1：277-299, 1975.

〈内山　靖〉

Range of Motion（ROM）
→関節可動域

1. 評価指標の名称

正式名称：Range of Motion
略称：ROM
日本語名称：関節可動域

2. 原典

日本で用いられている関節可動域測定法は米国整形外科学会（American Academy of Orthopaedic Surgeons）が発刊した「Joint Motion-Method of Measuring and Recording」[1]，International Standard Orthopaedic Masurement, International SFTR Method of Measuring and Recording Joint Motion[2] を参考にして日本整形外科学会と日本リハビリテーション医学会が「関節可動域表示ならびに測定法」として改訂したものである[3]．

3. 開発経緯

「関節可動域表示ならびに測定法」は1948年に日本整形外科学会総会において公示されていた[2]．米国整形外科学会員が関節運動の研究を進める段階で関節運動の出発肢位をどう裁量するかで困惑していた．そこで標準化した独自の関節可動域測定法が求められていた．すべての関節運動は「neutral zero starting position」としたCaveとRoberts（1936年）の原則が採用されてから，関節可動域の正常と可動域制限の範囲が正確に表示されるようになった．1961年，ニュージーランド，オーストリア，南アフリカ，カナダ，英国の関係学会がバンクーバーで合同会議を開き最終案を提示した．1964年，最終案に記載された原則と方法が合意され，1965年前述の表題のもとに出版された．手の部分の測定法に関しては米国手の外科学会の協力によるものであった[1]．1974年，日本整形外科学会と日本リハビリテーション（以下リハ）医学会は米国整形外科学会で採用した基本肢位を0°表示する「関節可動域表示ならびに測定法」を公示した[2]．1986年，本法をさらに実用的にわかりやすくするためにリハ学会評議員，専門医および認定医のアンケート，日本整形外科学会身体障害委員会との合同委員会開催，関節部門別専門家との協議を経て，1995年に改訂版を公示，広く臨床の場で使用され現在に至っている[4]．

4. 適用

関節可動域測定法は熱傷などによる皮膚瘢痕，皮下組織の萎縮・瘢痕・浮腫・腫脹，筋自体の短縮，関節包や靱帯の短縮，骨/軟骨の変形および変性などによる関節可動域制限，中枢神経疾患による痙縮，固縮や痛みの亢進による関節機能制限などに適用される．

5. 構成

1）評価の視点

関節可動域は対象者自身（自動運動による）や検者（他動運動による）が検査対象者の関節の運動範囲を角度でもって数量的に表示することである[5]．測定に基づく判断を評価の視点としている．測定項目は上肢の関節名として，肩甲帯，肩，肘，前腕，手，母指，手指の7項目．下肢の関節名としては，股，膝，下腿，足，足部，母指，足指の7項目．体幹として頸部，胸腰部の2項目．そして顎関節とその他特殊な検査項目がある[3]．

2）尺度

評価尺度は角度で測定する比例尺度（ratio scale）である[6]．角度は角度計（goniometer）の分度器上の5°刻みで表記される[3]．測定された連続単位間の間隔は角度において等しい．

尺度は任意に作成することが可能だが，それは十分な信頼性（reliability）と妥当性（validity）をもつことが必要である[3]．

3）算出方法

各関節の運動方向に対する角度計の基本軸と移動軸の取り方が公示された測定法で規定される．各項目に表示された参考可動域角度で可動範囲を評価する[3]．

6. 基準値

各関節（部位）の可動範囲は年齢，性別，個体による変動が大きいため[6]基準値とせず「参考可動域角度」と改め，公示された「関節可動域の参考値一覧表」に記載されている．参考可動域角度を付録にて提示する[7-11]（付録）．

7. 信頼性

信頼性とは尺度による測定が正確に程度を表し，これを数値化したものを信頼性係数（reliability coefficient）という．実際に得られる測定値だけであり，そこから誤差の大きさを推定することになる．同じ者が測定し，同様な測定結果が得られるかを検者内信頼性といい，測定を行う者が異なっていても同様な測定結果が得られるかどうかを検者間信頼性といい，やはり相

関係数によって推定する[3]．測定値間の一致度が高い（差が少ない）ほど測定値の信頼性が高いといえる[12]．

1） 検者内変動，もしくは，繰り返し再現性

金属製，大・小プラスチック製の3つの角度計を用い他動運動のもと肘関節屈・伸位と膝関節屈・伸位での測定では検者内信頼性係数（r=）0.91 から 0.99，検者間のそれは膝伸展位の 0.63 から 0.70 を除いて，0.88 から 0.97 であった（表1）[13]．

表1 3つの異なった角度計を使用し肘・膝関節の屈伸位での検者内と検者間の信頼性

関節肢位	検者内信頼性：角度計（r=）		検者間信頼性：角度計（r=）	
肘伸展位	金属	0.95	金属	0.95
	大プ	0.99	大プ	0.95
	小プ	0.99	小プ	0.94
肘屈曲位	金属	0.95	金属	0.94
	大プ	0.98	大プ	0.97
	小プ	0.97	小プ	0.95
膝伸展位	金属	0.96	金属	0.70
	大プ	0.96	大プ	0.63
	小プ	0.91	小プ	0.66
膝屈曲位	金属	0.97	金属	0.88
	大プ	0.99	大プ	0.91
	小プ	0.99	小プ	0.91

＊プ＝プラスチック製角度計
(Rothstein et al[13])

2） 検者間変動

肩甲上腕関節の可動域測定を検者内と検者間の変動を調べるため，分度計の刻みを粘着紙でふさいだ10インチ大のプラスチック製角度計と5インチの小さい角度計を用い測定した結果（表2），大と小の大きさの角度計にかかわらず同一の検者の測定では検者間より高い信頼性を示していた．これは検者間での可動域測定に際しての特殊性によるものと考えられる[14]．

表2 肩甲上腕関節の各運動の検者内と検者間変動（r=）

関節運動	角度計	検者内（n=100）	検者間（n=50）
肩 屈 曲	大	0.98	0.89
	小	0.98	0.87
肩 伸 展	大	0.94	0.27
	小	0.94	0.26
肩 外 転	大	0.98	0.87
	小	0.98	0.84

(Riddle et al[14])

第4章 機能障害/Range of Motion (ROM)

表3 上・下肢の関節可動域の変動 (r＝)

	検者内	検者間
肩	0.964	0.972
肘	0.940	0.877
手	0.763	0.726
股	0.746	0.552
膝	0.869	0.502
足	0.795	0.687
平　均	0.846	0.719

(Boone et al[15])

表4 Duchenne筋萎縮症の関節可動域の信頼性 (r＝)

運　動	検者内	検者間
肩外転	0.84	0.67
肘伸展	0.94	0.91
手背屈	0.87	0.83
股伸展	0.85	0.74
膝伸展	0.93	0.58
足背屈	0.90	0.73
ＩＴＢ	0.81	0.25

(Pandya et al[16])

　通常臨床の場で使用するプラスチック製角度計を5年から20年経験のある理学療法士が使用し，健常者を対象に上肢（肩90°外転，肘屈・伸，手尺屈）と下肢（股外転，膝屈伸，足内反）の各関節の可動域を各回3回4週測定した．総じて検者内は検者間より相関係数が高い結果を示していた（表3）[15]．

　Duchenne筋萎縮症患者を対象に上肢（肩外転，肘伸展，手背屈）と下肢（股伸展，膝伸展，足背屈，腸脛靱帯）の関節可動域を測定し検者内と検者間の信頼性を検討した（表4）[16]．検者内の変動の信頼性は高いが，検者間のそれには信頼性にばらつきがみられた．特殊な疾患であることと長期追跡患者においては検者内で測定するのが望ましいことが示唆されている[16]．

　検者間変動の差の要因は，①経験年数，②計測の頻度，③固定軸，移動軸，軸心の当て方，④測定時の肢位の相違，⑤検者の力の入れ方の相違，⑥テストのとらえ方の相違であろう[17]．

　3）日内，日間変動

　ハムストリングの伸張性を診るため，同じ日の午前12時と午後4時に股関節90°位の固定下で左右の膝関節自動伸展可動域を振り子角度計を用い測定した．日内変動は検者間で高い信頼性を示した（表5）[18]．

　4）臨床的有用性

　同一の検者で上・下肢の同じ運動を実施，上肢で5°以上，下肢で6°増加した．この可動範囲

表5 股関節90°位固定下での日内膝関節伸展可動域測定

			角　度		角　度	相　関
左	側	初回	5-58	2回目	5-59	r = 0.99
右	側	初回	11-66	2回目	10-67	r = 0.99

(Gajdosik et al[18])

は改善度によるものか．治療効果を評価するには同一の検者の評価が望ましいと考える[15]．関節可動域改善を判定基準としている研究では10°以上の改善を効果ありとしている[17]．

8．妥当性

妥当性とは尺度による測定が目標とする概念を適切に表している程度である[3]．妥当性のある関節可動域測定は測定器具内で決定された実際の角度を表すものである．2回の可動域測定値が一致した場合，それは信頼性があると考えられるが，実際の可動域を表さない限りそれは妥当性があると考えられない．関節可動域測定器具の制限内で信頼性はあるが妥当性がないことがある[12]．評価の妥当性と信頼性，評価方法とその内容の普遍性と国際性など十分検討されたものは少ない[4]．

9．情報の特性

関節可動域の測定から得られた角度が参考値から偏位している場合，関節性（関節面，関節軟骨，滑膜，関節包），軟部組織性（皮膚，皮下組織，腱，靱帯），筋性（筋肉，筋膜）など拘縮の病態を表している[19]．組織の幾つかの病態が複合していた場合や痙縮などによる筋トーンの変化で可動域制限を起こしている場合がある．

10．使用上のポイント

1）準備

テスト室：痙縮や痛みを起こさせないような適切な室温と緊張感を和らげる所．検査台は身体の重みで沈み込まない硬さの表面が望ましい．

道具：①角度計：基本的には大・小のプラスチック製か金属製の市販されている角度計が一般に用いられる（図1）[11]．手指関節測定用として三関節角度計があり，手指の背側に当てて関節可動域を測定する[20]．角度計は0°から180°の目盛りのある分度計が付いている基本軸ともう一方の腕木・移動軸がある．分度計の中心が支点となる．②液体水準角度計：コンパスの回転ダイアルを磁針の代わりに着色液が入った半円柱があり，水平面に対する角度は半月部のダイアル面の目盛りで角度を読みとれる（図2）．③巻き尺や指し（定規）：体幹屈伸にはプラスチック製

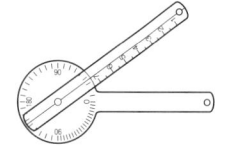

第4章 機能障害/Range of Motion (ROM)

図1 各種角度計
- 正円のもの(プラスチック)
- 半円のもの(金属)
- 指用の器具(金属)
- 指節間関節用のもの(金属)

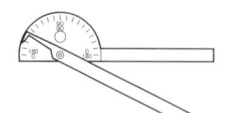

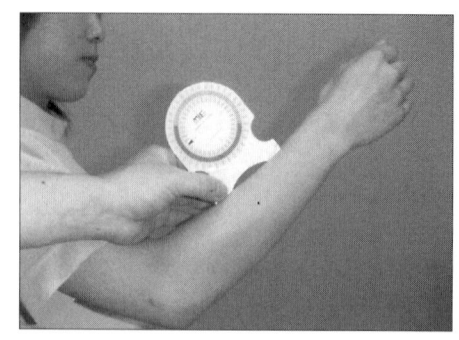

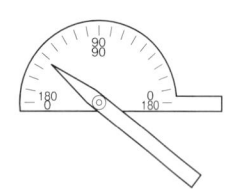

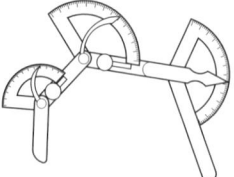

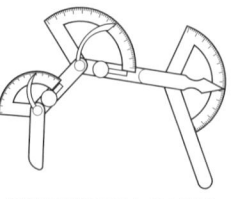

図2 液体水準角度計

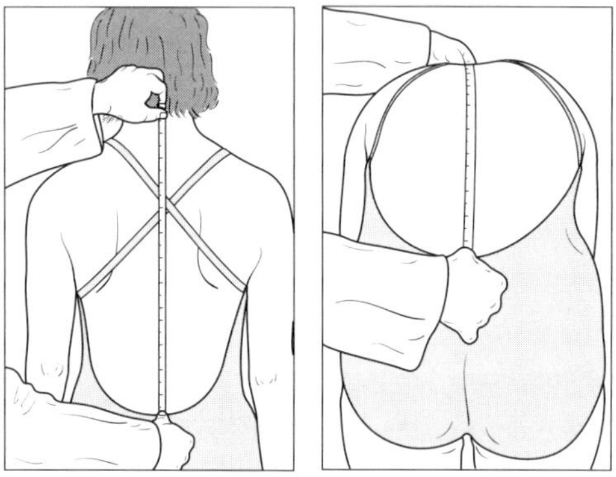

図3 胸腰椎屈伸・メジャーで距離測定 (Norkin et al[12])

胸腰椎屈曲測定の開始肢位. 検者はメジャーの一端を対象者の第7頸椎棘突起に当てている. メジャーの他端は第1仙椎に当てている.

最終肢位. 検者はメジャーの一端を対象者の第7頸椎棘突起上に当てている. 仙椎上のメジャーの端は脊柱の動きに合わせて長さを調節する. 金属製のメジャーケースは検者の右手の中に隠れている.

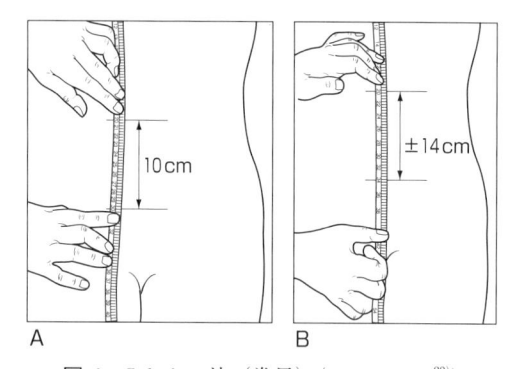

図4 Schober法(巻尺)(Willms et al[22])
A:立位. 開始10cm皮膚ペンで印
B:体幹最大屈曲時距離測定

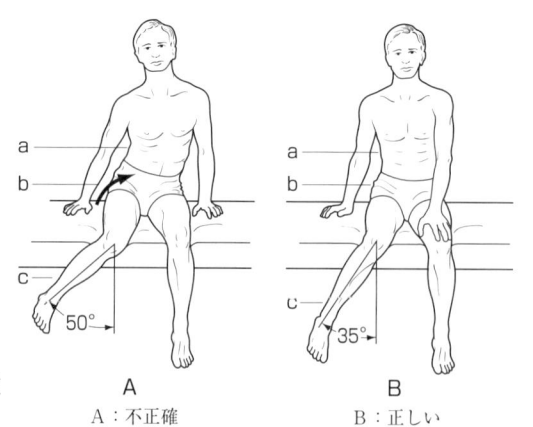

図5 股関節の内旋角度測定時の配慮 (Gajdosik et al[25])

A:不正確　　B:正しい

第4章　機能障害/Range of Motion (ROM)

表6　Schober test メジャー法

年代別	平均 cm	標準偏差
20-29	3.7	0.72
30-39	3.9	1.00
40-49	3.1	0.81
50-59	3.0	1.10
60-69	2.4	0.74
70-79	2.2	0.69

(Fitzgeral et al[23])

テープを用い隆椎 (C7) と腰仙結合部を赤ペンで印をつけ，その間の距離を測定する (図3)[12]．体幹屈曲に指尖床距離を測定する[21]．立位で両側腸骨稜レベルから10 cm上にポイントをつけ，体幹屈曲前後の距離の差を計測する方法，Schober法 (1978)[22] により腰椎部の可動性を測定する (図4)．Schober法による体幹屈曲測定の結果を年代別に平均cmで示す (表6)．検者内の信頼性はr＝1.0であった[23]．母指の対立，指の外転・内転の測定には基準となる点から指し (定規) でその間の距離を測定する[11]．④電気角度計：電気抵抗による関節角度の変化を電気量に変換して測定して記録する機器[3,24]．

2) 注意

測定に際して体位や肢位を一定にする．体位や肢位が不安定な場合，介助者か他の検者の手助けを得て測定する．関節部は十分に露出しておく．対象が女性の場合，測定部の被服に配慮する．2関節筋や多関節筋のある関節では関節の肢位によって角度変化がみられるので注意する[4]．痛みのある場合，逃避反射を起こし拮抗筋に抑制がかかり可動域制限が加わる場合がある．他動的に関節可動域を測定する場合，最終可動域である種の終末を感じ[19]，病態を推測することができる．どの範囲でどの部位に痛みがあるか，抵抗感があるか，触診しながら，強い外力を加えずに測定する．変形のある関節では出発肢位に投影して測定し，それを記録する．異常可動性，動揺関節ではその変化を記録にとどめる．可動域角度の変化は時に心理的要素によって影響を受けることがある[8]．

3) 手順

測定前に検査目的と手順，道具について十分に説明したうえで測定を行う．角度計を当てる前に測定する関節の関節面の形状とその関節軸に合った動きを確かめる．角度計は軽く身体面に沿って当てる．角度計の基本軸は解剖学的指標となる点と一致させる．代償運動をできるだけ防ぐため身体部分の固定・安定性が重要である．たとえば股関節内旋角度測定時にベッド縁で座位をとった対象者が股内旋しようとすると，測定する側の下肢の骨盤が挙上し，体幹が側屈する代償運動がみられる．そこで体幹を垂直姿勢に固定するため対側の手をその側の大腿前面に当て固定させてから股関節の内旋角度を測定する．姿勢を正す前の内旋角度が50°であったものが姿勢を正すことにより代償運動が除かれ35°の可動範囲となった (図5)[25]．

11. 解釈上のポイント

1) 結果の確認

参考可動域角度が記載された関節可動域のチャート上の患者氏名，年齢，診断名か障害，検査年月日，そして測定した関節の項目に可動範囲の角度を記載しているか確認する．可動域制限のある関節だけを測定し，健側肢の関節可動域を記録していない関節可動域チャートをみかけることがある．残存機能を活かすためには健側肢の関節と障害のある関節を測定し比較検討する必要があろう．なお，肘（反張肘の例），膝関節（反張膝の例）や手指ではマイナス可動域を示すことがある．

2) 結果の意味づけ

各関節（部位）の関節可動域の測定結果は関節可動範囲を表している．表示された参考可動域角度から大きく偏位する角度がみられれば，その関節名と可動範囲の項目に赤ペンでアンダーラインを記しておくと，測定後他の関節と比較検討することができる．一般に他動運動による可動域測定は自動運動によるそれよりも可動範囲は大きい[8]．まったく可動域がない状態では強直（ankylosis）を疑う．

3) 結果の活用

関節可動域測定法は運動機能障害（impairments）の評価として最も使用頻度が高い．リハプログラム作成，治療法の効果判定，リスク予測，装具や福祉用具の処方指標[11]，運動機能や日常生活活動の予後予測に活用される．

12. 臨床活用をテーマにした文献レビューによる情報

理学療法士と作業療法士が日本整形外科学会と日本リハ医学会によって公示された「関節可動域表示測定法」（1974年）を臨床の場で実用化したところ種々の問題点が抽出された．日本理学療法士協会は評価検討委員会を設置し，上肢・下肢のROM値の統計的検討と基礎研究に取り組んだ[26]．股関節伸展測定時に腰椎の代償運動が起き，骨盤が前方傾斜によって角度が決めにくい．股関節内転と外転測定時には移動軸となる上前腸骨棘を結ぶ垂線が移動しやすい．代償運動を少しでも避けるため助手の手，ベルトや砂袋で骨盤を固定する必要があった．股関節外転時の軸心を解剖学的運動軸とした場合と上前腸骨棘と大腿骨頭を中心とした場合と比較した結果，ほぼ6°の差をみた[27]．

足関節の底・背屈の測定では距骨下関節と横足根関節など複数の関節の動きや力の加え方によって足底部のアーチや足底の輪郭が変化して角度の決定に問題が生じた．健常者を対象に測定した結果，背屈は平均$21.2° \pm 6.3°$（参考可動域20°），底屈は平均$62.5° \pm 8.4°$（参考角度45°）であった[28]．上肢の関節可動域の測定では軸心の取り方を中心に基本軸と移動軸を定めるテスト案を提示した[26]．

第4章 機能障害/Range of Motion(ROM)

関節可動域に関する基礎研究の一つとして肩甲骨の滑りテスト（Kibler's lateral scapula slide test）がある[29]．本法は肩甲上腕関節の外転0°をtest 1，外転45°をtest 2，外転90°をtest 3に設定し，各テスト肢位での肩甲骨側方移動の距離を肩甲骨の下角と胸椎棘突起間を巻尺で測定する方法である．対象総数46，平均年齢30.0±11.1の男女を健常者群26と肩障害者群20の2群に分け距離を測定した．検者内の相関信頼性は3つのテスト全部に低い．健常者群はすべてのテストにおいて高い信頼性であった．肩障害者群における検者間の信頼性は特にtest 2とtest 3において低い．検証の結果信頼性に欠けるテスト法であったと考える[29]．

肩甲上腕リズムを検証するため肩甲上腕関節と肩甲胸郭関節の動きを健常者24例48肩を対象に上肢下垂位での体幹上腕角（上腕骨長軸が鉛直線となす角度）を基本肢位0°として，90°と150°における体幹肩甲棘角（肩甲棘の内側端中点と外側端中点を結んだ直線が肩甲骨面上で鉛直線となす角度）を角度計で測定した．体幹上腕角度が0°と90°の間での肩甲上腕関節の動きは平均77.3°±6.7°，肩甲胸郭関節の動きは平均191.3°±5.3°で，肩甲上腕関節の動きが大きかった．体幹上腕角90°と150°の間では肩甲上腕関節の動きは平均26.3°±6.3°，肩甲胸郭関節の動きは平均33.7°±6.3°で肩甲胸郭関節の動きが大きかった．体幹上腕角0°と90°の間と体幹上腕角90°と150°の間では肩甲上腕関節の動きと肩甲胸郭関節の比が逆転していた[30]．肩甲上腕関節の動きと肩甲胸郭関節の動きの比はInmanらの報告した2：1である肩甲上腕リズムとは異なるものであった[30]．

股関節屈曲位30°～40°の範囲で外旋位，中間位，内旋位，伸展位0°～10°の範囲で外旋位，中間位，内旋位の6つの異なった角度で最大等尺性外転筋力を測定した．股関節屈曲・伸展中間位に近づくにつれ，中殿筋の活動が有効に作用することを示唆していた[31]．

老年者を対象にした関節可動域測定の研究に関心が寄せられる．徒手によるハムストリングの筋伸張運動による膝関節の角度変化を測定した報告がある．平均年齢84.7±5.6歳の高齢者62人を対象に，背臥位，股屈曲90°位で徒手によるハムストリング筋伸張を3つの異なった時間差で，週5回を6週間実施した．角度測定は週1回，10週間行った．週あたりの結果は15秒間伸張で0.6°，30秒間伸張で1.3°，60秒間伸張で2.4°拡大した．3群とも有意差p<0.05．ハムストリングに長い時間伸張を保持した方が関節可動域を拡大することを示唆している[32]．

いわゆる寝たきり老年者の下肢の拘縮肢位類型別についての報告は少ない．6カ月以上臥床老年者30名を対象に股・膝・足関節の拘縮肢位をプラスチック製角度計を用い測定した．拘縮の両側型が24（80.0％），片側型が6（20.0％）で，股・膝関節の伸展可動域が著しく制限されていた．股・伸展と膝・伸展の可動域制限の相関では$r=0.59$（$p<0.01$）と有意な相関を示した．股関節の屈曲位拘縮が重度なほど膝関節の屈曲位拘縮も大きいことを示唆していた[33]．

老年者の頸部の回旋可動域と寝返り動作間の関係を目的に調査した報告がある．対象は寝返り動作自立群57（平均年齢82.0歳）と寝返り動作介助群20（平均年齢83.7歳）で，背臥位で液体水準角度計を前額部に置き，自動運動のもと頸部の左右回旋可動域を測定した[34]．老年者の寝返り動作の可能性を惹起させるためには頸部の回旋可動域は片側に最小限60°要することを示唆していた[34]．

第4章 機能障害/Range of Motion（ROM）

　日常診療における運動器系障害の重要な評価として関節可動域測定法は最も多く活用されている．片麻痺患者の肩すくめ運動によって起きる肩甲骨の動きに注目し，発症5カ月から8年経過した38歳から85歳までの片麻痺患者81例を対象に考案した角度計を用い肩峰挙上距離をBrunnstromの運動機能回復段階別に麻痺側と非麻痺側を測定した結果，病的共同運動期から協調運動期に回復するに従い肩峰挙上距離が長くなることを示唆していた[35]．

　神経筋促通法の技法の一つHold-Relax法[36]を用い肩甲上腕関節の外旋可動域拡大への影響を検討するため，肩関節周囲炎の患者48人（男25，女23，平均年齢59.5±1.6歳）と対照群として健常者58人（男27，女31，平均年齢60.7±1.2歳）に対し実施した．対象者は椅座位，肩甲上腕関節内転位，肘関節90°屈曲位で自動運動による内旋に3秒間の等尺性収縮による徒手抵抗と5秒間の休みを入れたHold-Relax法を10回施行した．肩甲上腕関節の内旋と外旋可動域を標準角度計を用い運動前後に測定した[37]．肩甲上腕関節の内旋にHold-Relax法による外旋可動域の拡大が図られたのは，持続的筋伸張により腱受容器が活動し，内旋筋群に抑制がかかり拮抗筋に促通効果を及ぼしたと考えられる[37]．

　急性期の足関節捻挫にRICE（Rest, Ice, Compression, Elevation）のみと，徒手療法とRICEを加えた2つの異なった治療法の比較を関節可動域の観点から調査，報告していた．対象総数41を実験群（A群）19（N.％男14.74，平均年齢26.1±2.0），対照群（B群）22（N.％男12.63，平均年齢24.9±1.6）の2群に分けた．発症後の経過時間はA群68.2±0.8，B群67.2±0.8であった．A群にはMaitland法の徒手による距骨の前後振幅運動を60秒間，10秒間休みの方法を2回実施，その後RICEを施した．B群にはRICEのみを施した．本法を2日間隔で2週間施行した．液体水準角度計を用い足関節の背屈可動域を治療前後で測定し，比較した[38]．改善した背屈可動域はA群で4.3°，B群で0.9°であった．A群では最初の3回ですでに痛みが軽減し可動域が増し始め徒手療法の効果を示唆していた[38]．

　能力障害（disabilities）を評価するにあたって関節可動域測定を行うことは必須の条件である．測定した関節可動域をリハビリテーション医療に導き，効果をあげるためには解剖学，生理学，病理学，基礎運動学，そして臨床に基づいた運動学といった基礎医学に基づいて考察を加えなければ，関節運動に関する研究に進展がみられないであろう．そのためには関節可動域測定時に検者は常に基礎医学と臨床医学を念頭に測定に当たることが望まれよう．

文献

1) American Academy of Orthopaedic Surgeons：Joint Motion-Method of Measuring and Recording. American Academy of Orthopaedic Surgeons, 1965.
2) 米本恭三，近藤　徹，石神重信：関節可動域表示ならびに測定法改訂案．リハ医学 31：669-681, 1994.
3) 中村隆一：評価と測定．（中村隆一・監修：入門リハビリテーション医学），医歯薬出版，1996, pp.47-51.
4) 蜂須賀研二：関節可動域評価．リハビリテーション医学白書．p.60-61, 医学書院，2003.
5) Kamenetz HL：Physiatric Dictionary, p.127, Charles C Thomas Publisher, Springfield, 1965.
6) Rothstein JM, Echternach JL：Levels of measurement. Primer on measurement: an introduc-

tory guide to measurement issues. American Physical Therapy Association, 1993, pp. 15-16.
7) Daniels L, Williams M, Worthingham C：Muscle Testing, W. B. Saunders, Philadelphia, 1961.
8) Tobis JS：Evaluation of the patient, Handbook of Physical Medicine and Rehabilitaion. W. B. Saunders, Philadelphia, 1963, pp. 18-25.
9) Hoppenfeld S：Physical examination of the spine and extremities. Appleton-Century-Crofts, NY, 1976.
10) Kapandji IA（荻島秀男・監訳）：カパンディ関節の生理学（全3巻）．医歯薬出版，1988．
11) 洲川明久, 石神重信：関節可動域測定, 徒手検査. リハにおける評価, 臨床リハ別冊77-86, 1996.
12) Norkin CC, White DJ（木村哲彦・監訳）：関節可動域測定法. 協同医書出版社, 1987.
13) Rothstein M, Miller PJ, Roettger RF：Goniometric reliability in a clinical setting, Elbow and knee measurements. Phys Ther 63：1611-1615, 1983.
14) Riddle DL, Rothstein JM, Lams RL：Goniometric reliability in a clinical setting. -shoulder measurement. Phys Ther 67：668-673, 1987.
15) Boone DC, Azen SP, Lin C, Spence C et al：Reliability of goniometric measurements. Phys Ther 58：1355-1360, 1978.
16) Pandya S, Florence JM, King WM, Robison JD, Oxyman M, Province MA：Reliability of goniometric measurements in patients with Duchenne muscluar dystrophy. Phys Ther 65：1399-1342, 1985.
17) 宮前珠子：関節可動域テストと測定誤差. 理・作・療法13(2)：93-101, 1979.
18) Gajdosik R, Lusin G：Hamstring muscle tightness: reliability of an active-knee-extension test. Phys Ther 63：1085-1089, 1983.
19) 武富由雄：拘縮の理学療法. 理学療法16(2)：88-90, 1999.
20) Feldman MC："Mini-goniometer" for finger range of motion：Suggestion from the field. Phys Ther 50：1348-1349, 1970.
21) Frost M, Stuckey S, Smalley IA, Dorman B：Reliability of measuring trunk motions in centimeters. Phys Ther 62：1431-1437, 1982.
22) Willms JL, Schnederman H：Schober's test for impaired spinal flexion. Pocket guide to physical diagnosis. p. 259, Williams & Wilkins, Baltimore, 1996.
23) Fitzgeral GK, Wynveen KJ, Rheault W, Rlothschild B：Objective assessment with establishment of normal values for lumbar spinal range of motion. 63：1776-1781, 1983.
24) 上田　敏, 大川弥生・編：リハビリテーション医学大辞典. 医歯薬出版, 1996, p. 416.
25) Gajdosik R, Mell D：Stabilization of the trunk and pelvis while measuring hip internal rotation：Suggestion from the field. Phys Ther 64：49, 1984.
26) 嶋田智明：上肢関節可動域テスト試案とその作成経緯. 理・作・療法15：549-561, 1982.
27) 板場英行：下肢関節可動域テストの問題点の検討―股関節―. 臨床理学療法7：62-66, 1981.
28) 藤林英樹：足関節と足部の関節可動域の問題点の検討. 臨床理学療法7：71-75, 1981.
29) Odon CJ, Taylor AB, Hurd CE et al：Measuement of scapula asymmetry assessment of shoulder dysfunction using the lateral side test. Phys Ther 81：799-802, 2001.
30) 唐澤達典, 畑　幸彦, 高橋友明：肩甲骨面における肩関節可動域測定. 理学療法学30：14-16, 2003.
31) 対馬栄輝：股関節屈曲伸展角度の違いによる股関節外転筋力の変化. 理学療法学29：14-18, 2002.
32) Feland JB, Myree JW, Schulthies et al：The effect of duration of stretching of the hamstrings muscle group for increasing range motion in people aged 65 years or older. Phys Ther 81：1100-1117, 2001.
33) 武富由雄, 市橋則明：ねたきり老人の実態. 理学療法ジャーナル28：853-856, 1994.

34) Muraki T, Taketomi Y：Correlation between rotation range of motion of neck and rolling-over in aged subjects. J Phys Ther Sci 5：41-46, 1993.
35) Taketomi Y, Muraki T：Shoulder shrugging movement test using a modified goniometer for stroke patients with hemiplegia. J Phys Ther Sci 2：9-15, 1990.
36) Knott M, Voss DE：Proprioceptive neuromuscular facilitation. p. 27-28, A Hoeber-Harper Book, 1966.
37) Taketomi Y, Muraki T：Effect of hold-relax technique on stiff and painful shoulder. Shoulder Surgery/Asian perspective 2：216-218, 1997.
38) Green T, Redshank K, Crosbie J, Adame R：A randomized controlled trial of a passive accessory joint mobilization on acute ankle inversion sprain. Phys Ther 81：984-994, 2001.

（武富由雄）

第4章 機能障害/Range of Motion (ROM)

付録

		日本整形・リハ医学会	AAOS	Tobis	Hoppenfeld	Daniels	Kapandji
上肢測定	部位名	運動方向	可動域				
	肩甲帯	屈曲	20				
		伸展	20				
		挙上	20				
		引き下げ	10				
	肩（肩甲帯含）	屈曲（前方挙上）	180	180	180			180
		伸展（後方挙上）	50	60	50	45	50	45-50
		外転（側方挙上）	180		180	180		150
		内転	0					
		外旋	60	90	90	45		80
		内旋	80		90	55		100-110
		水平屈曲（水平内）	135	130				140
		水平伸展（水平外）	30					30-40
	肘	屈曲	145	150	145	135	145-160	
		伸展	5	0	0	5		
	前腕	回内	90	90	90	90	90	85
		回外	90	90	90	90	90	90
	手	屈曲（掌屈）	90	80	90	80	90	85
		伸展（背屈）	70	70	90	70	70	85
		橈屈	25	20		20		15
		尺屈	55	30		30		30-55
	肩（肩甲帯含）	外旋（肩関節90°外転, 肘関節90°屈曲位）90	90		90			
		内旋（肩関節90°外転, 肘関節90°屈曲位）70	90		90			
		内転（肩関節20°または45°屈曲位）70	75					

第4章　機能障害/Range of Motion（ROM）

付録

			日本整形・リハ医学会	AAOS	Tobis	Hoppenfeld	Daniels	Kapandji
下肢測定	部位名	運動方向	可動域					
	股	屈曲	125		115	120	115-120	120-145
		伸展	15	30	15	30	10-15	30
		外転	45	50	45	45-50	45	45
		内転	20	40	45	20-30		
		外旋	45	45	45	45	45	60
		内旋	45	45	45	35	45	30-40
	膝	屈曲	130	135	125	135	120-130	120-140
		伸展	0		0	0	0	
	足	屈曲（底屈）	45	50	45	50	45	30-50
		伸展（背屈）	20	20	20	20		20-30
		外がえし	20					
		内がえし	30					
		外転	10					
		内転	20					

第4章 機能障害/Range of Motion (ROM)

付録

足指測定	日本整形・リハ医学会	AAOS	Hoppenfeld	Daniels	Kapandji
部位名	運動方向	可動域			
母指	屈曲（MTP）	35	45	45		
	伸展（MTP）	60	70	70-90	80	
	屈曲（IP）	60	90			
	伸展（IP）	0				
足指	屈曲（MTP）	35	40		25-35	30-40
	伸展（MTP）	40	40			50-60
第2-5基節骨	屈曲（IP）	35	35			
第2-5基節骨	伸展（IP）	0				
第2-5中節骨	屈曲（IP）	50	60		50-90	
第2-5中節骨	伸展（IP）	0	30			

・American Academy of Orthopaedic Surgeons：Joint Motion-Method of Measuring and Recording, American Academy of Orthopaedic Surgeons, 1965.
・中村隆一・監修：関節可動域表示ならびに測定法．入門リハビリテーション医学，医歯薬出版，1996，pp. 368-375.
・Tobis FH：Evaluation of the patient: handbook of physical medicine and rehabilitation. p. 20-29. W. B. Saunders Co. Philadelphia, 1965.
・Hoppenfeld S：Physical examination of the spine and extremities, Appleton-Century-Crofts, NY, 1976.
・Daniels L, Williams M, Worthingham C：Muscle Testing, W. B. Saunders Co. Philadelphia, 1961.
・Kapandji IA（荻島秀男・監訳）カパンディ関節の生理学，医歯薬出版，1988.

Manual Muscle Testing (MMT)
→徒手筋力検査

1. 評価指標の名称

正式名称：Manual Muscle Testing
略称：MMT
日本語名称：徒手筋力検査

2. 原典

Wright WG：Muscle training in the treatment of infantile paralysis. Boston Med Surg J 167(17)：567-574, 1912.
Lovett RW：Treatment of infantile paralysis (2 nd. Ed). Blakiston's Son & Co., Philadelphia, 1917.

3. 開発経緯

20世紀初頭から米国で流行したポリオ患者の筋力評価のために，整形外科医のRobert W. Lovettらによって開発された．1912年，Lovettの元で理学療法を担当していたWrightが，重力と外力を用いて筋力を数段階にグレーディングするという方法を最初に報告し[1]，その後Lovettが1917年に刊行した書物[2]の中で述べた6段階法が現在のMMTの源流となった．現在に至るまで種々のMMTが諸家によって考案されてきたが，基本的な考え方はLovettの方法に準じている．

日本ではDanielsとWorthinghamのMMTが広く用いられており，現在は第7版が出版されている[3]．第5版までは測定方法などの細かな修正が重ねられてきたが，第6版では抗抵抗自動運動テスト（active resistance test）に代わり抑止テスト（break test）が採用されたり，またグレーディングに際して「+」「-」の扱いが制限されたりといった大きな改訂があった．しかし，基本的なグレーディングシステムに変化はない．

第4章　機能障害/Manual Muscle Testing（MMT）

4．適用

骨関節疾患や神経筋疾患，廃用性萎縮，末梢神経障害など筋力低下を呈する疾患に対して広く利用できる．MMTが単関節運動別の検査方法であるため，共同運動や連合反応，姿勢反射，筋緊張などの影響を受ける中枢神経麻痺への適用には注意を要する．それらの影響が強く出現している場合，MMTは大まかな筋力を把握する意味でスクリーニング的に用いられる．中枢性麻痺筋であっても，痙縮が軽度であったり分離運動がある程度獲得されている場合ならば，MMTの利用価値は高い．年齢的な要素としては，学童期未満の小児で試行困難な場合が多い．また，学童期以降であっても知的障害等がある場合は結果の信憑性に疑問が残る．

5．構成

1）評価の視点

対象筋の最大随意収縮時の発揮筋力を評定の対象とする．筋収縮の有無，重力あるいは検者の徒手抵抗を基準とした際の等尺性運動の大きさから筋力を評定する．

2）尺度

Daniels et alのMMTでは基本的に0（ゼロ）〜5（正常）の6段階順序尺度を採用している

表1　MMTの判定基準

数的スコア	質的スコア		判定方法
	英語	日本語	
5	Normal(N)	正常	関節の運動範囲を完全に動かすことが可能で，最大の抵抗を加えてもそれに抗して最終運動域を保持することができる．
4	Good(G)	優	重力に抗して関節の運動範囲を完全に動かすことが可能で，強力な抵抗を加えてもそれに抗して最終運動域を保持することができる．最大抵抗に対しては若干抗しきれない．
3	Fair(F)	良	重力の抵抗だけに対抗して運動可能範囲を完全に最後まで動かすことができるが，どんなに弱い抵抗であっても，それが加えられると運動が妨げられてしまう．
2	Poor(P)	可	重力の影響を最小にした肢位でならば運動範囲全体にわたり完全に動かすことができる．
1	Trace(T)	不可	対象とする筋あるいは筋群にある程度筋収縮活動が目に見えるか，手で触知できる．
0	Zero(Z)	ゼロ	触知によっても視察によってもまったく筋収縮活動を発見できない．

(表1).

3) 算出方法

検者の判断で評定するため計算の必要はない．

6. 基準値

筋力が正常と判定できるときはグレード5「正常」となる．

7. 信頼性

1) 検者内変動，もしくは，繰り返し再現性

ドゥシャンヌ型筋ジストロフィー（Duchenne Muscular Dystrophy; DMD）を対象としたFlorence et alの研究[4]では，検者内信頼性をCohen's Kappaを用いて検討している．対象とした18筋のそれぞれの再現性は$\kappa=0.65 \sim 0.93$，MRC（Medical Research Council）スケール（Daniels et alのMMTとほぼ同じ評定法）のグレード0〜5ではそれぞれ$\kappa=0.80 \sim 0.99$の高い検者内再現性が認められている．上肢のニューロパチーを対象として，手内筋のMMTを行ったBrandsma et alの研究[5]では，Cohen's Weighted Kappaを信頼性係数として検者内再現性を検討している．それによると対象とした9筋（群）では$\kappa w=0.71 \sim 0.96$であった．Wadsworth et al[6]は症状が安定している骨関節疾患と神経筋疾患を対象として，2日間の間隔をおいた際のMMTの再現性を検討した結果，Pearson積率相関係数で$r=0.63 \sim 0.98$の再現性であったと報告している．

2) 検者間変動

ギランバレー症候群を対象として，MRCスケールの検者間信頼性を研究したKleyweg et alの報告[7]では，6筋群のグレードの総和について検者間の一致度を求めた．結果は，経験年数の浅い検者では級内相関係数（intraclass correlation coefficient）はICC＝0.96，経験年数の多い検者ではICC＝0.98といずれも高い検者間の一致度を示している．また，Barr et al[8]はドゥシャンヌ型およびベッカー型の筋ジストロフィーを対象として，MRCスケールの検者間信頼性を調べた結果，ICC＝0.90と高い検者間一致度となった．

3) 日内，日間変動

具体的な記述は見いだせなかったが，検者内の繰り返し再現性が高い[4-6]ことから日内・日間変動は少ないものと思われる．しかし，対象者が易疲労性であったり，重症筋無力症のような日内変動を来す疾患の場合は，可能ならば毎回同じ時間帯にMMTを行うことを心がける必要がある．

4) 臨床的有効性

熟練した検者が同一の方法を用いて検査した場合，検者内および検者間信頼性とも高い再現性が保証されている．また，各グレードに定義付けがなされていることから，筋力の大きさをイメ

第4章 機能障害/Manual Muscle Testing（MMT）

ージしやすく，異なる職種間でも情報共有が可能である．MMTは特別な検査機器・器具を必要とせず，実施場所の制限がないという利点があり，対象者の筋力評価に広く用いられている．

8. 妥当性

ダイナモメータによる計測値との比較から，筋力の大きさを順序尺度として評定することの構成概念妥当性ならびに基準関連妥当性が検証されている．Hosking et al[9]は，脊髄損傷者の上肢筋力をMMTとHand Held Dynamometer（以下HHD）とで測定した結果，両者間の有意な相関はSpreaman rank correlationで$r=0.59〜0.94$であり，特にグレード4以下で高い相関があったと報告している．しかしMMTグレード5に対応したHHDの計測値範囲が非常に大きかったため，グレード4・5に多くの計測値が含まれる場合は有意な相関が得られなかったと述べている．Bohannonは高齢者の膝関節伸展筋力をHosking et alと同じくMMTとHHDとで測定し，両者間にはSpearman rank correlationで$r_s=0.639$の有意な相関があったと報告した[10]．また，膝関節伸展筋のMMTグレード3・4・5はHHDの計測値で表すと，それぞれ$65.5±26.2$ N，$130.3±50.3$ N，$240.6±76.0$ Nとなり，両者間にはPearson積率相関係数で$r=0.768$，また4次曲線回帰では$R=0.887$といずれも有意な正の相関を示したと報告している[11]．

9. 情報の特性

MMTは検者が操作的に定義された判定基準に沿って筋力の大きさをを6段階にグレーディングする順序尺度指標であり，物理量として計測するものではない．よって，MMTのグレードは絶対的な基準を持たず，その間隔も等間隔ではない．また，複数の筋が同じグレードに評定されていたとしても，それは「筋力が等しい」という状態を示すわけではない．

先の記述の通り，MMTの各グレードとHHDの計測値とを対応させると，MMTグレード0〜3と比較してグレード4および5ではHHDの計測値がより大きく，かつ，より広範囲に分布していた．よって筋力の変化を評価する場合，MMTのグレード4・5では細かな筋力変化を捉えにくい傾向がある．抗重力運動が可能となった時点でダイナモメータ等を利用した筋力計測を並行して行えるとよい．

10. 使用上のポイント

1) 準備

臥位や座位をとるための検査用ベッドと姿勢保持用の枕やクッション・タオルの類，除重力運動を行うための摩擦抵抗の少ない板，検査用紙，筆記用具を用意する．必要な場合に対象筋を直接観察できるように，対象者には予め薄着となるよう要請しておくとともに，可能ならば室内を適温に調整する．また検査対象筋が多数の場合は予め検査順序を決めておき，対象者に余分な姿

勢変換を強いないように配慮すること.

2) 注意

代償運動（trick motion）を防止するために，検査姿勢と固定部位，抵抗の部位・大きさが適切となるよう注意を払う．代償運動はある筋の筋力低下によって他の筋あるいは筋群がその作用を代行する現象であり，MMTの正確な評定を阻害する大きな要因となる．抵抗に関する注意として，グレード4と5では検者の主観的な判断による評定となるため，「最大の抵抗」と「強力な抵抗」について，対象者の体格や年齢，性別などの要因の影響を受けて変動することがないように，各検者それぞれの持つ基準を遵守することが大切である．たとえば，同一検者が痩身の女性高齢者と若く屈強な男性に対して行ったMMTが同じグレード4と評定された場合，発揮した筋力は検者の定めたところの「強力な抵抗」に打ち勝つだけのものでなければならず，その「強力な抵抗」を加減してはならない．筋力低下が起こっている場合は，同時に筋持久力も低下しているため，同じ筋に対して何回も続けて検査を行わないよう配慮する．また，等尺性収縮を用いるために血圧上昇に注意する．

3) 手順

個々の検査手順と評定方法は成書[3]に詳細な記述がある．結果を記載しながら検査を進めても良いが，ボイスレコーダを用いることで検査中の記録に費やす時間を省略できる．対象者の状態によって本来の測定姿勢をとれない場合は，それに近い姿勢を採用するか，あるいは当該関節運動を無理なく実現できる姿勢をとり抵抗量を加減するなどの工夫を行う．また，四肢については対象側のみでなく対側（健側）についても施行し，特にグレード4・5では左右差を参考にしながら評定を行うとよい．痛みや代償運動が出現したらチャートの余白にその状態も記録する.

11. 解釈上のポイント

1) 結果の確認

検査漏れがないか確認する．また，疾患特性や対象者の起居移動動作レベルから推定される予測値と実施したMMTの結果とが矛盾していないかチェックする．

2) 結果の意味づけ

MMTの結果は最大随意収縮時の筋力の大きさを表す．筋力低下は機能的制限を介してADL（Activities of Daily Living）遂行能力に影響を与える大きな要因である．しかし，スポーツ競技者や脊髄損傷者では，グレード5（正常）と判定されてもスポーツ活動やADLを保証できない場合がある．

3) 結果の活用

診断学的には，障害されている末梢神経とその障害程度，脊髄損傷では損傷レベルの把握，また筋力分布の情報として神経原性あるいは筋原性疾患の鑑別に利用される．運動機能面では起居移動動作やADLの遂行状態と筋力の関係を推察する際の指標になるとともに，改善すべき筋力低下を特定することによって具体的な介入方法の立案に役立つ．そして初回評価時からの経時的変

化を辿ることによって筋力変化を把握できるとともに、介入方法の効果判定ツールとして活用できる．

12. 臨床活用をテーマにした文献レビューによる情報

MMTの信頼性や妥当性に注目した研究報告は先に述べたとおりであり，同一の検査法を用いて，その方法に熟練している検者が施行したMMTは高い信憑性を持つと解釈されている[3]．しかしながら，これまでMMTの評定は検者の筋力に依存するのではないかと言われてきた．この問題に対して，Mulroy et al[12]はポリオ後遺症者の膝関節伸展筋のMMT施行に際して，実際の発揮筋力とそれを測定する検者の上肢プッシュ筋力との関係を検討し，MMTの徒手抵抗では大腿四頭筋筋力の中等度の低下しか明らかにできないことを示した．また，対象者は検者の筋力が十分な抵抗を算出できない事を敏感に感じ取り，発揮筋力を減じてしまう可能性があると指摘している．

Maruishi et al[13]の研究では，成人脳性麻痺の関節変形はmodified Ashworth scaleによる筋緊張評価結果と有意な相関を示したが，MMTのグレードとは相関を認めなかったと述べている．また，筋緊張と筋力との間に相関は認められず，それぞれが独立してADL遂行能力の低下に関係していたと報告している．

MMTを調査研究に使用した例として，筋ジストロフィーの縦断的機能的状態評価に関する研究がある[14]．70人のドゥシャンヌ型筋ジストロフィーに対する調査結果[15]では，5から13歳までの間にMMTで毎年平均0.25グレード，13歳を過ぎると平均0.06グレードの直線的な減少を認めたとしている．また近位筋の筋力減少が末梢筋よりもより早く，かつ屈筋群よりも伸筋群でその減少スピードがより早いことが確認された．本研究は漸減的な筋力変化を呈する疾患に対する筋力評価を如何に行うかについてお手本となるものである．MMTで捉えきれない細かな筋力変化をダイナモメータで補完しているという点，多施設での異なる評定者を予め想定し，検者間誤差を最小にするべき措置がとられているという点，そしてMMTのデータを用いて筋力の推移を把握することができることを明瞭に示している点など，MMTの特徴を活用した臨床研究であると言える．

文献

1) Wright WG：Muscle training in the treatment of infantile paralysis. Boston Med Surg J 167 (17)：567-574, 1912.
2) Lovett RW：Treatment of infantile paralysis (2 nd. Ed). Blakiston's Son & Co., Philadelphia, 1917.
3) Hislop HJ, Montgomery J：Daniels and Worthingham's Muscle Testing: techniques of Muscle Examination. 7 th ed. 2002. (津山直一・訳「新・徒手筋力検査法」). 原書第7版, 協同医書出版社, 2003.)
4) Florence JM, Pandya S, King WM et al：Intrarater reliability of manual muscle test (Medical Research Council scale) grades in Duchenne's muscular dystrophy. Phys Ther 72(2)：

5) Brandsma JW, Schreuders TA, Birke JA et al：Manual muscle strength testing：intraobserver and interobserver reliabilities for the intrinsic muscles of the hand. J HandTher 8(3)：185-90, 1995.
6) Wadsworth CT, Krishnan R, Sear M et al：Intrarater reliability of manual muscle testingand hand-held dynametric muscle testing. Phys Ther 67(9)：1342-7, 1987.
7) Kleyweg RP, van der Meche FG, Schmitz PI：Interobserver agreement in the assessment of muscle strength and functional abilities in Guillain-Barre syndrome. Muscle Nerve 14(11)：1103-9, 1991.
8) Barr AE, Diamond BE, Wade CK et al：Reliability of testing measures in Duchenne or Becker muscular dystrophy. Arch Phys Med Rehabil 72(5)：315-9, 1991.
9) Hosking JP, Bhat US, Dubowitz V et al：Measurements of muscle strength and performance in children with normal and diseased muscle. Arch Dis Child 51(12)：957-63, 1976.
10) Bohannon RW：Alternatives for measuring knee extension strength of the elderly athome. Clin Rehabil 12(5)：434-40, 1998.
11) Bohannon RW：Measuring knee extensor muscle strength. Am J Phys Med Rehabil 80(1)：13-8, 2001.
12) Mulroy SJ, Lassen KD, Chambers SH et al：The ability of male and female clinicians to effectively test knee extension strength using manual muscle testing. J Orthop Sports Phys Ther 26(4)：192-9, 1997.
13) Maruishi M, Mano Y, Sasaki T et al：Cerebral palsy in adults：Independent effects of muscle strength and muscle tone. Arch Phys Med Rehabil 82(5)：637-41, 2001.
14) Fowler WM, Jr., Abresch RT, Aitkens S et al：Profiles of neuromuscular diseases. Design of the protocol. Am J Phys Med Rehabil 74(5 Suppl)：S62-69, 1995.
15) McDonald CM, Abresch RT, Carter GT et al：Profiles of neuromuscular diseases. Duchenne muscular dystrophy. Am J Phys Med Rehabil 74(5 Suppl)：S70-92, 1995.

〔小林　武〕

第4章 機能障害/Brunnstrom Recovery Stage（BS または BRS）

Brunnstrom Recovery Stage（BS または BRS）
→ブルンストローム・ステージ

1. 評価指標の名称

正式名称：Brunnstrom Recovery Stage
略称：BS または BRS
日本語名称：ブルンストローム・ステージ

2. 原典

Brunnstrom S：Movement therapy in hemiplegia: a neurophysiological approach, Harper & Row, 1970.

3. 開発経緯

Brunnstrom は理学療法士（PT）としてカリフォルニア大学の Inman のところで運動学の研究を行い，その集大成が「Clinical Kinesiology」である．その研究を基に 1956 年に上肢の運動パターンの研究，1958 年には新しい上肢機能テスト法，1964 年には歩行パターンの分析法，1966 年に片麻痺機能テストの改訂版を報告している[1]．

4. 適用

脳血管障害による麻痺，特に片麻痺または両側片麻痺に用いる．

5. 構成

1) 評価の視点
Brunnstrom は，脳卒中による運動麻痺を初期の弛緩状態から正常な協調運動が確立されるまでを6段階に分類している．
ポイントは随意運動の有無，連合反応の有無，分離運動の完成度である．

2) 尺度

上肢，手指および下肢に共通した基準を下記に示す．

BS Ⅰ：随意運動なし，連合反応なしで，いわゆる弛緩性麻痺の状態．

BS Ⅱ：随意運動なし，連合反応のみ出現する．

BS Ⅲ：随意運動の出現．運動の様式は，共同運動として出現する．手指では同時屈曲のみ．

BS Ⅳ：共同運動から分離した動作が可能になる．手指では部分的な伸展と横つまみが可能になる．

BS Ⅴ：さらに共同運動から分離した動作が可能になる．手指の完全伸展と対立つまみが可能になる．

BS Ⅵ：協調性のある動作が可能になる．

なお，評価尺度は順序尺度である．

3) 算出方法

麻痺側の上肢，手指，下肢ともに BS Ⅰ～Ⅵ の 6 段階で個別に表示する．上肢の BS Ⅲ～Ⅴ では随意運動の可動域を 0/4～4/4 で表示する．

6. 基準値

BS は，脳血管障害により出現する運動麻痺を評価するものであり，運動麻痺が出現していなければ使用しない．

特に上下肢の BS Ⅵ は，特定の動作（分離運動）の完成度により判定するため，正常を意味するものではない．

7. 信頼性

報告はない．

8. 妥当性

報告はない．

9. 情報の特性

BS は，Brunnstrom test の中の運動機能についての評価項目であり，上肢，手指および下肢の回復段階についての情報が得られる．Brunnstrom test には，BS だけではなく，他動運動感覚，指先認知，足底感覚などの感覚系の検査も含まれているが，現実的には表在感覚，高次脳機能障害および関節可動域についての評価も必要である．

第4章　機能障害/Brunnstrom Recovery Stage（BSまたはBRS）

10. 使用上のポイント

1）準備

検査については特に場所の指定はないが，患者が集中できる場所が理想的である．また，道具なども必要ないため病室での検査も可能である．

2）注意

座位での検査は，背もたれのある椅子を使用する．軟らかいベッドの上ではバランスが悪くなり，緊張が高まるため，硬いベッドで，両足が床につく程度のものが望ましい．立位では，平行棒やベッドの柵などを利用し転倒に注意する．

3）手順

検査では関節の可動域を確認し，患者に関節の動かし方を教える．動きがわからなければセラピストがデモンストレーションして教える．

随意性があればBSはⅢ以上となり，随意性が出現しなければ連合反応の有無を判定する．

連合反応の検査は非麻痺側に対する抵抗により，麻痺側に反射性の運動（反応）が出現するかどうかで判定する．連合反応が出現すればBS Ⅱ，出現しなければBS Ⅰとなる．

手指も同様に判定するが，過剰な努力は連合反応を誘発するため，左右の手指を同時に屈曲するように指示する．ほぼ同時に手指が屈曲または伸展すれば，随意運動と判定する．非麻痺側の手指を屈曲したあとに麻痺側の屈曲が出現する場合には連合反応を利用している可能性があるため，数回繰り返し過剰な努力の有無を確かめる．過剰な努力により手指が屈曲する場合にはBS Ⅱと判定する．

下肢では随意運動が出現しなければ連合反応の有無を判定する．ベッド上などすべりの悪い場合には，左右の踵部を保持し，両股関節を軽度外転位に保持し，非麻痺則の内転に抵抗を加え，麻痺側の内転筋の緊張をセラピストの手で感じて判定する（Reimisteの内転）．

下肢のBS Ⅳは椅子座位で行い，足部が床についていることを確認して行う．BS Ⅴは立位で検査し，立位の膝屈曲は股関節を中間位で，膝関節のみの屈曲ができるかどうかで判定する．

なお，BS Ⅲ以上については自動的関節可動域として0/4～4/4の分数で表示する．

可動域の少ない関節（肩甲骨）では0/2～2/2で表示する．

11. 解釈上のポイント

1）結果の確認

脳卒中片麻痺の運動機能は一般に中枢側から末梢へと回復する．そのため上肢では，肩甲骨や上腕二頭筋，大胸筋の随意性の確認が重要である．

特に肩甲骨の挙上は，副神経（脳神経）の支配である僧帽筋も関与するため，比較的早期に随意性の回復が認められる．

2) 結果の意味づけ

BSは，単なる運動機能の検査としてだけではなく機能予後の推測にも役立つ．

手指では，発症後2週間以内にBS IV以上であれば実用手（正常とは異なる），発症後1ヶ月経過してもBS III以下であれば廃用手となる確率が高くなる．

3) 結果の活用

BSは運動機能の回復を意味しているため，治療の指標としても役立つ．

以下にBSごとのポイントを示す[2]．

BS I：正しいポジショニングと，軟部組織の損傷を防止する．筋緊張を増加させるには，各種の受容器（receptor）に対する刺激が必要になる．

BS II：麻痺側に連合反応が出現しているため拮抗筋の緊張を高める．拮抗筋の緊張を促通するには連合反応，外的刺激としてタッピング（tapping）やバイブレータ（vibrator）を利用する．

BS III：随意運動は屈筋・伸筋共同運動として，または体幹近位部に出現する．過度の努力は連合反応を誘発するため患者の反応に注意する．

近位部の関節は各動作における「固定筋（stabilizer）」としての役割を有しているため，近位部の安定性を向上させるアプローチが必要になる．

上肢では屈筋共同運動，下肢では伸筋共同運動が優位になるため，拮抗筋の随意性を高め分離運動を考慮したアプローチを行う．

BS IV：過度な努力，疲労および不安などは筋緊張の増加を促し，不必要な筋群の収縮が起こり共同運動パターンへと逆戻りするため，患者の反応を正しく評価し過度の努力や疲労などを認めたら訓練を中止または休息させる．

分離運動が可能になるのは，高位中枢（大脳皮質レベル）からの調節（抑制）が部分的に可能になっていることを示唆しているので，積極的に分離運動の獲得を目指す．

そのことが痙性をさらに抑制し関節の選択的調節を可能にするが，意図的運動は皮質レベルからの指令に基づく運動であるため疲労を伴いやすく，治療においては運動量および内容について十分検討する．

BS V：個々の運動機能は再学習が進んでいるため，各関節の動きを動作に結びつけるとともに巧緻性の獲得を促し，個々の運動が可能になると正常なスピードと協調性とを重視した運動を行う．

麻痺側手指で物をうまく取り扱うことを除けば，身体活動が発症前のレベルまで近づけるようにする．

BS VI：正常な日常動作を模倣させることにより，さらに正常な動きに近づける．

12. 臨床活用をテーマにした文献レビューによる情報

吉元ら[3]はBSとBobath，Maggieの評価について比較し，Bobathの評価とは高い相関を示し，Maggieテストにおいては一定の傾向を認めなかったが，歩行能力との比較では，BSが高い相

関関係を示したことについて報告している．

大峯ら[4]は運動機能の変化をBSにより追跡調査し，上肢・手指ではBSが改善を示す症例があるのに対し，下肢では改善例は認めなかったと報告している．

佐藤ら[5]は，歩行獲得に影響を与える因子として発症6カ月未満ではBSの関与が高いことを報告している．

吉元ら[6]は，上下肢のBSと姿勢反射機構検査を比較し，上肢（r＝0.825）・下肢（r＝0.872）ともに有意な相関関係を認めたことを報告している．

今村ら[7]は，麻痺肢の回復度をBSにより評価し，3カ月以内に積極的な治療を行えばBSの変化は認められるが，4カ月以降では変化は少ないと報告している．

日本リハビリテーション医学会による1998年のリハビリテーション関連7雑誌（外国誌：4，邦誌：3）の原著論文についての調査[8]では，BSが外国誌1編，邦誌9編と後者に多く利用されていると報告している．

潮見ら[9]は，脳卒中患者を対象とした代表的測定指標について調査し，BSは241施設中「必ず使っている」と「時々使っている」を合わせると，80％以上の施設で使用されていると報告している．

なお，Medlineによる過去10年間のBSによるキーワード検索では，該当する文献は見つからなかった．

文献

1) 上田　敏，他：ファシリテーション・テクニック（その1）．理・作・療法 2：38-43，1968．
2) 吉元洋一，他：脳血管障害後片麻痺と姿勢調節．PTジャーナル 30：316-330，1996．
3) 吉元洋一，他：片マヒの評価における問題点第1報．第9回日本理学療法士学会誌，pp. 151-155，1974．
4) 大峯三郎，他：脳卒中患者のフォローアップ．理・作・療法 12：181-191，1978．
5) 佐藤秀一，他：重回帰分析による慢性期脳卒中患者の歩行能力について．PTジャーナル 27：93-99，1993．
6) 吉元洋一，他：脳卒中片麻痺患者に対する姿勢反射機構検査．理学療法学 15：321-328，1988．
7) 今村義典，他：成人中枢性麻痺の評価．総合リハ 17：211-216，1989．
8) 日本リハビリテーション医学会評価・用語委員会：リハビリテーション関連雑誌における評価法使用動向調査．リハ医学 36：553-555，1999．
9) 潮見泰藏，他：脳卒中における評価と理学療法効果．PTジャーナル 37：639-646，2003．

（吉元洋一）

modified Ashworth scale

1. 評価指標の名称

正式名称：modified Ashworth scale

2. 原典

Bohannon RW, Smith MB：Interrater reliability of a modified Ashworth scale of muscle spasticity. Phys Ther 67(2)：206-207, 1987.

3. 開発経緯

多発性硬化症の痙縮評価法として作成されたAshworth Scale[1]（0, 1, 2, 3, 4の5段階）を，片麻痺患者の肘関節屈筋の痙縮評価においてグレード1が離散的で信頼性が低いことから1+を加え改定された．

4. 適用

痙性麻痺全般（表1）[2]．

表1 痙縮を呈する代表的な疾患[2]

1. 痙性麻痺
   脳出血，脳血栓，脳梗塞，硬膜下出血，脳血管奇形，脳腫瘍，脳炎，脳外傷，他
2. 痙性四肢麻痺
   脳性小児麻痺，脳梅毒，多発性硬化症，ベーチェット病，脳炎，脳外傷，他
3. 痙性対麻痺
   脊髄外傷，頸部脊椎症，脊椎カリエス，原発性・続発性脊髄腫瘍，クモ膜癒着，肥厚性髄膜炎，脊髄血管奇形，脊髄出血，前脊髄動脈血栓症，慢性・亜急性脊髄炎，スモン，亜急性連合脊髄変性症，筋萎縮性側索硬化症，多発性硬化症，家族性痙性対麻痺，他

5. 構成

1) 評価の視点

主観的評価法である．

2) 尺度

6段階名義尺度である（表2）．

3) 算出方法

不要．

表2　modified Ashworth Scale の尺度

0	筋緊張増加なし．
1	軽度の筋緊張増加あり． 屈曲・伸展運動で引っかかる感じと消失感を受ける． もしくは最終可動域で受けるわずかな抵抗感がある．
1+	軽度の筋緊張増加あり． 明らかに引っかかる感じがある． もしくは可動域1/2以下の範囲で受けるわずかな抵抗感がある．
2	はっきりとした筋緊張の増加あり． 全可動範囲で受けるが，容易に可動させることは可能である．
3	かなりの筋緊張増加あり． 他動運動は困難である．
4	患部は固まり，屈曲・伸展運動ができない．

（中山　訳）

6. 基準値

特にない．

7. 信頼性

1) 検者内変動，もしくは，繰り返し再現性

Gregson et al[3]（κ = 0.84），Blakburn et al[4]（W = 0.62）により信頼性が報告されている．

2) 検者間変動

検者間信頼性の報告は，現段階では検者内信頼性と比較してやや劣る．原典（W = 0.85），Gregson et al[3]（κ = 0.83）は高い信頼性が得られたことを報告しているが，Smith et al[5]（κ = 0.14〜0.35），Blackburn et al[4]（W = 0.57），Haas et al[6]（κ = 0.34）は信頼性が必ずしも高くはないことを報告している．Sloan et al[7]は，上肢（W = 0.91〜0.56）と比べて下肢（W = 0.62〜0.26）では劣るとしている．

第4章　機能障害/modified Ashworth scale

3) 日内，日間変動

報告はない．

4) 臨床的有用性

痙縮評価として世界的に通用する尺度であり，国内でも ASIA（American Spinal Injury Association）impairment scale, Brunnstrom Recovery Stage などと並んで最も利用されている機能障害評価法である[8]．本スケールは，他の評価尺度と比較して簡便性に優れ，かつ，器具を使用せずとも評価が行えることから臨床的有効性は高いといえる（表3）．

表3　痙縮の評価法

主観的評価法	Ashworth scale
	modified Ashworth scale
	Tone Assessment Scale
客観的評価法	H 反射（H/M 閾値比，H/M 最大値比，回復曲線，他）
	F 波解析（F/M 振幅比）
	Pendulum Test（振り子テスト）
	表面筋電図による解析
	他動運動時抵抗量の測定

8. 妥当性

原典において MacKenzie, Charlson のガイドラインに従った表面的妥当性が示されている．構成概念妥当性に関する報告はない．基準関連妥当性は，Katz et al[9] が Pendulum Test との相関（r = -0.67）を報告しているが，H 反射との相関を検討した Allison et al[10] は，r = 0.39〜0.49 と低いことを報告している．また，Bakheit et al[11] は，modified Ashworth scale 1 と 2 の両群で H/M 最大値比の差を比較したところ，有意差がなかったことを報告している（t = -0.32, df 22, p = 0.7）．要因として，検者の抵抗強度の加減が影響するとしており，痙縮ではなく緊張の高さを測定する可能性があるとしている．Pandyan et al[12] は，抵抗が痙縮以外の要素の影響を受けるとしている．

9. 情報の特性

得られる情報は痙縮の程度である．そのため，固縮との区別をする必要がある．もっとも代表的な特徴は，相動性伸張反射である．痙縮は他動運動時の速度に依存する性質をもっており，他動的に速く動かそうとすると抵抗が強くなり，逆にゆっくり動かすと抵抗は小さく感じられる．これはジャックナイフ現象と呼ばれている．これに対して固縮は，どのような速度で他動運動をしても感じとれる抵抗感は変わらない状態であり，鉛管様現象と呼ばれる．時に間歇的に感じられることもあり，この場合は歯車様現象と呼ばれる．また，拘縮は，どのような他動運動をして

も関節可動域が狭くなっている状態を指し，痙縮及び固縮を長期呈することにより拘縮が発生する場合が多い．セラピストは，測定の際に他動運動時の速度依存性があるか判断する必要がある．

10. 使用上のポイント

1) 準備

特にない．

2) 注意

① 他動運動時に疼痛を訴える場合は測定を見合わせるべきである．
② 測定上最も重要なことは，最大限対象者がリラックスできるようにすることであり，騒音や気温などの測定環境には配慮する必要がある．

3) 手順

① 平らな治療台上で対象者に仰臥位をとらせ，上肢は体幹に沿わせ，前腕は回内外中間位，下肢は伸展位にして測定部位を露出する．
② 一方の手で，対象となる関節の遠位肢遠位端を軽く把持する．もう一方の手で，筋活動を妨げないように固定する．片手で把持することが困難な下肢などは，両手で把持してもよい．しかし，関節が不安定にならないように十分に配慮する．
③ 速度を変えて数回デモンストレーションを行い，あらかじめ痙縮の有無を確認する．また，他動運動時に痛みを訴えるか否かを確認する．
④ 測定を開始する．最大限可能な筋短縮角度から，最大限可能な筋伸張角度まで1秒かけて動かすことを意識してストレッチを行う．これを数回繰り返す．
⑤ 検査結果を速やかに記録する．

11. 解釈上のポイント

1) 結果の確認

健常者の抵抗感を十分参考にする必要があるため，測定後判断しにくいと感じた際は再度健常者にて基準値を確認する．また，他部位の測定結果と比較し相対的に解釈せず，それぞれの測定結果ごとの絶対評価として判断する．

2) 結果の意味づけ

0は陰性で1～4が陽性となる．あくまでも検査者の抵抗感に委ねられる名義尺度でありスケール間が等間隔でないため，スケールごとの説明を十分理解して判断しなければならない．

3) 結果の活用

急性期に弛緩性麻痺を呈することが多い脳血管疾患などでは，当初痙縮が観察されないことが多い．しかし，痙縮の変化は初期の段階から注意深く観察し，急な変動に対応できるようにする必要がある．臥床期以降の姿勢・動作練習を開始する時期には次第に観察されることが多い．痙

縮が出現する時期には関節拘縮が起こることが予想される．セラピストは拘縮予防目的で関節運動を行い，必要があれば病棟スタッフへの指導も行う．また，歩行における痙縮の影響は重要な要因となるため，適宜評価し装具処方などにも反映させるべきである．筋弛緩剤の投与による影響を理学療法場面で観察する場合は，動作と関連させながら痙縮の変化を捉えるためにも，投与前後で評価するとよい．臨床研究で痙縮の影響も検討する場合は，欠かさず測定することが望ましく，測定手順を最大限意識する必要がある．

12. 臨床活用をテーマにした文献レビューによる情報

本スケールは現在もっとも利用されている主観的痙縮評価法であり，治療手技の研究においても効果判定として多く利用されている．Tsai et al[13]は，脳血管障害患者の下腿三頭筋の痙縮に対して持続ストレッチング（Prolonged Muscle Stretch；PMS）を行い，即時効果の有効性を説明するために本スケールの結果を用いている．Kerem et al[14]は脳性麻痺児の痙縮に対するボバース法のNDT（Neurodevelopmental Therapy）とJPSs（Johnstone Pressure Splints）の効果について本スケールを使用して検討している．治療群（NDT＋JPSs）とコントロール群（NDTのみ）に分けて3カ月間（5/W）治療し，コントロール群と比較して治療群において有意に改善がみられたことから，NDTにJPSsを組み合わせて用いる一定期間の継続治療が有効であることを説明している．このように，痙縮に対する治療効果を比較するのに用いられることが多い．

本スケールの信頼性および妥当性，臨床的有効性については前述した通りである．現状で検者内信頼性は得られているものの，検者間信頼性に関してはむしろ慎重な報告が多い．Allison et al[15]は足関節底屈筋の本スケールの信頼性を検討し，検者間信頼性が低くなった要因として，抵抗の詳細な評価が困難であること，検者の性別，評価尺度の各用語の曖昧さ，対象者のリラックスの程度などをあげている．辻ら[16]は，脳血管障害による痙性麻痺患者を対象に肘関節屈筋，手関節掌屈筋，膝関節伸筋，足関節底屈筋の検者間信頼性の評価を行い，検者間信頼性があいまいになりやすい点から「評価マニュアル」を作成している．その結果，信頼性は向上し，マニュアルの作成が臨床上有用であったとしている．このことは多くの名義尺度で構成されている評価法にあてはまる信頼性向上の対処法であるが，特に，簡便な本評価法については各施設で検討することが望ましいだろう．また，Sloan et al[7]は非麻痺側の手にラバーボールを握らせるという強化刺激を加えることで，上肢測定における信頼性がより向上すると報告している．

妥当性に関してもその解釈は慎重にする必要がある．基準関連妥当性の検討で多く用いられているH反射も，痙縮を正確に評価する手法としては未確立であることが指摘されており[17]，現在もまだ妥当性が検討されている．本スケールを使用する際には，これら先行研究が指摘する注意点や測定の限界を十分に考慮し使用することが望ましい．

文献
1) Ashworth B：Preliminary trial of carisoprodol in multiple sclerosis. The Practitioner 192,

540-542, 1964.
2) 祖父江逸郎：痙性麻痺の臨床形態と背景疾患. 医歯薬出版, pp. 67-77, 1976.
3) Gregson JM, Leathley M et al：Reliability of the Tone Assessment Scale and the modified Ashworth scale as clinical tools for assessing psotstroke spasticity. Arch Phys Med Rehabil 80 (9)：1013-1016, 1999.
4) Blackburn M, van Vliet P et al：Reliability of measurements obtained with the modified Ashworth scale in the lower extremities of people with stroke. Phys Ther, 82(1)：25-34, 2002.
5) Smith AW, Jamshidi M et al：Clinical measurement of muscle tone using a velocity-corrected modified Ashworth scale. Am J Phys Med Rehabil 81(3)：202-206, 2002.
6) Haas BM, Bergstrom E et al：The inter rater reliability of the original and of the modified Ashworth scale for the assessment of spasticity in patients with spinal cord injury. Spinal cord 34(9)：560-564, 1996.
7) Sloan RL, Sinclair E et al：Inter-rater reliability of the modified Ashworth Scale for spasticity in hemiplegic patients. Int J Rehabil Res 15(2)：158-161, 1992.
8) 園田　茂, 大橋正洋, 他：リハビリテーション関連雑誌における評価法使用動向調査（3）. リハ医学 38(10)：796-798, 2001.
9) Katz RT, Rovai GP et al：Objective quantification of spastic hypertonia：Correlation with clinical findings. Arch Phys Med Rehabil 73：339-347, 1992.
10) Allison SC, Abraham LD：Correlation of quantitative measures with the modified Ashworth scale in the assessment of planter flexor spasticity in patients with traumatic brain injury. J Neurol 242(10)：699-706, 1995.
11) Bakheit AM, Maynard VM et al：The relation between Ashworth scale scores and the excitability of the alpha motor neurons in patients with post-stroke muscle spasticity. J Neurol Neurosurg Psychiatry 74(5)：646-648, 2003.
12) Pandyan AD, Johnson GR et al：A review of the properties and limitations of the Ashworth and modified Ashworth scale as measures of spasticity. Clin Rehabil 13(5)：373-83, 1999.
13) Tsai KH, Yeh CY, Chang HY et al：Effects of a sigle session of prolonged muscle stretch on spastic muscle of stroke patients. Proc Natl Sci Counc Repub China B 25(2)：76-81, 2001.
14) Kerem M, Livanelioglu A et al：Effects of Johnstone pressure splints combined with neurodevelopmental therapy on spasticity and cutaneous sensory inputs in spastic cerebral palsy. Dev Med Child Neurol 43(5)：3017-313, 2001.
15) Allison SC：Reliability of the Modified Ashworth scale in the assessment of planterflexor muscle spasticity in patients with traumatic brain injuly. Int J Rehabil Res 19：67-78, 1996.
16) 辻　哲也, 大田哲生, 他：脳血管障害片麻痺患者における痙縮評価—Modified Ashworth Scale (MAS) の評価者間信頼性の検討. リハ医学 39(7)：409-415, 2002.
17) Angel RW, Hofmann WW：The H reflex in normal, spastic and rigid subjects. Arch Neurol 8：591, 1963.

（中山恭秀）

Stroke Impairment Assessment Set (SIAS) の感覚検査

1. 評価指標の名称

正式名称：Stroke Impairment Assessment Set の感覚検査

2. 原典

園田　茂：脳卒中片麻痺患者の機能評価法 Stroke Impairment Assessment Set (SIAS) の信頼性および妥当性の検討 (2) —体幹, 高次脳機能, 感覚項目, 帰結予測—. リハビリテーション医学 32(2)：123-131, 1995[1]．

3. 開発の経緯

　作業療法士, 理学療法士が臨床で必要な感覚検査は, 1) 各感覚の要素的な効果判定が可能な体性感覚検査, 2) 生活障害評価の基盤となる主要な感覚検査, そして, 3)「生活における手の使用」を実行するアクティブタッチをみる評価の3つである. 生活障害への影響をみることができるもので, 治療的構造をもつことが要求される[2]. そのためには, 効果判定が可能な体性感覚（痛覚, 温覚, 冷覚, 触覚, 関節覚など）検査が必要であるし, Gibson[3]の提唱するアクティブタッチ (active touch：手で自由にさわることによって生じる対象の知覚で, 能動的触覚)[4]をみる検査も必要になってくる.

　ここで紹介する感覚検査は, 体性感覚である触覚と位置覚の検査法である. 上記のうち, 1), 2) の検査である. 両感覚とも主要で基本的な感覚であり, その改善が要素的な効果判定に利用できると共に生活障害評価の基盤となる. この検査法は, 脳卒中機能評価法である SIAS (Stroke Impairment Assessment Set) の中の感覚機能項目となっている. SIAS は, リハビリテーション医療を効果的に実行し, その効果を定量的に測定する目的で慶應義塾大学リハビリテーション科によって作成 (1994) されたものである[5-7]．信頼性, 妥当性[1,8]に優れた機能障害総合評価法で, 既にリハビリテーション医療分野で使用されてきている. 検査は, 18項目からなり, 感覚機能検査項目は, 2項目（触覚, 位置覚）2部位（上下肢）からなる.

第4章 機能障害/Stroke Impairment Assessment Set (SIAS) の感覚検査

表1 SIAS 全項目

SIAS 項目	評価得点
1 上肢運動機能	0-5
2 手指運動機能	0-5
3 股関節運動機能	0-5
4 膝関節運動機能	0-5
5 足関節運動機能	0-5
6 腱反射（上肢）	0-3
腱反射（下肢）	0-3
7 筋緊張（上肢）	0-3
筋緊張（下肢）	0-3
8 ＊触覚（手掌）	0-3
＊触覚（足底）	0-3
9 ＊位置覚（母指 or 示指）	0-3
＊位置覚（母趾）	0-3
10 肩関節可動域	0-3
11 足関節可動域	0-3
12 疼痛	0-3
13 体幹腹筋力	0-3
14 体幹垂直性	0-3
15 視空間認知	0-3
16 言語機能	0-3
17 健側大腿四頭筋筋力	0-3
18 健側握力	0-3

＊感覚検査項目

4. 適用

感覚機能検査自体は脳卒中に限らず，脊髄疾患や外傷，頭部外傷，変性疾患など広く適用できる．

5. 構成

1) 評価の視点

原始性感覚が伝達される脊髄視床路系である触覚と，識別性感覚が伝達される内側毛帯系である位置覚を評価する[6]．発病早期から経時的に評価して，治療，帰結予測に結びつける．

2) 尺度

感覚機能項目は，順序尺度：0, 1, 2, 3 を用いる（表2）[6]．

第4章　機能障害/Stroke Impairment Assessment Set（SIAS）の感覚検査

表2-1　SIAS 触覚の評価基準

0点：感覚脱失
1点：重度鈍麻
2点：軽度鈍麻か異常感覚
3点：正常

表2-2　SIAS 位置覚の評価基準

0点：全可動域にわたって患者の指を動かしても，動きがわからない
1点：動いていることはわかるが，全可動域の動きでも正しい方向がわからない
2点：中等度の動きで正しい方向がわかる
3点：わずかな動きでも方向がわかる

3）算出方法

伝統的な神経学的感覚評価に基づき，対象者の主観的評価報告を検者の臨床判断により評価する[6]．また，判断にあたっては非麻痺側の所見を参考にする．

6. 基準値

伝統的な神経学的感覚評価に基づき[1]，3点の正常を基準とする．

7. 信頼性

1）検者内変動，もしくは，繰り返し再現性

対象者25名での1日をおいての繰り返し再現性はKappa 0.80以上であったと報告されている（才藤栄一，私信，2003）．

2）検者間変動

入院患者46名を対象に，2名の検者による検者間完全一致率と，weighted Kappa（χ）を算出したところ，一致率は0.523から0.619を，Kappaは 0.511から0.763と，検者間の一致率は高かったと報告されている[1]．

3）日内，日間変動

報告されていない．

4）臨床的有用性

発病2週以内の早期から慢性期にわたって，その変化を順序尺度により測定できる．検査は簡便で，習熟すれば2,3分程度で可能である．また，検査マニュアルがあるため，数回で学習することができる．

8. 妥当性

成人脳卒中患者106名を対象として，片麻痺手の体性感覚と運動機能がどのような関係にあるか，「内側毛帯系感覚障害の客観的評価法」である体性感覚誘発電位（Sensory Evoked Potential; SEP）を用いて検証した．手指の体性感覚検査は，位置覚で，非麻痺側と比較して評価した．位置覚評価と SEP 重症度分類との順位相関係数は，$r_s=0.85$ と高く，$p<0.005$ で有意であった．また，運動麻痺と位置覚障害の解離例で SEP 分類との相関は $r_s=0.87$ と高く，$p<0.005$ で有意であったと報告されている[9]．SEP を基にした時，位置覚の感覚検査は内側毛帯系感覚障害の評価法として妥当性があるといえる．

ただし，触覚は，脊髄視床路系のため，SEP との相関は調べられていない．

9. 情報の特性

感覚検査の限界は，対象者の主観的な表現に依存している点にある．その時の精神状態や，検査環境，誘導の有無などにより検査結果が異なることに注意を要する．また，順序尺度は，あくまでも感覚障害程度の目安であり，4段階ですべての情報が得られるわけではないので，本人情報を必ずコメント欄に記載することを勧める．

10. 使用上のポイント

1) 準備

SIAS の評価は，座位を基本姿位とする．両側の手部および足底が露出するように，靴下などをとる．

2) 注意

評価は，閉眼で集中した意識のもとで行うため，静かな環境が求められる．主観による答えを求めるため，不自然な回答の場合，再度評価を行うなどの確認が必要である．

3) 手順

① 触覚刺激は，light touch であり，基本は静的触刺激（筆の毛をそっと置く）である．ただし実際には，これでよくわからない時は，動的触刺激（毛を動かす）を用いる．0点の感覚脱失から3点の正常までを，検者の臨床判断（麻痺側と非麻痺側の比較も考慮して）により評価する．異常感覚の有無，質を問う．軽度低下，主観的低下または異常感覚がある場合には2点となる（図1）[6]．

② 上肢位置覚は，示指あるいは母指で，下肢位置覚は母趾で評価する．指の側面を保持し，ゆっくりと他動的に動かし，上と下の動きの確認を行った後，閉眼で評価を実施する．0点は，全可動域にわたって対象者の指を動かしても，動きがわからない場合である．1点

は，動いていることだけはわかるが，全可動域の動きでも正しい方向がわからない場合である．中等度の動きでも正しく方向がわかる場合は2点，わずかな動きでも方向がわかれば3点である（図2，図3）[6]．

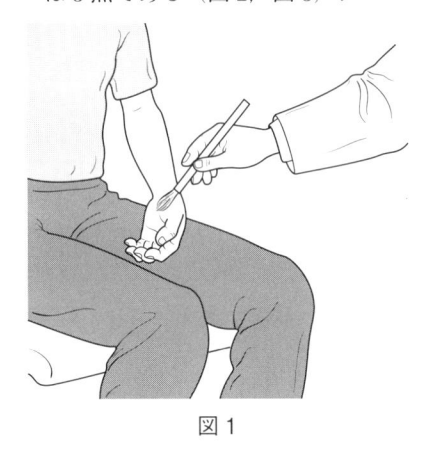

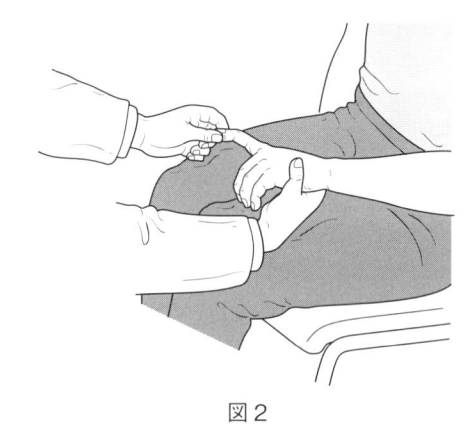

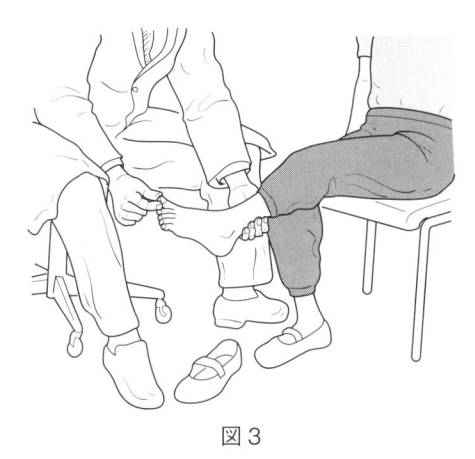

図1

図2

図3

（千野直一・編：脳卒中患者の機能評価―SIASとFIMの実際―．シュプリンガー・フェアラーク東京，1997, p.24より）

11. 解釈上のポイント

1) 結果の確認

評価指標である0〜3点に結果があてはまるかどうか確認する．

2) 結果の意味づけ

触覚や運動覚の脱失は，活動（歩行能力や手の使用など）に大きな影響を与えるため，ADL（Activities of Daily Living）への影響の有無を正確に評価する一助となる．

3) 結果の活用

運動機能との関係をみることができる．一般的に運動機能が良好であれば，感覚機能も良好な場合が多いが，脳卒中を含む中枢神経障害の場合，運動機能が良好でも感覚機能が不良という解離例もしばしば存在する．そして，触覚や運動覚が脱失している場合，活動に大きな影響を与え

第4章 機能障害/Stroke Impairment Assessment Set (SIAS) の感覚検査

るため，リハビリテーションプログラムに感覚・知覚再教育プログラムを組むことになる[2]．ただし，この場合2項目では情報が不十分なため，四肢末梢部の局在覚検査[2,10]やDellonの動的2点識別検査[2,11]などの結果を加えることを推奨する．触覚検査は，四肢末梢の局在と動的2点識別の基礎検査となり，局在と動的2点識別は，生活に使用する物品の触覚識別能力をみることになる．

また，脳卒中のリハビリテーション医療効果判定を行うための経時的研究および，脳卒中機能障害の予後研究，活動制限との関係などの研究に活用させる[6]．

12. 臨床活用をテーマにした文献レビューによる情報

リハビリテーション医療では，対象者および家族に対する入院時の説明において，退院時能力低下の帰結を予測，説明する必要がある．園田[1]は，発症から4カ月以内に入院した脳卒中患者203名の退院時能力低下をFunctional Independence Measure（FIM）で帰結予測をしたところ，ステップワイズ変数選択で選ばれたSIASの項目は，膝関節運動機能，足関節運動機能，言語機能，肩関節可動域，健側四頭筋筋力，触覚（足底），体幹腹筋力であり，SIASの多くの項目が予後に関与していたと報告している．さらに，独立変数に機能障害（SIAS）を加えたほうがより高い精度の予測が可能となり，重回帰分析では見かけ上でない真の寄与率が増加しうることを示した．

また，在宅での機能障害と能力低下との関係について，澤ら[12]は，FIM予測因子を，感覚機能を含むSIAS全項目でステップワイズ法による重回帰分析を用いて行ったところ，入院・退院・発病1年時で予測因子は異なり，FIM（退院時・発病1年時）では，感覚機能障害の影響は少なく，上肢運動機能，膝関節運動機能，体幹腹筋力が有意な関係をもったことを報告している．

次に，脳卒中の機能障害を分類することは，ADLの予測精度の向上に寄与する．発症6カ月以上経過した慢性脳卒中患者104名において，FIMの運動13項目合計点を目的変数として重回帰分析を行ったところ，説明変数として，年齢，非麻痺側の握力，知的問題，下肢深部感覚，腹筋，麻痺側下肢近位テストおよび膝テストの7項目が採択された．クラスター分析による類型化の結果，上下肢運動麻痺および感覚障害の程度から，I重度障害群，II感覚残存群，III軽度障害群に分類でき，数量化II類により，98.1％の精度で判別可能であった．ADL予測精度の向上と，機能障害分類の経時変化の検討，病巣との関連検討の可能性がでてきた[13]．

SIASの感覚機能を経時的に追跡することで，感覚機能の変化をみることができる．発病後30〜179日でリハビリテーション専門病院に入院し，退院した脳卒中患者41名（男性31名，女性10名，平均年齢59歳，脳梗塞19名，脳出血22名，右片麻痺19名，左片麻痺22名）のSIAS感覚機能と運動機能の3, 6, 12カ月の経時的変化をみたところ，運動機能は全部位で有意な改善を示したが，感覚機能（触覚および位置覚）は，どの期間についても有意な改善を認めなかった．全例とも，再教育プログラムが組まれておらず，感覚機能の改善を得るためには，適応者には再教育プログラムを行う必要性が示唆された[14]．

第4章　機能障害/Stroke Impairment Assessment Set (SIAS) の感覚検査

　臨床場面で出会う感覚障害をどう解釈するかは，感覚をどう分類，定義し，どう検査するかで異なってくる．それは，疾患の診断を主とする医師と，生活障害に影響を及ぼす視点で感覚障害を治療的に扱う作業療法，理学療法では，切り口が異なるからである．感覚の歴史的背景を踏まえながら，新たに効果判定が可能で定量的感覚検査法を信頼性，妥当性を検証しながら開発されることを希望する．近年，体性感覚野のすぐれた研究史[1]や，知覚検査と知覚再教育に関わるテキスト[2]も刊行されている．そうしたものを利用されることをお薦めしたい．

〔謝辞〕　藤田保健衛生大学医学部リハビリテーション医学講座教授，才藤栄一先生にご指導を賜りました．深く感謝申し上げます．

文献

1) 園田　茂：脳卒中片麻痺患者の機能評価法 Stroke impairment assessment set (SIAS) の信頼性および妥当性の検討 (2) ―体幹，高次脳機能，感覚項目，帰結予測―．リハ医学 32(2)：123-131, 1995.
2) 中田眞由美，岩崎テル子：知覚をみる・いかす．協同医書出版社，2003.
3) Gibson JJ：Observations on active touch. Psychological Rev 69(6)：477-491, 1962.
4) 岩村吉晃：タッチ．医学書院，pp. 2-24, pp. 116-165, 2001.
5) Naoichi C, Sigeru S, Kazuhisa D, Eiichi S, Akio K：Stroke Impairment Assessment Set (SIAS-A new evaluation instrument for stroke patients-. リハ医学(31)：119-125, 1994.
6) 里宇明元，園田　茂，道免和久：脳卒中患者の機能評価―SIAS と FIM の実際―（千野直一・編）．シュプリンガー・フェアラーク東京，pp. 17-40, pp. 112-120, 1997.
7) 園田　茂，才藤栄一，道免和久，千野直一，木村彰男：脳卒中機能障害評価セット Stroke Impairment Assessment Set (SIAS) (1) その概要および臨床応用．リハ医学 30(4)：274-278, 1993.
8) 道免和久：脳卒中片麻痺患者の機能障害評価法 Stroke Impairment Assessment Set (SIAS) の信頼性および妥当性の検討 (1)．リハ医学 32(2)：113-121, 1995.
9) 才藤栄一，木村彰男，正門由久，澤　俊二：脳血管障害患者における体性感覚誘発電位―感覚障害・運動麻痺との関係―．リハ医学 26(3)：141-148, 1989.
10) 澤　俊二，中田英雄：脳血管障害後成人片麻痺手における動的触局在知覚の評価と特性―視床出血事例から―．茨城県立医療大学紀要 1：47-54, 1996.
11) Dellon AL：Evaluation of sensibility and re-education of sensation in the hand. 1981 （内西兼一郎・監訳：知覚のリハビリテーション―評価と再教育―．協同医書出版社，pp. 27-234, 1994).
12) 澤　俊二，磯　博康，伊佐地隆，大仲功一，安岡利一，上岡裕美子，岩井浩一，園田　茂，南雲直二，大田仁史，嶋本　喬：慢性脳血管障害者における心身の障害特性に関する経時的研究―心身の障害予測因子に関する分析―．茨城県立医療大学紀要 7：69-78, 2002.
13) 道免和久，才藤栄一，園田　茂，木村彰男，千野直一，他：Stroke impairment assessment set (SIAS) による脳卒中片麻痺機能障害分類．リハ医学 29：868, 1992.
14) 澤　俊二：慢性脳血管障害における感覚・知覚障害の経時的変化．Sensory Rehabilitation 研究会誌 6：41-43, 2002.

（澤　俊二）

Visual Analogue Scale（VAS）
→視覚的アナログ目盛り法

1. 評価指標の名称

正式名称：Visual Analogue Scale
略称：VAS
日本語名称：視覚的アナログ目盛り法

2. 原典

1) Keele KD：The pain chart. Lancet 2：6-8, 1948.
2) Hardy JF, Wolff HG, Goodell H：Pain sensation and perception. Williams and Wilkins, Baltimore, 1952.
3) Scott J, Huskinsson EC：Graphic representation of pain. Pain 2：175-184, 1976.

3. 開発経緯

　痛み刺激に対する反応には個人差があり，また痛みは主観的なので測定・評価は困難である．それでも，これまでに多くの痛みの測定法が開発されてきた．その代表的なものにVASがある．VASは，10 cmの線上に痛みの程度を患者に示させるものである．1948年，Keeleは，縦軸の線で下端を「痛みなし」，上端を「最高の痛み」で表し，Simple Descriptive Pain Scale（SDPS）と呼んだ．さらにHardy et al, Scott and Huskinssonは，スケールの横に軽度，中等度，重度という言葉を入れ，痛みを評価した．
　VASの利点は，使用が簡単で痛みの程度をただちに評価でき数値化が容易なことである．しかし，痛みは主観的であり個人差があるため，同一患者における痛みの経時的変化を把握していくには適しているが，同じ疾患をもつ患者どうしの痛みを比較するには必ずしも適切とはいえない．

4. 適用

　整形外科疾患の関節炎や腰痛症，中枢神経疾患の筋緊張や拘縮による痛み，癌性疼痛などの評

価に応用されてきたが，現在では精神科，神経内科，ペインクリニック，整形外科など幅広く活用され，その有用性が認められている．

5. 構成

VAS は，10 cm の長さの水平または垂直の線で，左端（下端）に「痛みなし」，右端（上端）に「耐えられない痛み」と記す．また横軸のスケール下に痛みの程度を表す言葉（軽度，中等度，重度）を入れたものもある（図1）．対象者に痛みの程度を，この線上に自分の該当する部分に×印を付けてもらう．左端から×印までの距離を mm の単位で測定し，0から100までの数値で痛みの強さを表す．これがペインスコアであり，有用性は高い．線に沿って言葉を入れていくとスケールを理解しやすいが，反面，その言葉の周囲に答えが集中しがちになるという欠点もある．

VAS の変法として，水平の線を10等分し，0から10までの数値を付けておく Visual Rating Scale のような方法もある（図2）．この場合は痛みの強さを10段階で表し，目盛り2の横に「弱い痛み」，4の横に「中等度の痛み」，6の横に「強い痛み」，8の横に「激しい痛み」，10の横に「最悪の痛み」と書いて，判断の助けとすることもある．痛みに対する同様な評価法として CS（Categorical Scale）や10段階ペインスケールなどがある．

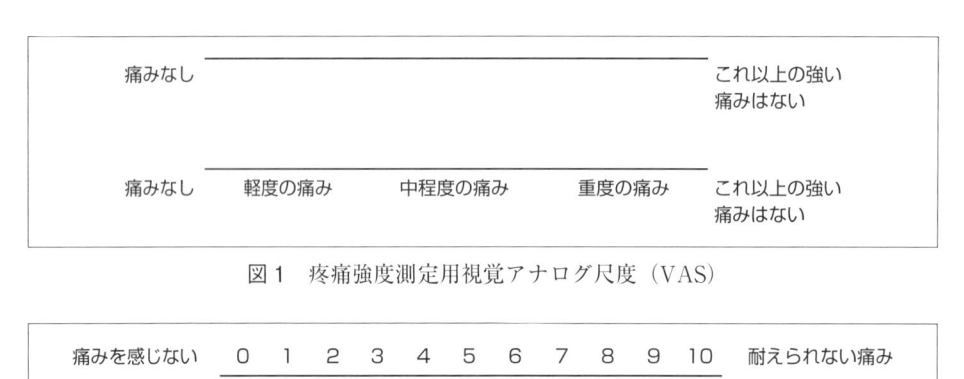

図1　疼痛強度測定用視覚アナログ尺度（VAS）

図2　VAS の変法

6. 基準値

統計処理を行う場合，0から100の数値であれば間隔尺度とし，0から10段階であれば順序尺度とする．

7. 信頼性

VAS の信頼性について，嶋田[1]は諸家の文献より検証している．

第4章 機能障害/Visual Analogue Scale (VAS)

1976年,Revill et al[2]は線上に痛みの程度を示させ,疼痛強度を評価した.そのなかで線の長さについて検討し,5 cmの線では短すぎて以前に示した場所の記憶があいまいになることが多く,10〜20 cmの長さの線を用いることを奨めている.また,Scott and Huskinsson[3]は,同一対象者において2つのタイプのVASを用いて痛みの評価を行い,タイプ別の特徴を論じている.線上に何も記載されていないものでは痛みの程度は均等に分布しているが,線の横に痛みの程度(軽度,中等度,重度)を記載したものでは書かれた文字の付近に痛みの程度が集中して分布すると報告している.Linton et al[4]は慢性疼痛疾患患者に,ある程度期間をおいて以前段階づけた点を記憶させ,再度打点させると,以前より強く段階づける傾向にあったと報告している.

8. 妥当性

報告はされていない.

9. 情報の特性

VASは主観的な評価法であるため,再現性について疑問視される面がある.今回,若者50名を対象にVASの信頼性について調査を行った.ある種の痛みと友人関係の満足度について,VAS(10 cmの線)とVAS変法(0〜10を記載した10 cmの線)に痛みの強さと満足度をそれぞれ記入させた.1週間後,前回の記憶をあいまいにさせるためスケールの両端に記載する内容(痛みなし,耐えられない痛み,大変不満,非常に満足)を逆にして同様の記入をさせた.

痛みの評価では,VASとVAS変法の順位相関($r_s = 0.920$),1週間後の再現性では,VASの相関($r_p = 0.850$),VAS変法の相関($r_s = 0.918$)であった.満足度の評価では,VASとVAS変法の順位相関($r_s = 0.933$),1週間後の再現性では,VASの相関($r_p = 0.916$),VAS変法の相関($r_s = 0.970$)であった.0〜10の数値を記載した場合,数値を記憶しやすいという一面があり再現性を高める要因になっている.

10. 使用上のポイント

痛みの評価など主観的な項目を評価する場合,1度のみであれば個人差は生じるけれど評価の信頼性や再現性について論ずる必要はない.しかし,治療効果などを経時的に評価する場合,前回記載した数値(数直線上の位置)の記憶を完全に消失させる期間が必要である.

11. 解釈上のポイント

報告はされていない.

12. 臨床活用をテーマにした文献レビューによる情報

VASの臨床活用として，痛みの評価以外に満足度や行動評価などがある．

(1) 我々は[5]，勤労者医療の一環として病院勤務の事務職員へ肩こりに関するアンケート調査を実施，289名（男性185名，女性104名）の回答を得た．アンケートの質問内容は，年齢，性別，経験年数，肩こりの有無と肩こりの程度（VAS），1日のVDT（Visual Display Terminal）作業時間，眼精疲労の有無，腰痛の有無，肩こり予防の有無などである．肩こりの程度は，肩こり有りと回答した者のみ，VASにて10 cmの線上で左端を0（肩こりなし），右端を10（最大の肩こり）とし，100点満点とした．肩こり有りと回答した169名について，調査項目間におけるVAS値との統計結果を下記に示す．

年齢（35歳以下と36歳以上），性別，作業時間（4時間未満と4時間以上），休息の有無，眼精疲労の有無，腰痛の有無，予防策の有無の各2群間におけるVAS値の平均値の差の検定（2標本t検定）を行った結果，性別で女性が男性よりVAS値が有意に高い値を示した（女性：$N=75$，$61.7±23.4$，男性：$N=94$，$49.0±20.3$）．また「予防策有り（$N=34$，$62.0±18.5$）」群が「予防策なし（$N=135$，$53.3±22.1$）」群より有意に高い値を示した．有意差はないが，1日の作業時間が長い人，若い世代，休息時間がない人，腰痛の有訴者がVAS値が高い傾向を示した．また，VAS値を外的基準とし上記の7項目を説明変数として，数量化理論I類を行った結果，重相関係数が0.326と低い値であったがVAS値に影響する項目として，性別，作業時間，腰痛の有無，休息の有無，予防策の有無があげられた．

(2) 松林[6]は，1990年以来，高知県香北町（人口約6,000人，高齢化率35%）において，町在住高齢者全体の包括的活動能力を評価し，それを維持向上させることを目的とする研究を実施している．評価した包括的活動能力の内容として，ADL（Activities of Daily Living），視力，聴力などの身体機能，社会的背景，医学的事項，老研式活動能力評価，うつ傾向の評価，福祉サービスに対する実態と将来の意向，VASによる主観的QOL（Quality of Life）評価などである．このようにVASはさまざまな評価項目の1項目として活用されることが多く，VASのみで結論づけられるほどの要素は含まれていない．日常生活全般における主観的QOL評価として，健康状態，気分，家族や知人との人間関係，経済状態，生活の満足感，幸福感など7項目を用いている（図3）．

町在住の75歳以上の高齢者より運動希望者を募集し，有酸素運動や無酸素運動，柔軟運動，神経筋協応運動，水中運動を指導・実施し，運動開始半年後の各種身体指標や主観的QOLを比較した．運動群21名と対照群21名の身体指標の比較において，各種身体機能や行動機能で運動群は対照群に比して，数種の指標で有意に優れた成績を示している．VASの比較では，気分と家族関係において運動群が対照群より有意に高い満足度が得られている．運動機能の向上を単に身体指標のみで評価するのではなく，主観的な評価としてVASを用いることで運動機能との関連を求めることも可能となる．

第4章 機能障害/Visual Analogue Scale (VAS)

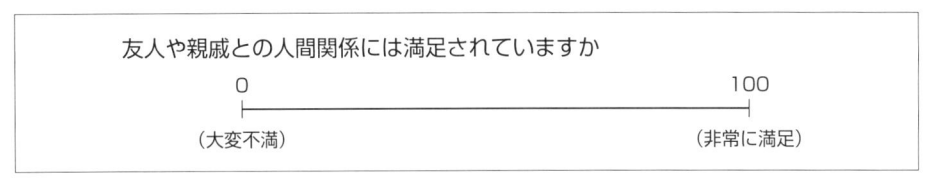

```
友人や親戚との人間関係には満足されていますか
0                                              100
├──────────────────────────────────────────────┤
(大変不満)                                    (非常に満足)
```

図3 主観的QOLのアンケート表（一部）

(3) 精神科の分野では，1970年代より精神科リハビリテーション行動評価尺度として「Rehab：Rehabilitation Evaluation Hall and Baker」が開発されている．「Rehab」とは，多目的の行動評定尺度で精神障害者を評価するために計画されたもので，精神病院，デイケアセンター，長期の入院病棟，グループホーム，ホステル，老人精神科病棟など施設で生活している患者を対象としている．「Rehab」は23の質問項目よりなり，項目8〜23の評価尺度にVASが使用されている[7]．

「Rehab」の評価は，各質問の下に線が1本引かれており，その線の下に3つの手がかりとなる行動の例が書かれている．左側にもっとも障害の重い行動のレベルが書かれており，右側には地域社会で普通のこととして受け止められる行動のレベルが書かれている．その中間的な行動のレベルは中央に書かれており，評定者はその線上に縦線を記入する．線を10等分したスコアスケールが作成されており，縦線の含まれる区分を0（もっとも軽度）〜9（もっとも重度）の数値にて求める（図4）．「Rehab」では，専用のスコアスケールを用い2つの区分の線上に縦線がある場合，低いほうのスコアを得点とする．たとえば，3と4の間にあれば，3をそのスコアとして用いる．1人の評定者によって1週間の行動を評価することが基本的な評定方法であるが，2人の評定者が別々に評定することで患者の行動をよりよく反映することができる．

「Rehab」のように10数項目以上の質問内容が存在する場合，事前に因子分析などを用い項目間の潜在因子を算出し，因子ごとに質問項目を分類するとよい．

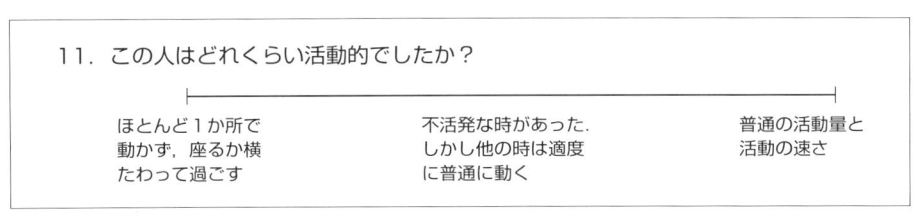

```
11. この人はどれくらい活動的でしたか？
├─────────────────┬─────────────────┤
ほとんど1か所で    不活発な時があった．    普通の活動量と
動かず，座るか横   しかし他の時は適度      活動の速さ
たわって過ごす     に普通に動く
```

図4 「Rehab」の評価用紙（一部）

文献

1) 嶋田智明：疼痛の評価法の特徴，適応，方法．鈴木重行，他・編：理学療法Mook 3 疼痛の理学療法，三輪書店，1999, pp.31-41.
2) Revill SI et al：The reliability of a linear analogue for evaluating pain. Anesthesia 31：1191-1198, 1976.
3) Scott J, Huskinsson EC：Graphic representation of pain. Pain 2：175-184, 1976.

4) Linton SJ et al：The accuracy of remembering chronic pain. Pain 13：281-285, 1982.
5) 広滋恵一，堤　文生：VDT作業者の肩こりに関する報告（労災病院事務職員に対するアンケート調査より）．全国労災病院医学研究結果報告集（リハビリテーション関係）．労働福祉事業団, 2000, pp. 171-174.
6) 松林公蔵：地域社会における寝たきり予防のための方策．小澤利男，他・編：高齢者の生活機能評価ガイド，医歯薬出版，1999, pp. 312-326.
7) Baker R, Hall JN（田原明夫，藤　信子，山下俊幸・訳）：Rehab（精神科リハビリテーション行動評価尺度）．三輪書店, 1994.
8) 水島繁美：疼痛の主観的評価．クリニカルリハビリテーション 1：402-405, 1992.
9) 岡崎寿美子・編著：看護診断にもとづく痛みのケア．医歯薬出版，1997, pp. 23-34.
10) 峯田洋子：痛みの評価．理学療法 7：23-31, 1990.
11) 椿原彰夫：機能障害の診断，疼痛．リハビリテーション Mook，金原出版，2000, pp. 45-56.
12) 横田敏勝：臨床医のための痛みのメカニズム．南江堂，1997, pp 9-17.
13) 松澤　正：理学療法評価学．金原出版，2001, pp. 103-108.

（堤　文生）

Ratings of Perceived Exertion（RPE）
→Borg スケール
　　主観的運動強度または自覚的運動強度

1. 評価指標の名称

正式名称：Ratings of Perceived Exertion
略称：RPE
日本語名称：Borg スケール
　　　　　　主観的運動強度または自覚的運動強度

2. 原典

1) Borg G：Perceived exertion as an indicator of somatic stress. Scandinavian J Rehabilitation Medicine 2(3)：92-98, 1970.
2) Borg G：Psychophysical bases of perceived exertion. Medicine and Science in Sports and Exercise 14(5)：377-381, 1982.

1) は 6-20 の 15 段階，2) は 0-10 のスケール．

3. 開発経緯

　Borg は，運動負荷試験などの身体作業強度に対する感覚的な自覚強度は，心拍数（heart rates; HR）や，酸素摂取量（$\dot{V}O_2$）同様に重要な指標であることを指摘し，1962 年に 21 段階のスケール[1]を開発したのを契機に，1970 年には 6 から 20 までの 15 段階の RPE[2]を発表した．日本においては 1976 年，小野寺ら[3]が Borg のスケールを日本語訳し，主観的運動強度として報告したものが一般に使用されているようである．また 1982 年には Borg がより簡便で Visual Analogue Scale としての要素の強い，0 から 10 までの RPE[4]を報告した．15 段階のスケールは数値の 10 倍がおよその心拍数であることから，心疾患などを対象にした研究では世界的によく利用されている．0 から 10 までのスケールは Visual Analogue Scale として，呼吸器疾患を対象にした研究で世界的に文献が増えているようである．

4. 適用

疾患・分野を問わず運動負荷試験または運動処方など，身体作業に対する自覚強度を評価・利用する場合の，評価指標および処方目標値として利用されている．

5. 構成

1) 評価の視点

運動強度を対象者の感覚的に感じる自覚強度として数値化したものである．

2) 尺度

15段階スケールは6から20まで全15段階の，1段階ごとの順序尺度である．0から10までのスケールはVisual Analogue Scale形式の順序尺度である．以下に2種類のスケールを示す（表1）．

表1

15段階スケール			0-10スケール		
6			0	Nothing at all	（感じない）
7	Very, very light	（非常に楽である）	0.5	Very, very weak	（非常に弱い）
8			1.0	Very weak	（やや弱い）
9	Very light	（かなり楽である）	2.0	Weak	（弱い）
10			3.0		
11	Fairy light	（楽である）	4.0	Somewhat strong	（多少強い）
12			5.0	Strong	（強い）
13	Somewhat hard	（ややきつい）	6.0		
14			7.0	Very strong	（とても強い）
15	Hard	（きつい）	8.0		
16			9.0		
17	Very hard	（かなりきつい）	10.0	Very, very strong	（非常に強い）
18					
19	Very, very hard	（非常にきつい）			
20					

3) 算出方法

実数を記載する．特に演算処理は実施しない．

6. 基準値

運動処方において15段階スケールの13～15，0から10までのスケールの4～5が血中乳酸蓄

第4章　機能障害/Ratings of Perceived Exertion（RPE）

閾値に相当するといわれている．

7. 信頼性

1）　検者内変動，もしくは，繰り返し再現性
報告はない．
2）　検者間変動
報告はない．
3）　日内，日間変動
報告はない．
4）　臨床的有用性
特別の機器を必要としない評価の簡便さと，15段階スケールは数値の10倍がおよその心拍数にあり，0から10までのスケールはVisual Analogue Scaleとして臨床的有用性が高い．

8. 妥当性

Borgは開発段階で15段階・ラインスケール・21段階・9段階の4種類のスケールを比較検討した結果[5]，15段階スケールがもっともHRとの相関（$r=0.72$）が高いと報告し，小野寺らの検討でも15段階スケールは，HR（$r=0.838$）・%$\dot{V}O_2$（$r=0.813$）との高い相関があることを報告している．また運動負荷試験ではRPEとHRおよび%$\dot{V}O_2$ maxの関係は，最大作業能力が増加しても，異なる運動能力の対象者であっても，異なる作業内容であっても良好であったと報告している[3]．

9. 情報の特性

身体作業強度に対する精神・心理的な感覚的自覚強度である．使用方法によっては下肢疲労と中枢疲労（呼吸や心拍動）などに分けて聴取することも可能であり，運動負荷試験の終了理由の判別には有効な情報となる．しかしあくまでも対象者の主観であり指示理解の乏しい場合や，自己認識の困難な状況下では正確な評価はできない．また実施される作業や動作の内容への関心・興味といったモチベーションや，疼痛や苦痛といった心理的影響を受けるので結果の解釈には注意が必要である．われわれの施設でもHRが120拍を超えているにもかかわらず，RPEを聴取すると7と回答するような症例も経験しており注意が必要である．また一定強度でも時間経過とともに，RPEは漸増することも観察されるので注意したい．

第4章 機能障害/Ratings of Perceived Exertion（RPE）

10. 使用上のポイント

1) 準備

アメリカスポーツ医学会・編「運動処方の指針」[6]によると，「Borg G：Borg's Perceived Exertion and Pain Scales. Champaign, IL: Human Kinetics. 1998」に，マニュアルが掲載されているとあり参照されたい．

運動負荷試験などで聴取する場合は，見やすい大きさでボードなどに6から20までの数字と言語表記を，縦列に列記されてある一覧表があると便利である．

2) 注意

■運動負荷試験場面

われわれの経験では運動負荷試験などで呼気ガス分析を併用するときは，言葉でなく指差しで回答を得るようにオリエンテーションをする．また回答に悩むと呼吸回数に影響を与えるので注意が必要である．まれに足を止めて考えることもあるので転倒にも注意したい．

■運動処方場面

運動処方で利用する場合はHRとRPEの個人差[7]や，交感神経遮断薬などの心拍数抑制効果のある投薬の影響[8]を配慮しなければならない．したがって，RPEのみの処方は危険であり，必ず実際の処方強度で運動を実施し，生理学的反応を確認してから在宅での運動時の参考値として利用する．

■運動様式の影響

運動負荷試験などのトレッドミル運動で聴取したRPEを，自転車エルゴメータや体操などの他の運動形態で利用する場合は，運動形態によるRPEの差異についての報告[9]もあり注意する．

3) 手順

使用前に準備した一覧ボードを提示し，6から20までのスケールであることを説明し，必要に応じて最小スケールである"7＝非常に楽である"と最大スケール"19＝非常にきつい"状況を補足説明すると，感覚的にスケールを理解しやすい．

運動負荷試験では1分や3分間隔でのステージアップに合わせて，各ステージ終了直前に聴取するとよい．運動処方では処方した運動を実施した後にRPEを聴取し，数日にわたり安全性と有効性を数回繰り返し確認後，在宅レベルで実施することが望ましい．

11. 解釈上のポイント

1) 結果の確認

運動負荷試験の場合は，物理的・生理的強度に相応してRPEが漸増しているか確認する．生理的反応とRPEがあまりにも乖離している場合は，RPEは利用できないと判断する．運動処方の場合は目的強度に適当な生理的反応を得られているか確認してから処方する．

2) 結果の意味づけ

運動負荷試験では end point として RPE15〜17 を聴取したら症候限界として捉えることができる．また RPE13〜15 で乳酸閾値にあたるとの報告があり，運動処方で乳酸閾値を指標とする場合は参考になる．

3) 結果の活用

運動負荷試験の評価項目のひとつとして，またその終了理由の判断材料として利用する．運動処方場面では目標値のひとつとして利用する．

12. 臨床活用をテーマにした文献レビューによる情報

適用の項目では「疾患・分野を問わず」と述べたが，RPE を活用した報告は，運動負荷試験や運動処方に使用されることが多く，対象疾患は心疾患や呼吸器疾患が中心に文献報告がされている．また心肺運動負荷試験を施行する場合は，RPE を聴取することがむしろ一般的となっており，特別なキーワードとして登録しない場合が多いようである．

最近の心疾患を対象にした臨床研究では Kurotobi et al[10] が，心不全例における運動能力と呼吸筋仕事量について検討した報告に，RPE を息切れの指標として利用している．病態評価や治療効果を運動負荷試験で判定する機会の多い心疾患では，RPE を利用した文献は数多く報告されている．

呼吸器疾患では Elias Hernandez et al[11] が COPD（Chronic Obstructive Pulmonary Disease；慢性閉塞性肺疾患）における shuttle walking 時の評価指標として，RPE を利用して報告している．呼吸器疾患では身体活動を shuttle walking や 1 flight test などの方法で機能評価する場合が多く，特別な機器を必要としない RPE は一般的に利用されている．

その他の分野の報告では，Ahsberg et al[12] の作業と疲労の検討に評価指標として使われており，精神・心理的側面を含んだ研究にも RPE を利用した報告がある．また部分荷重歩行での心血管反応を検討した山田ら[13] の報告にあるように，整形外科疾患を対象に RPE を利用した報告もあり，一定の作業や動作を負荷したときは生体反応とともに，精神・心理的反応の評価として利用されている．

評価指標のみならず運動処方場面においては，RPE12〜13 が最大心拍数の 60% に相当するとされており，心疾患や呼吸器疾患および糖尿病の運動処方に利用されている．しかし前述の投薬の影響や心疾患を対象にした山崎ら[14] の報告で，生体反応に比して RPE が低値を示す例が病態の重症な広範囲前壁梗塞例と，病前に肉体労働やスポーツ活動を実施していた例に多いとあり，運動処方で RPE を利用する場合は注意が必要である．

文献

1) Borg G：A simple rating scale for use in physical work tests. Kungl Fysiol Saellsk Foerh 32：7-15, 1962.

2) Borg G : Perceived exertion as an indicator of somatic stress. Scand J Rehab Med 2(3) : 92-98, 1970.
3) 小野寺孝一, 宮下充正：全身持久性運動における主観的強度と客観的強度の対応性. 体育学研究 21(4)：191-203, 1976.
4) Borg G : Psychophysical bases of perceived exertion. Medicine and Science in Sports and Exercise 14(5) : 377-381, 1982.
5) Borg G : Perceived exertion: a note on "history" and methods. Medicine and Science in Sports 5(2) : 90-93, 1973.
6) アメリカスポーツ医学会, 編：運動処方の指針―運動負荷試験と運動プログラム―（原著第6版）. 南江堂, 2001.
7) Whaley MH, Brubaker PH et al : Validity of perceived exertion during graded exercise testing in apparently healthy adults and cardiac patients. J Cardiopulmonary Rehabil 17 : 261-267, 1997.
8) Pollock ML, Lowenthal DT et al : Acute and chronic responses to exercise in patients treated with beta blockers. J Cardiopulmonary Rehabil 11(2) : 132-144, 1991.
9) Thomas TR, George Z : Physiological and perceived exertion responses to six modes of submaximal exercise. RQES 66(3) : 239-246, 1995.
10) Kurotobi T, Sato H et al : Respiratory oxygen cost for dead space challenge is characteristically increased during exercise in patients with chronic heart failure: dose it further decrease exercise capacity? J Cardiac Failure 3(3) : 181-188, 1997.
11) Elias Hernandez MT, Fernandez Guerra J et al : Reproducibility of a shuttle walking test in patients with chronic obstructive pulmonary disease. Archivos de Bronconeumologia 33(2) : 64-68, 1997.
12) Ahsberg E, Gamberale F et al : Perceived fatigue after mental work : an experimental evaluation of a fatigue inventory. Ergonomics 43(2) : 252-268, 2000.
13) 山田純生, 石黒友康, 他：杖歩行における心血管系の負荷に関する研究―部分荷重歩行における杖の影響について―. 理学療法学 12(1)：13-18, 1985.
14) 山崎裕司, 井澤和大, 他：回復期心筋梗塞患者における主観的運動強度低値例の検討. 心臓リハビリテーション 2(1)：179-183, 1997.

〈渡辺　敏〉

反復唾液嚥下テスト
→The Repetitive Saliva Swallowing Test（RSST）

1. 評価指標の名称

正式名称：反復唾液嚥下テスト
名称：The Repetitive Saliva Swallowing Test
略称：RSST

2. 原典

才藤栄一：摂食機能減退の診断法の開発（金子芳洋主任研究者）．平成7～9年度厚生省・健康政策調査研究事業分担報告書（個人の摂食能力に応じた味わいのある食事内容・指導等に関する研究），1996：43-52，1997：37-58，1998：39-58．

3. 開発経緯

嚥下障害の診断には，ビデオ嚥下造影検査（Video Fluoroscopic examination of swallowing；VF）がよく用いられるが，特殊な設備の必要性と被爆の問題があり，簡便で感度の高いスクリーニングテストの開発が必要であった．これまでも，ベッドサイド評価法や水飲みテストなどが提唱されたが，前者は感度が低く，後者は誤嚥の危険性があった．本法は，実際の食事場面を観察しなくても安全に嚥下障害の有無を判定できる方法として開発された[1-4]．

4. 適用

機能的な嚥下障害の有無を判定する必要があるもの．

5. 構成

1) 評価の視点
30秒間に反復可能な空嚥下の回数について，喉頭挙上運動を触診で確認する方法を用いて測定する．

2) 尺度

空嚥下の回数（間隔尺度）.

3) 算出方法

回数をそのまま記載する．通常0，1，2回と3回以上に区分する．

6. 基準値

30秒間で2回以下は機能的嚥下障害がある可能性が高い（日本標準）．

7. 信頼性

報告されていない（データは提示されていないが5名の測定で信頼性が高かったという記述はある[1]）．

8. 妥当性

VF所見と高い相関があり，カット・オフ値を3回/30秒とした場合の感度は80〜98%，特異度は，54〜66%であった．

9. 情報の特性

嚥下機能を規定する要因は，嚥下反射の惹起性と嚥下運動の協調性に分けられる．RSSTは，嚥下反射の惹起性を定量的に測定する方法である．1回の嚥下反射を惹起できる対象者は多いが，反復して運動を起こすことは難易度が高く，食事の最中に生じる誤嚥をスクリーニングできる可能性がある．しかし，嚥下運動の協調性はVFなどの評価が必要であり，嚥下障害の原因や障害が生じている時期，嚥下障害の重症度などの情報は得ることができない．なんらかの機能的嚥下障害が生じている可能性を示す情報である．

10. 使用上のポイント

1) 準備
① 対象者が嚥下に集中できるように静かな個室が望ましい．
② 背もたれのない椅子または保持困難な場合車椅子座位で行う．
③ 頸部位置については特に制限せず，リラックスさせる．
2) 注意
① 事前に口腔内清拭を行い，唾液誤嚥があった場合も誤嚥性肺炎が生じないように配慮する．

第4章　機能障害/反復唾液嚥下テスト

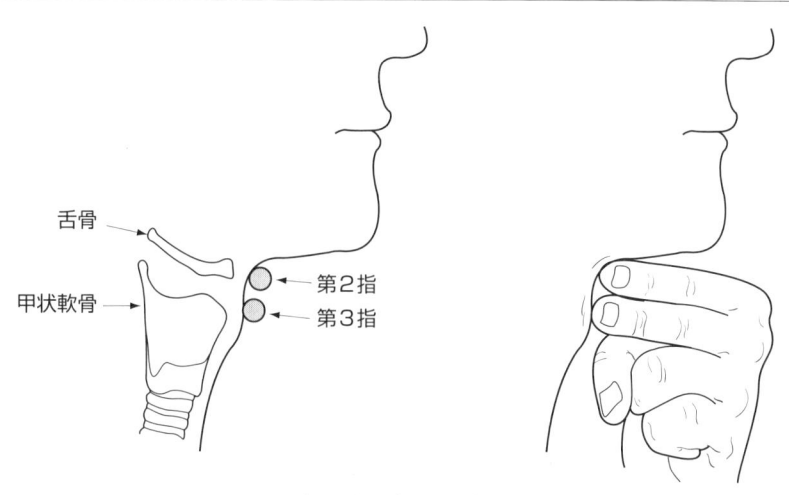

図1　喉頭挙上確認時の指の位置

② 口腔内の乾燥がみられる場合は，人工唾液2mlを噴霧するか少量の水で湿らせてから測定する（口腔乾燥も摂食・嚥下機能の要素と考え同一条件で測定するため湿らせないで行う場合もある）．
③ 検者の指が喉頭運動や頸部位置に影響を与えないよう配慮する．

3) 手順

評価方法の詳細については，小口ら[2)]が参考になる．
① 検者は，対象者の喉頭隆起と舌骨に第2指と第3指の指腹を軽く当て喉頭運動の回数を触診で確認できるよう準備する（図1参照）．
② 「なるべく速く，10回繰り返して飲み込むこと」を指示して，空嚥下運動を30秒間繰り返させる．
③ 喉頭が検者の指腹を乗り越え前上方に挙上し，元の位置に戻るのを1回と数えて，30秒間に起こる嚥下回数を数える．

11. 解釈上のポイント

1) 結果の確認
① 喉頭が十分に挙上しないで下降する場合はカウントしないので，検者の指腹を越えて喉頭が挙上したかを確認する．
② 意識障害や検査に対する理解不良，動作の発動性障害などの原因で嚥下運動が起こせない場合は，機能的な嚥下障害のスクリーニングにはならない．他の評価でそのような別の原因があるかどうかを確認しておく必要がある．
③ 口腔乾燥などの理由で唾液が足りないために反復できない場合は，唾液の産生の問題と考えられるので，人工唾液や少量の水で湿らせた条件で再検査して差があるか確認する．

④ 検査時の姿勢や頸部位置が著しく不良な場合は嚥下運動を阻害する可能性があるので，検査時の姿勢や頸部位置を確認しておく．

2) 結果の意味づけ

30秒間に2回以下の場合は，機能的嚥下障害があると考えられる．単に咽頭期の嚥下反射の惹起性のみを評価しているのではなく，唾液を集め咽頭へ送り込む口腔期の運動も含んだ機能を示していると考えられる．しかし，この検査は感度が高いが特異度は低いという検証結果が出ているので，初期のスクリーニング検査として用い，機能的嚥下障害を疑う結果が出た場合は，VFやその他の検査で嚥下障害の状況を具体的に評価していくことが重要である．

前述したようにあくまで嚥下反射の惹起性を示す指標であり，嚥下運動の協調性や嚥下障害の重症度を示す指標にはならない．

3) 結果の活用

唾液誤嚥で誤嚥性肺炎になっているような患者については，唾液に対する嚥下反射の惹起性の改善度合を評価できる唯一の方法であり，評価と同時に空嚥下運動の努力性反復練習にもなる（VFでは造影剤を嚥下するため唾液嚥下については評価できない）．また，回数は努力目標にもなり，対象者自身が自主的に練習するきっかけになることも期待できる．

しかし，スクリーニングなので2回以下が3回以上になるかどうかが焦点になるため，数値データを機能帰結として研究に使用するのは困難であると考えられる．

12. 臨床活用をテーマにした文献レビューによる情報

鄭ら[12]によれば，施設入所高齢者1,098例（平均年齢82.2歳）にRSSTを試み1,048例（95.4％）に測定が可能であった．痴呆を有する割合の多い対象者にも適用できると報告している．3回以上を機能良好とした場合の感度は80.3％，特異度は40.1％と特異度は低いものの感度は比較的良好であった．特別な器具が不要で方法も簡便であり，患者負担が少ないため施設入所者のスクリーニング法としてきわめて有用としている．その他にも施設入所者のスクリーニング法として水飲みテストと比較し，RSSTのほうが有用であったという報告がある[5]．

論文報告ではないが，日本摂食・嚥下リハビリテーション学会での報告をみてみると，チェックリストの1項目として有用性を検証したもの[6]，嚥下障害の有無の判定に利用して対象群を分けているもの[7]，嚥下障害が改善したかどうかの指標として用いているもの[8]，嚥下運動指標を開発し，RSSTを嚥下障害指標のひとつとして採用し，開発した指標の妥当性を検証したもの[9]，などがある．

しかし，RSSTの開発者である才藤らが提唱している非VF系検査のフローチャートには，RSSTが明記されておらず，改訂版水飲みテストや食物テスト，嚥下前・後レントゲン撮影が中心になっている[10]．このことは，開発者自身があくまで嚥下障害の有無のスクリーニングとしてしか利用しておらず，摂食・嚥下障害重症度分類のランクづけにはRSSTが関与しないことを意味しており，注目しておく必要がある．

文献

反復唾液嚥下テストは日本で開発された指標であるため,わが国での報告が中心である.

1) 小口和代,才藤栄一,他:機能的嚥下障害スクリーニングテスト[反復唾液嚥下テスト](the Repetitive Saliva Swallowing Test:RSST)の検討:(1)正常値の検討.リハ医学 37(6):375-382, 2000.
2) 小口和代,才藤栄一,他:機能的嚥下障害スクリーニングテスト[反復唾液嚥下テスト](the Repetitive Saliva Swallowing Test:RSST)の検討:(2)妥当性の検討.リハ医学 37(6):383-388, 2000.
3) 小口和代,馬場 尊,他:摂食・嚥下障害のスクリーニングテスト.JOURNAL OF CLINICAL REHABILITATION 10:714-719, 2001.
4) 藤島一郎,高橋博達,他:嚥下障害のスクリーニングテスト.JOURNAL OF CLINICAL REHABILITATION 11:790-796, 2002.
5) 高原理沙,徳野公美子,他:摂食・嚥下障害を有する施設入所高齢者のスクリーニング法.JJDR 4(2):119, 2000.
6) 山本真理,宮本香世子,他:入院早期摂食・嚥下障害チェックリストを導入して―摂食・嚥下障害の判定―.JJDR 4(2):120, 2000.
7) 成田厚乃,太田清人:高齢者の潜在的嚥下機能低下について(第2報)―嚥下機能低下と誤嚥の関係―.JJDR 6(2):191, 2002.
8) 大塚裕一,宮本恵美,他:義歯が嚥下機能に与える影響(第1報)―アイヒナー分類によるRSST値の比較―.JJDR 6(2):201, 2002.
9) 吉田 剛,熊谷真由子,他:頸部可動域と舌骨上・下筋群の伸張性及び収縮性は嚥下障害に対する理学療法の指標となるか.JJDR 6(2):224, 2002.
10) 戸原 玄,才藤栄一,他:Videofluorography を用いない摂食・嚥下障害評価フローチャート.JJDR 6(2):82-92, 2002.
11) Tamura F, Mizukami M, Ayano R, Murai Y:Analysis of feeding function and jaw stability in bedridden elderly. Dysphagia 17:235-241, 2002.
12) 鄭 漢忠,高 律子,他:反復唾液嚥下テストは施設入所高齢者の摂食・嚥下障害をスクリーニングできるか?.JJDR 3(1):29-33, 1999.

(吉田 剛)

第 5 章　機能的制限

第5章 「機能的制限」に関わる評価指標の臨床活用

1. 臨床の問題を機能的制限からとらえる意味

　機能的制限（functional limitations）とは，第1章で述べたNCMRR（National Center for Medical Rehabilitation Research）モデルあるいはNagiによって提唱された障害モデル（Disablement model）に用いられている用語で，「有機体全体あるいは個人レベルにおけるパフォーマンスの制限」と定義されている．これは，「感覚運動あるいは精神機能による活動を正常な範囲内で遂行する能力の部分的あるいは全体的な欠損であり，機能障害によって起こる」とされている．具体的には，「毎日の生活に使用される基本的な身体活動と精神活動の遂行の制約」である．この基本的な身体活動とは，移動や個々の動作の困難さ，コミュニケーションの障害，視力や聴力の低下などが含まれ，具体的には，立ち上がりや歩行，階段の昇降，見ること，読むことなどの困難さを意味している．これに対して，能力低下（disabilities）は「生活のある側面における活動や役割遂行の困難さ」であり，ADL（Activities of Daily Living）や仕事，趣味や余暇活動などが含まれる．前者は各個人の諸活動に共通するもので，状況に依存しないが，後者は社会的部分であり，状況に大きく依存するといえる．理学療法で扱われる「基本動作能力の低下」はこの機能的制限に該当する．

　機能的制限は機能障害から派生する問題であり，一方，能力低下の構成要素としての問題も指摘できる．このように，双方向の関連性（因果関係）を十分に考慮しなくてはならない．パーキンソン病の主婦を例にとると，固縮や寡動（機能障害）が歩行困難（機能的制限）の原因となる．一方，歩行困難であることが買い物や趣味の旅行に出かけられない（能力障害）原因となる．活動性を維持するためには歩行能力を維持・改善することが重要となるが，そのためには固縮や寡動の改善が必要となる．この機能障害の改善には理学療法よりも薬物療法が主体となるが，薬物と運動の相乗効果を期待することが多く，現実には機能障害と機能的制限の両者への介入が行われる．さらに，能力障害への直接的介入を通じて機能的制限の改善を図ることもありうる．このように機能的制限は臨床上明確な介入の対象であり，効果の判定が行いやすい．

　機能障害と並んで機能的制限は治療的介入の対象として重要であるが，実際には，こうした「機能的制限」を評価する指標（尺度）に関するわが国の利用状況はきわめて低い．これは評価モデルにWHOによる障害分類（International Classification of Impairments, Disabilities, and Handicaps; ICIDH）が利用されてきたことから，「機能的制限」そのものの概念が十分認識されていないことによるところが大きい．

2. 機能的制限の評価尺度の一般的な特性

運動や動作に関する身体的機能に関する客観的評価法には，生理的測定，パフォーマンス測定，評価尺度（評定尺度）などが用いられる．また，中枢神経疾患を対象とした運動機能の障害度を測定，評価する目的にはパフォーマンステストが理想とされる．

ただし，パフォーマンステストはあくまで運動機能の一側面をとらえたものに過ぎず，その結果から個人の運動能力や日常生活活動レベルの全体を推定することはできない．したがって，ある動作を構成する要素の数だけテストが必要となるが，現実には臨床で利用されるパフォーマンステストの数は必ずしも多くない．また，機能全体を測定・評価するにはテストバッテリーの組み方が重要となる．これは機能的制限に対する評価の限界を示しているといえる．

リハビリテーション医療，特に理学療法では主として基本的動作能力のパフォーマンスの改善や向上を図るために，パフォーマンス低下に関連する機能障害や機能的制限の測定が重視され，生活機能面の諸視点から解釈する過程を評価する．この場合，こうした臨床思考過程によく適合する障害モデルが背景にあり，そのモデルとの整合性が重要視される．

3. さまざまな評価尺度

本章では，「機能的制限」に関する評価指標として 10 項目について取り上げて解説した．

その選択基準は，わが国で普及しつつある指標であること，将来的に利用が期待される重要な指標であることとした．なお，Motor Assessment Scale（MAS）は唯一，評価尺度を採用しているが，評価の対象としているものは「起き上がり」，「座位」，「起立」などの基本動作であることから，機能的制限に含めることとした．

1) バランス

バランスは，通常，支持基底面の変更の有無から，静的な姿勢保持と動的な要素に分類される．前者は重心動揺測定装置を用いた定量的な測定法がほぼ標準化されているのに対し，後者は平衡機能以外の運動要素を含めたバランスの障害をとらえることが多く，より複雑であるといえる．

また，検査が単一課題（single task）か，複数（包括的）課題（multi task）のいずれかに分けられる．Functional Reach（FR），Functional Balance Scale（FBS），Timed "Up and Go" test（TUG）はいずれもバランステストであるが，FR と TUG は単一課題による特異的な機能をとらえるのに対し，FBS は複数課題により総体的な機能をとらえるものである．

2) 上肢機能

肩・肘・手からなる上肢機能は自由度が大きく複雑であるため，その基本的な運動を取り上げても相当な数にのぼる．したがって，一定の条件の下で具体的な（特異的な）課題に対する反応や遂行のレベルを評価するのが一般的である．ここでは，Manual Function Test（MFT）と簡易上肢機能検査を取り上げた．

近年では，脳卒中患者の上肢機能の回復と脳の可塑的変化の関係から，上肢に対する機能改善のための新しい治療法（constraint-induced movement therapy）が考案され，それに伴ってその効果判定のためにいくつかの評価尺度が利用されている．この場合，評価指標の感度，すなわち，変化に対する反応性（responsiveness）が高いことが問題となる．

3）　歩行機能

歩行機能は速度，持久力，バランス（安定性），能率などの側面から評価される．

本章では最大歩行速度，6-Minute Walking Distance（6 MD），Physiological Cost Index（PCI），Incremental Shuttle Walking Test（ISWT）を取り上げた．この他，歩行時のバランス（安定性）の評価では，繰り返して歩行させた時の歩数や歩行速度の変動係数（CV）を求めることもある．

PCIは生理機能でもあり，歩行能力の指標でもある．

4）　基本動作

主に歩行を含む起居・移動動作の遂行能力を評価する．MASの一部は機能障害（筋緊張）や上肢の機能に関する評価を含んでいるが，この項目に分類した．基本動作に関する評価指標は少なく，海外ではTrunk Control Testが，わが国ではFunctional Movement Scaleが標準化された指標として利用されている．

参考文献

1) 潮見泰藏：理学療法における機能評価とoutcome measures．理学療法科学 12：121-128, 1997.
2) 中村隆一, 齋藤　宏：臨床運動学（第2版）．医歯薬出版, 1990.
3) 潮見泰藏：脳卒中による運動障害に対する評価と理学療法の効果．理学療法科学 16：18-23, 2001.
4) Nagi S：Some conceptual issues in disability and rehabilitation. In: Sussman M（ed）：Sociology and Rehabilitation, pp. 100-113, American Sociological Association, Washington DC, 1965.
5) National Advisory Board on Medical Rehabilitation Research, Draft V：Report and Plan for Medical Rehabilitation Research. Bethesda, Md：National Institute of Health, 1992.

（潮見泰藏）

Functional Reach（FR）
→機能的上肢到達検査

1. 評価指標の名称

正式名称：Functional Reach
略称：FR
日本語名称：機能的上肢到達検査

2. 原典

Duncan PW, Weiner DK, Chandler J, Studenski S：Functional reach: a new clinical measure of balance. J Gerontol 45：M 192-197, 1990.

3. 開発経緯

特別な機器を用いずに臨床で行える検査として，支持基底面を固定した際の随意運動からバランスを計測するパフォーマンスに基づく検査として開発された．特に，バランス障害の程度ならびに経時変化の指標としての臨床的活用を目的としている．

4. 適用

地域在住高齢者，虚弱高齢者，脳血管障害，頭部外傷，パーキンソン病によるバランス評価に適用となる．多発性硬化症，腰痛症，糖尿病，足趾切断での報告もある．また，小児のバランス評価にも応用可能で，これまでに，少なくとも5歳から104歳までの結果が報告がされている．
なお，検査課題に上肢を用いるので，上肢の麻痺や筋力低下などで随意性が損なわれている場合には適用しにくい．

5. 構成

1）評価の視点
対象者が課題に対して最大に対応した際のパフォーマンスを評価する．

課題は，立位から一側を 90°屈曲（床面と水平な高さ）した状態から，支持基底面を移動させずにできるだけ遠くに手を伸ばす動作によりバランスを評価する．

2) 尺度

開始姿勢から最終姿勢の変化を距離（cm）で表示する．

3) 算出方法

課題遂行時に表示されている"物差し（定規）"の目盛りを目視する．

6. 基準値[1-3]

小児（5～15歳）では，21.17～32.30 cm，成人では表1に示すような値が報告されている．

高齢者では，到達距離が 15.3 cm 未満で転倒の危険が高くなる（カット・オフ値）とされる．また，FR が 25.4 cm 以上の高齢者に比較して，FR が 0 cm（課題遂行不能）の対象者では 6 カ月の転倒発生率は 8.07 倍であったと報告されている．同様に 15.3 cm 未満では 4.02 倍，15.3～25.4 cm では 2.00 倍であった．

表1　FR の基準値（n＝58）

年齢	男性	女性
20～40	42.4±4.8 cm（27.4～47.8）	37.1±5.6 cm（26.2～48.8）
41～69	37.8±5.6 cm（23.6～49.0）	35.1±5.6 cm（21.6～44.5）
70～97	33.5±4.1 cm（24.9～39.4）	26.7±8.9 cm（ 4.3～38.9）

7. 信頼性[1-3]

1) 検者内変動，もしくは，繰り返し再現性

認知障害のない高齢者では級内相関係数（intraclass correlation coefficient）は，ICC＝0.92，痙性を伴う小児では ICC＝0.87～0.98 と高い再現性が報告されている．

2) 検者間変動

21～87 歳の健常成人では ICC＝0.98，5～15 歳の小児では ICC＝0.98 といずれも高い再現性が報告されている．

3) 日内，日間変動

健常人では ICC＝0.92 と報告されている．パーキンソン病では重症度により ICC＝0.42～0.93 との報告がある．

4) 臨床的有用性

計測はきわめて平易で特別な習熟を要さず，短時間（おおむね 3 分以内）で実施できる．

評価尺度は上肢到達の距離であることから，医療者はもちろん，対象者や家族にも理解しやすい指標である．

第5章　機能的制限/Functional Reach（FR）

8. 妥当性[1-3]

　併存的妥当性について，床反力計を用いた圧中心の移動軌跡と上肢到達距離との間には $r=0.71$ と有意な相関があったと報告されている．

　基準関連妥当性の横断的要素では，歩行速度（$r=0.71$, $p<0.05$），継ぎ足歩行（$r=0.67$, $p<0.05$），片脚立位保持時間（$r=0.66$, $p<0.05$）と有意な関係がある．また，日常生活活動（Activities of Daily Living; ADL）では，LawtonのInstrumental ADL（IADL）との間に $r=0.48$，KatzのADLと $r=0.65$ の相関が報告されている．縦断的要素では，FRの変化とFunctional Independence Measure（FIM）の変化の間に $r=0.37$, $p<0.05$ の相関があったが，歩行速度との間には有意な相関を認めなかったとする報告がある．

　予測的妥当性は，高齢男性ではFRが15.3 cm未満で転倒の可能性が高まることを予測できたが，地域在住の女性では明確な予測は困難とする報告がみられる．

9. 情報の特性

　立位における前方へのバランス評価として，簡便かつ定量的な計測が可能である．信頼性，妥当性ともに高く，国際的に通用する評価尺度のひとつといえる．

　一方，本検査は立位の一方向への最大機能を計るパフォーマンステストであり，機能性を評価できるが日常性を表しているわけではない．また，外乱負荷応答や支持面を変更する随意運動を含めたバランスの総体を推測することは困難である．

10. 使用上のポイント

1）準備

　測定用具として，物差し（定規）とそれを固定するものを用意する．測定場所は，立位をとって前方に2m程度の空間があればよい．

2）注意

　検査時の転倒などの事故に十分注意する．また，手順で述べる最大機能を正確に評価できるように対象者に課題を正しく理解してもらうように説明する．特に，開始姿勢の統一と課題実施中の踵の挙上を含む支持基底面の移動には注意し，体幹の回旋を含めてもよいことを説明する．

3）手順

　検査を実施するうえでの特別なマニュアルはない．

　原典の記述では，

① 対象者の肩峰の高さに物差し（定規）を合わせ，壁などに固定する．

② 靴と靴下を脱いで自然な開脚位で立位を保持し，利き手の肩関節を90°屈曲する．

第5章　機能的制限/Functional Reach（FR）

③　屈曲した側の手指を軽く握り，第III指中手骨の末端の位置を読み取る．
④　壁にもたれかかることなく，定規に沿って可能な範囲で上肢を前方に伸ばす．
⑤　支持基底面を変えずにもっとも遠くまで到達した位置を読み取る．
⑥　⑤から③を引いた値を到達移動距離として記録する．

の手順で行う．計測は，全部で5回試行するが，はじめの2回は練習で，その後の3回分を検査結果として記録する．

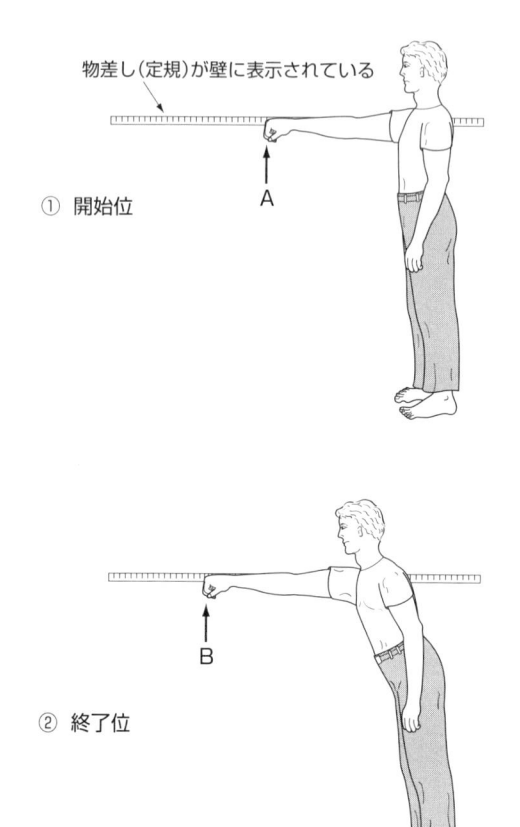

① 開始位

物差し（定規）が壁に表示されている
A

② 終了位
B

③ 計　測　　B－A（cm）
図1

なお，原典には明記されていないが，開始姿勢（特に前後方向の圧中心点の位置）が変わると結果に大きな影響を与えるので注意する．特に，繰り返し行うと，開始位置が後方に偏倚することがある．対象疾患や目的に応じて利き手のみならず，左右で行い結果を比較してもよい．

また，計測上の工夫として，

①　物差しは壁に固定せずに，点滴台等の動かせる棒などに固定すると場所を選ばずに計測できる．

② 立位での足位は規定されていないが，個人内，個人間で比較する際には15 cm開脚程度に統一してもよい．
③ 手指を伸展位としたほうが実施と計測が容易な場合がある．

11. 解釈上のポイント

1) 結果の確認

3回の結果が近似していない場合には正確な動作が行われていない場合もあるので注意する．ただし，疾患や病態によってはばらつきに意味があるので，計測方法が正しければ変動の要因を考察していく．

2) 結果の意味づけ

健常人の体力テストや転倒のスクリーニングの際には，基準値と比較する．対象者の場合にはFRの絶対値のみで全体の症状や障害を意味づけることは困難であり，その他のバランス検査（Functional Balance Scale; FBS, Timed "Up and Go" test; TUG, 片脚立位保持時間, Manual Perturbation test など）と比較して総合的なバランス障害を把握する．

3) 結果の活用

FR値は，障害の相対化や経時変化の指標として有用であるが，検者が治療者である場合には検査課題の遂行過程の観察が役にたつ．FRは足関節回り，股関節回り，体幹回旋の3つの方略が組み合わされているので，その出現順序やFRへの貢献程度を分析することで治療への示唆を得ることができる．これは，他のバランス検査の結果と合わせて解釈することでいっそう有用な情報となる．

また，転倒の危険のない対象者であれば，FR課題は自主練習としても簡便で目標のはっきりした練習となる．

12. 臨床活用をテーマにした文献レビューによる情報

FRの信頼性と妥当性については前述しているとおりで，臨床指標としての有用性を開発者ら（Weiner et al[4]）が報告している．

FRが有用性の高い指標であることが示された後は，FRをむしろ基準関連妥当性の指標として用いた研究が多くなっている．Dite et al[5]は，新しく開発したfour square step testの妥当性を検証するためにTUGとFRおよびその他のバランス指標との関係を検討し，既存の3指標と有意な相関を認めたことから新しい検査が妥当であるとしている．Behrman et al[6]は，FRがパーキンソン病患者の転倒の危険性を予測できるか否かについて43名のパーキンソン病患者と15名の健常人に対して，FR値25.4 cmをカット・オフ値として転倒歴と比較した．その結果，感度が30%，特異度が92%となり，パーキンソン病患者の転倒危険を予測するには，少なくともFR単独では不十分であると報告している．

第5章　機能的制限/Functional Reach（FR）

　Weiner et al[7]は，FRがリハビリテーションの効果を示す指標になりうるのかを検証する目的で，28名の入院男性高齢者の経時変化を，歩行所要時間，FIMなどと比較した．その結果，FRの反応性がもっとも良好で，臨床的によい指標となりうることを報告している．

　Barrett et al[8]は，無作為化抽出比較対照試験によって漸増的筋力増強法と柔軟性運動の効果を各20例の対象者で比較している．その結果，1回1時間の運動を週に2回で10週間続けることにより，漸増運動群は柔軟運動群に比較してFRの改善が平均で11.7％上回る結果となったとしている．

　FRは，立位での前方到達距離を計測する検査法であるが，その変法と考えられる座位での計測[9]や立位での左右方向への到達距離の計測を含めて，高齢者および患者のバランス検査としてFRの概念と検査方法は広く受け入れられている指標といえる．

文献

1) Duncan PW, Studenski S et al：Functional reach: predictive validity in a sample of elderly male veterans. J Gerontol 47：M 93-98, 1992.
2) Finch E, Brooks D et al：Functional Reach (FR) test. Physical Rehabilitation Outcome Measures (2 nd Editions). Lippincott Williams & Wilkins, 2002, pp. 149-151.
3) 内山　靖，臼田　滋，他：理学療法における標準（値）6・平衡機能，PTジャーナル32：949-959, 1998.
4) Weiner DK, Duncan PW, Chandler J, Studenski SA：Functional reach: a maker of physical frailly. J Am Geroatr Soc 40：203-207, 1992.
5) Dite W, Temple VA：A clinical test of stepping and change of direction to identify multiple falling older adults . Arch Phys Med Rehabil 83：1556-1571, 2002.
6) Behrman AL, Light KE et al：Is the functional reach test useful for identifying falls risk among individuals with Parkinson's disease ? Arch Phys Med Rehabil 83：538-542, 2002.
7) Weiner DK, Bongiorni DR et al：Dose functional reach improve with rehabilitation? Arch Phys Med Rehabil 74：796-800, 1993.
8) Barrett CJ, Smerdely P：A comparison of community-based resistance exercise and flexibility exercise for seniors. Aust J Physiother 48：215-219, 2002.
9) Zhang L, Abreu BC et al：The effect of predictable and unpredictable motor tasks on postural control after traumatic brain injury. Neuro Rehabilitation 17：225-230, 2002.

（内山　靖）

Functional Balance Scale（FBS）
→機能的バランス指標

1. 評価指標の名称

正式名称：Functional Balance Scale
略称：FBS
日本語名称：機能的バランス指標
同義語：Berg Balance Scale

2. 原典

Berg KO et al：Measuring balance in the elderly: preliminary development of an instrument. Physiother Can 41：304-311, 1989.

3. 開発経緯

高価な機器を用いずに利用できる総合的バランス検査の開発により，臨床での効果判定や治療指針の策定，予後予測，スクリーニング検査としての役割を目的とした[1,2]．

4. 適用

高齢者に対する転倒のスクリーニング[3,4]や，脳血管障害患者に対する治療指針の決定[2]，経時的変化の評価[5]を目的に適用できる．運動障害が軽度な場合には「天井効果」が認められるために，適切な評価指標とならない場合がある．

5. 構成

1）評価の視点
対象者が課題を遂行した時の安全性や安定性を観察して評価する．評価内容は日常必要とされる動作が中心となっている（表1）．

第5章 機能的制限/Functional Balance Scale (FBS)

表1 Functional Balance Scale 検査用紙

評点：以下の各検査項目で当てはまるもっとも低い得点に印を付ける．

1) 椅座位から立ち上がり
   指示：手を使わずに立って下さい．
   4：立ち上がり可能，手を使用せず安定して可能
   3：手を使用して一人で立ち上がり可能
   2：数回の施行後，手を使用して立ち上がりが可能
   1：立ち上がり，または安定のために最小の介助が必要
   0：立ち上がりに中等度ないし高度の介助が必要
2) 立位保持
   指示：つかまらずに2分間立って下さい．
   4：安全に2分間立位保持が可能
   3：監視下で2分間立位保持が可能
   2：30秒間立位保持が可能
   1：数回の試行にて30秒間立位保持が可能
   0：介助なしには30秒間の立位保持不能

2分間安全に立位保持ができれば座位保持の項目は4点とし，着座の項目に進む．

3) 座位保持（両足を床に着け，もたれずに座る）
   指示：腕を組んで2分間座って下さい．
   4：安全に2分間の座位保持が可能
   3：監視下で2分間の座位保持が可能
   2：30秒間の座位保持が可能
   1：10秒間の座位保持が可能
   0：介助なしには10秒間の座位保持不能
4) 着座
   指示：座って下さい．
   4：ほとんど手を用いずに安全に座れる
   3：手を用いてしゃがみ込みを制御する
   2：下腿後面を椅子に押しつけてしゃがみ込みを制御する
   1：一人で座れるがしゃがみ込みを制御できない
   0：座るのに介助が必要
5) 移乗
   指示：車椅子からベッドへ移り，また車椅子へ戻って下さい．まず肘掛けを使用して移り，次に肘掛けを使用しないで移って下さい．
   4：ほとんど手を用いずに安全に移乗が可能
   3：手を用いれば安全に移乗が可能
   2：言語指示，あるいは監視下にて移乗が可能
   1：移乗に介助者1名が必要
   0：安全確保のために2名の介助者が必要
6) 閉眼立位保持
   指示：目を閉じて10秒間立っていて下さい．
   4：安全に10秒間，閉眼立位保持可能
   3：監視下にて10秒間，閉眼立位保持可能
   2：3秒間の閉眼立位保持が可能
   1：3秒間の閉眼立位保持できないが安定して立っていられる
   0：転倒を防ぐための介助が必要
7) 閉脚立位保持
   指示：足を閉じてつかまらずに立っていて下さい．
   4：自分で閉脚立位ができ，1分間安全に立位保持が可能
   3：自分で閉脚立位ができ，監視下にて1分間立位保持可能
   2：自分で閉脚立位ができるが，30秒間の立位保持不能
   1：閉脚立位をとるのに介助が必要だが，閉脚で15秒間保持可能
   0：閉脚立位をとるのに介助が必要で，15秒間保持不能

以下の項目は支持せずに立った状態で実施する．

8) 上肢前方到達
   指示：上肢を90°屈曲し，指を伸ばして前方へできる限り手を伸ばして下さい（検者は被検者が手を90°屈曲させた時に指の先端に定規を当てる．手を伸ばしている間は定規に触れないようにする．被検者がもっとも前方に傾いた位置で指先が届いた距離を記録する）．
   4：25 cm 以上前方到達可能
   3：12.5 cm 以上前方到達可能
   2：5 cm 以上前方到達可能
   1：手を伸ばせるが，監視が必要
   0：転倒を防ぐための介助が必要
9) 床から物を拾う
   指示：足の前にある靴を拾って下さい．
   4：安全かつ簡単に靴を拾うことが可能
   3：監視下にて靴を拾うことが可能
   2：拾えないが靴まで2.5～5 cm くらいの所まで手を伸ばすことができ，自分で安定を保持できる
   1：拾うことができず，監視が必要
   0：転倒を防ぐための介助が必要
10) 左右の肩越しに後ろを振り向く
    指示：左肩越しに後ろを振り向き，次に右を振り向いて下さい．
    4：両側から後ろを振り向くことができ，体重移動が良好である
    3：片側のみ振り向くことができ，他方は体重移動が少ない
    2：側方までしか振り向けないが安定している
    1：振り向く時に監視が必要
    0：転倒を防ぐための介助が必要
11) 360°回転
    指示：完全に1周回転し，止まって，反対側に回転して下さい．
    4：それぞれの方向に4秒以内で安全に360°回転が可能
    3：一側のみ4秒以内で安全に360°回転が可能
    2：360°回転が可能だが，両側とも4秒以上かかる
    1：近位監視，または言語指示が必要
    0：回転中介助が必要
12) 段差踏み換え
    指示：台上に交互に足を乗せ，各足を4回ずつ台に乗せて下さい．
    4：支持なしで安全かつ20秒以内に8回踏み換えが可能
    3：支持なしで8回踏み換えが可能だが，20秒以上かかる
    2：監視下で補助具を使用せず4回の踏み換えが可能
    1：最小限の介助で2回以上の踏み換えが可能
    0：転倒を防ぐための介助が必要，または施行困難
13) 片足を前に出して立位保持
    指示：片足を他方の足のすぐ前にまっすぐ出して下さい．困難であれば前の足を後ろの足から十分離して下さい．
    4：自分で継ぎ足位をとり，30秒間保持可能
    3：自分で足を他方の足の前に置くことができ，30秒間保持可能
    2：自分で足をわずかにずらし，30秒間保持可能
    1：足を出すのに介助を要するが，15秒間保持可能
    0：足を出す時，または立位時にバランスを崩す
14) 片脚立ち保持
    指示：つかまらずにできる限り長く片足で立って下さい．
    4：自分で片足を挙げ，10秒間以上保持可能
    3：自分で片足を挙げ，5～10秒間保持可能
    2：自分で片足を挙げ，3秒間以上保持可能
    1：片足を挙げ3秒間保持不能であるが，自分で立位を保てる
    0：検査施行困難，または転倒を防ぐための介助が必要

得点＿＿＿＿／56

2) 尺度

評定方法は，課題の遂行状況によって0〜4の選択肢から，もっとも近いと考えられる項目を選び段階づける．尺度は順序尺度である．

3) 算出方法

項目は14設けられ，合計点は56点である．高得点ほど良好な機能を示す．

6. 基準値

1) 対象：高齢者

転倒者をスクリーニングするための基準値[2]：45点
(45点以下の者は複数回の転倒発生率が平均2.7倍となる)
杖の使用を判定するための基準値[2]：45点

2) 対象：急性期脳血管障害患者

発症から3カ月後の居住地（発症後4, 6, 12週の平均得点）[2]
　家庭復帰：45.0〜45.3点
　一般病院からリハビリテーション病院へ転院：27.3〜32.9点
　一般病院にとどまり入院：8.1〜19.5点

7. 信頼性

1) 検者内変動[2]，もしくは，繰り返し再現性

1週間の間隔をあけて検査した際の級内相関係数（intraclass correlation coefficient; ICC）：高齢者0.91，脳血管障害患者0.99，全例0.97（すべて非常に高い信頼性が検証されている）．

2) 検者間変動[2]

級内相関係数：高齢者0.92，脳血管障害患者0.98，全例0.98（すべて非常に高い信頼性）．

3) 日内，日間変動

報告はない．ただし検者内変動の報告（1週間の間隔）で高い信頼性が得られているため，日内および短期間の日間では大きな変動は認められないものと考えられる．

4) 臨床的有効性

非常に高い信頼性が得られているため，臨床的に十分利用可能である．

8. 妥当性

Barthel Indexとの相関係数[2]：0.93（非常に高い関連性）
Fugl-Meyer Scaleとの相関係数[2]：0.82（高い関連性）
Performance-Oriented Mobility Assessmentとの相関係数[6]：0.91（非常に高い関連性）

第 5 章　機能的制限/Functional Balance Scale（FBS）

Timed "Up and Go" test（TUG）との相関係数[6]：0.76（高い関連性）

9. 情報の特性

　座位，立位での静的な姿勢保持機能，および動作時のバランス機能の評価が可能である．ただし，検査項目に外乱刺激への応答力や歩行などの移動動作は含まれていない．また，本検査はパフォーマンステストであるために，各動作や機能の状態把握には有益な情報となりうるが，障害の原因の同定やメカニズムの解析は困難である．

10. 使用上のポイント

1）　準備

測定用具：ストップウォッチ，メジャー，ベッド，椅子，約 20 cm 高の台，測定用紙，筆記用具．

測定場所：ベッドサイド，理学療法室，在宅など狭い場所でも検査可能．

測定マニュアル：表1参照．

2）　注意

　検査時の転倒事故にはとくに注意を払う必要がある．検査は約 15 分程度かかり，比較的長時間を要するため，対象者の疲労を観察して途中休憩を挟む配慮も必要である．

3）　手順

　基本的には項目1から順に検査を進めるが，項目2の立位保持については，明らかに安全に立位保持可能である者については，他の立位検査を観察することにより判断が可能である．項目1と4の起立と着座は，検査開始時や休憩する時の状態を観察することによって判断できる．また，検者は課題の内容と順番を暗記しておき，連続して課題を提示しながら検査を進める．検査結果は対象者が休憩時に記録すれば検査時間を短縮させ，対象者の負担を軽減することができる．言語指示が通じにくい場合には，まず検者が実際の動作方法を行って見せると円滑に検査を進めることができる．

11. 解釈上のポイント

1）　結果の確認

　全項目の合計点を算出して判断基準とするが，治療方針の作成には各項目の得点を観察し，どのような動作の安定性が低下しているかを明らかにする必要がある．その際には数字よりもグラフ化したほうが直感的な理解を得やすい．

2）　結果の意味づけ

　転倒者のスクリーニングのためにFBSを実施した場合，対象者が 45 点以下であれば転倒の危

第5章　機能的制限/Functional Balance Scale（FBS）

険性が高く[1]，なんらかの介入の必要性を示唆しているため，さらなる評価や対策を講じていく必要がある．また，このような対象者が普段杖を使用していない場合には使用をうながす必要がある．

理学療法の方針を決定する一助として用いる場合には，下位項目を分析する必要がある．満点以外の項目を列挙し，バランスの低下した動作の特徴や共通項を探索することで，必要とされる理学療法を明らかにすることが可能である．

また，介入効果や経時的変化を観察する場合には，FBSの得点が1点減少するごとに，転倒の危険が3～8％上昇するため[2]，得点の改善が図れれば転倒の危険が減少したものと解釈できる．

FBSはBarthel Indexといった日常生活機能やTUGなどの歩行検査とも高い相関関係を示し，これらの機能と関連した検査として捉えることも可能である．

3) 結果の活用

集団を対象とする高齢者保健事業や高齢者施設においては，転倒や機能低下を起こす危険が高い者をスクリーニングし，対象者を危険度別にグループ分けしてから各群に適切な介入手段を検討するためのツールとして活用できる．

病院で脳血管障害患者に検査を適用した場合には，家庭復帰の予測が可能である．また，急性期から回復期における脳血管障害患者の転倒の危険性を把握するために利用できる[7]．さらに，下位項目の分析により不安定な動作を明らかにして，必要な理学療法を検討することができる．

また，FBSは0～56点に得点化され，バッテリー検査のなかでは段階づけが細かく，経時的変化や介入効果を検討するのに適している．

12. 臨床活用をテーマにした文献レビューによる情報

1) 高齢者における転倒者のスクリーニングのための利用

Shumway-Cook et al[3]は，転倒の予測因子を明らかにするために地域在住の健常高齢者（65歳以上）44名を対象として，知的機能検査（Mini-Mental State Examination），身体機能検査（FBS，Dynamic Gait Index，歩行速度），質問紙調査（Balance Self-Perception Test，服薬数，歩行補助具の使用，バランスを崩した経験）を行っている．ロジスティック回帰分析の結果，FBSがもっとも優れた転倒の予測因子となり，カット・オフ値を49点とした時の感度が77％，特異度86％となった．また，36点以下では転倒の危険度が100％となり，これらの対象者は転倒の危険が非常に高いとされている．

2) 介入効果判定の指標としての利用

島田ら[5]は，静的および動的バランス練習の効果を検討するため，施設を利用する後期高齢者34名（平均年齢80.8±6.6歳）を対象として，FBS，および重心動揺検査，片脚立ち保持検査，Functional Reach，Manual Perturbation，Performance-Oriented Mobility Assessment，TUGを測定した．その結果，静的バランス練習，動的バランス練習の両群に共通して改善が認められたのはFBSのみであり，運動介入の効果判定に有益な指標となる可能性があることを報告した．

第5章 機能的制限/Functional Balance Scale (FBS)

文献

1) Berg KO et al：Measuring balance in the eldery: preliminary development of an instrument. Physiother Can 41：304-311, 1989.
2) Berg KO：Measuring balance in the elderly: development and validation of an instrument [dissertation]. McGill University, Montreal, 1992.
3) Shumway-Cook A et al：Predicting the probability for falls in community-dwelling older adults. Phys Ther 77：812-819, 1997.
4) Chiu AY et al：A comparison of four functional tests in discriminating fallers from non-fallers in older people. Disabi Rehabil 25：45-50, 2003.
5) 島田裕之，他：高齢者に対する3ケ月間の異なる運動が静的・動的姿勢バランス機能に及ぼす影響．理学療法学 28：38-46, 2001.
6) Berg KO et al：Clinical and laboratory measures of postural balance in an elderly population. Arch Phys Med Rehabil 73：1073-1080, 1992.
7) Teasell R et al：The incidence and consequences of falls in stroke patients during inpatient rehabilitation: factors associated with high risk. Arch Phys Med Rehabil 83：329-333, 2002.

（島田裕之）

Timed "Up and Go" test（TUG）

1. 評価指標の名称

正式名称：Timed "Up and Go" test
略称：TUG

2. 原典

Podsiadlo D, Richardson S：The timed "Up and Go": a test of basic functional mobility for frail elderly persons. J Am Geriatr Soc 39：142-148, 1991.

3. 開発経緯

1986年にMathias et al[1]によって，高齢者のバランス能力評価用に，肘置き付き椅子から立ち上がり，3mの歩行を行い，方向転換し，椅子に戻り座るまでの一連の動作を，測定者による5段階の主観的評価である"Get up and Go" testが開発された．Podsiadlo et al[2]が，その"Get up and Go" testに時間の要素を加え，定量的な評価に修正したテストがTimed "Up and Go" test（TUG）である．

4. 適用

高齢者のバランス能力の評価として開発されたが，その後多くの研究者による信頼性，妥当性の検証によって，脳卒中片麻痺患者，パーキンソン病患者，変形性膝関節症患者，あるいは急性リンパ性白血病の小児患者といったように，整形疾患，内部疾患，中枢神経疾患の動的バランスを評価する指標として使用されている．

5. 構成

1）評価の視点
立位や歩行における動的バランスを評価する指標．

2) 尺度

実際の日常生活上に近い一連の動作の中で動的バランスを評価し，それに伴って必要な下肢や体幹の筋力と協調性，方向転換に必要な立ち直り反応なども総合的に評価をすることが可能とされている．

3) 算出方法

肘掛け付き椅子から立ち上がり，3 m の歩行を行い，方向転換し，椅子に戻り座るまでの一連の動作に要する時間を計測する．歩行速度は原法では快適速度（対象者が通常楽に安全に歩ける速度）と規定されている．

6. 基準値

神経学的問題がない健常高齢者においては 10 秒以内に可能であり，20 秒以内であれば屋外外出可能，30 秒以上であれば，起居動作や ADL（Activities of Daily Living）に介助を要すると報告されている[2]．Shumway-Cook et al[3] は転倒リスクの予測の感度や特異度が 87％ と高く，転倒予測のカット・オフ値として 13.5 秒と報告している．

7. 信頼性

1) 検者内変動，もしくは，繰り返し再現性

Podsiadlo et al[2] の高齢者を対象とした報告では，級内相関係数（intraclass correlation coefficient）は，ICC＝0.99 とされている．

2) 検者間変動

Podsiadlo et al[2] によれば ICC＝0.99 と報告されている．

3) 日内，日間変動

須藤ら[4] の脳卒中片麻痺患者を対象とした報告では日内再現性が初日 ICC＝0.97，1 週間後 ICC＝0.99，日間再現性が午前 ICC＝0.93，午後 ICC＝0.97 とされている．

4) 臨床的有用性

このテストは歩行や立ち上がりなどを用いるため，歩行が自立に近いレベルでないと評価することは難しいと考えられる．対象者が歩行可能であれば，日常生活動作によるもっとも簡便な平衡機能の評価法であり，計測は平易で特別な習熟を要さず，短時間で実施できる．評価尺度が一連の動作に要する時間であることから，医療者はもちろん，対象者や家族にも理解しやすい指標である．

8. 妥当性

立位・歩行時のバランス能力をその場面で評価していることから表面妥当性があると考えられ

る．基準概念妥当性は健常高齢者における TUG は Functional Reach と相関関係を認め（r＝－0.64），下肢伸展筋力とは相関関係（r＝－0.42）を認め，握力とは相関関係を認めなかったと報告され[5]，TUG の歩行時間は歩行スピードや Functional Balance Scale（FBS），Barthel Index（r＝－0.81）と相関関係が認められたと報告されている[2,5]ため併存的妥当性があるといえる．また，予測妥当性については高齢者に対する転倒予測のカット・オフ値として13.5秒と報告されている[3]．

9. 情報の特性

TUG は日常生活における歩行時のバランス能力の情報を提供するが，その距離が3mの往復であることから歩行能力の耐久性の側面については不十分となる場合がある．しかし，健常高齢者に対して TUG と全身持久力評価である2分間歩行テストとの間に男性 r＝－0.55，女性 r＝－0.68 の相関を認めるという報告があるが[6]，この時の歩行速度は原法と異なる最大速度（対象者の可能な限り速く歩行する方法）であり注意が必要である．

10. 使用上のポイント

1） 準備
・肘掛け付き椅子（Siggeirsdottir et al[7]によれば椅子のタイプで TUG の時間は異なり肘掛けなしでは有意に遅く（p＜0.001），また低い椅子でも遅いとしている（p＜0.001）．このため TUG で使用する椅子は安楽椅子でない肘掛け椅子で座面の高さは 44～47 cm が適当としている．）
・ストップウォッチ
・3 m の直線歩行路
・方向転換の目安となるポール

2） 注意
転倒の危険性に注意する．特に方向転換時や座り込みの時に注意を要する．
また，Arnadottir et al[8]によれば履き物や床の状況により TUG の時間が変化すると報告されており，検査条件の統一を図る必要がある．

3） 手順
立ち上がり・座り込み時に肘掛けを上肢で使用してよいことを説明する．方向転換はどちら回りでもよい旨の説明をする．立ち上がりの準備をした体幹前傾位ではなく，背もたれに寄り掛かった姿勢から開始する．

11. 解釈上のポイント

1) 結果の確認

歩行速度について確認する．原法では快適速度と規定されているが，Shumway-Cook et al[3]が報告した歩行速度は，最大速度である．その結果，TUGの再現性や転倒に対する予測が高いと報告されている．筆者は快適速度の説明が対象者にうまく伝わらない場合があることや対象者によって快適速度のとらえ方にばらつきがあるため最大速度を使用している．また，3 mの歩行路ではなく5 mの歩行路を使用した報告[9]もあり筆者の検討では5 mのほうが10 m歩行速度との相関が高かった．以上のようにTUGでの速度と距離は複数の報告があるので計測に際しては必ず統一し，文献との比較では方法の確認をする必要がある．

2) 結果の意味づけ

動的バランスの指標としてだけでなく，ADLやQuality of Lifeとの相関も高く[2]，TUGは歩行の実用度を反映すると考えられ，対象者の活動性を評価する指標となりうる．

3) 結果の活用

現状では，治療に対する効果判定の尺度や実用的な歩行の見極めの指標として使用されている．今後脳卒中片麻痺患者の予後予測などに活用される可能性もある．

12. 臨床活用をテーマとした文献レビューによる情報

TUGの臨床指標の有用性については，開発者らが前述のとおり信頼性と妥当性について検証しているが，疾患別での検証については脳卒中片麻痺患者では須藤ら[4]がその臨床的価値について信頼性の検討を行い，前述のとおり脳卒中片麻痺患者に対して有用な指標であるとしている．他の中枢性疾患では，Morris et al[10]がパーキンソン病に対するTUGの信頼性の検討を行いICC 0.87〜0.99であると報告し，また対照群との違いからパーキンソン病の識別にTUGが活用でき，ドーパミン製剤の使用でTUGが変化すると報告している．整形疾患ではNoren et al[11]は変形性膝関節症の患者に対して8の字歩行，後ろ向き歩行，FBS，TUGを行い中等度以上の障害がある場合にFBS，TUGが指標として有用であるとしている．

また，TUGを基準関連妥当性の指標として活用した報告では，Salbach et al[12]らは片麻痺患者の急性期での5 m歩行速度の臨床的有用性の指標としてTUGをFBSとともに用い，急性期での予後予測のために快適速度での5 m歩行速度が有用な指標であるとしている．内部疾患ではGocha et al[13]が急性リンパ性白血病の子供たちの機能評価のためにTUGを使用し，膝伸展力とr=−0.794と相関があり（p=0.05），強化療法中の機能評価としてTUGが有用であるとしている．整形疾患ではOuellet et al[14]はTotal Knee Arthroplasty（全人工膝関節形成術）の患者の評価として術前と術後，そしてその2カ月後のパフォーマンスの比較のためにTUGと6分間歩行距離を計測し術後の1カ月のプログラムの重要性を指摘している．Reardon et al[15]は

第5章 機能的制限/Timed "Up and Go" test（TUG）

Total Hip Arthroplasty（全人工股関節形成術）の評価で術後5カ月の変化の指標としてTUGを用い術後に痛みとTUGに改善があった（p＝0.007）と報告している．Hall et alは整形疾患におけるTUGとQOLとの関係について検討し，TUGは大腿骨頸部骨折の患者が19秒と対照群の10.5秒よりも遅く，MOS Short-Form 36-Item Health Surver（SF-36®）もすべての領域で同様に低く（p＜0.05），バランス能力の低下がQOL低下を反映していると報告している[16]．また，脊椎圧迫骨折の患者においてTUGは13.8±7.3秒と対照群の10.1±4.1秒に対し有意に長く（p＜0.01），またSF-36®の得点に相関があったと報告している[17]．

TUGは高齢者を対象とした指標として開発されたが，整形疾患だけでなく内部疾患や中枢神経疾患の対象者のバランス検査と実用的な歩行の検査として広く受け入れられている指標である．

文献

1) Mathias S, Nayak USL et al：Balance in elderly patients: the "Get-up and Go" test. Arch Phys Med Rehabil 67：387-389, 1986.
2) Podsiadlo D, Richardson S：The timed "Up and Go": a test of basic functional mobility for frail elderly persons. J Am Geriatr Soc 39：142-148, 1991.
3) Shumway-Cook A, Brauer S et al：Prediting the probability for falls in community-dwelling older adults using the Timed Up & Go test. Phy Ther 80：896-903, 2000.
4) 須藤真史, 藤田由香, 他：脳卒中片麻痺に対する理学療法効果と判定―理学療法効果判定の指標としてのFRT, TUGTの可能性―. PTジャーナル 35：879-884, 2001.
5) Bsichoff HA, Cozelmann M et al：Self-reported exercise before age 40: influence on quantitative skeletal ultrasound and fall risk in the elderly. Arch Phys Med Rehabil 82：801-806, 2001.
6) Samson MM, Meeuwsen IBAE et al：Relationship between physical performance measures, age, height and body weight in healthy adults. Age and Aging 29：235-242, 2000.
7) Siggeirsdottir K, Jonsson BY et al：The timed 'Up & Go' is dependent on chair type. Clin Rehabil 16(6)：609-616, 2002.
8) Arnadottir SA, Mercer VS：Effects of footwear on measurements of balance and gait in women between the ages of 65 and 93 years. Phys Ther 80(1)：17-27, 2000.
9) 島田裕之, 他：高齢者に対する3ヶ月間の異なる運動が静的・動的姿勢バランス機能に及ぼす影響. 理学療法学 28：38-46, 2001.
10) Morris S, Morris ME, Iansek R：Reliability of measurements obtained with the Timed "Up & Go" test in people with Parkinson disease. Phys Ther 81(2)：810-818, 2001.
11) Noren AM, Bogren U, Bolin J et al：Balance assessment in patients with peripheral arthritis: applicability and reliability of some clinical assessments. Physiother Res Int 6(4)：193-204, 2001.
12) Salbach NM, Mayo NE et al：Responsiveness and predictability of gait speed and other disability measures in acute stroke. Arch Phys Med Rehabil 82(9)：1204-1212, 2001.
13) Gocha Marchese V, Chiarello LA et al：Strength and functional mobility in children with acute lymphoblastic leukemia. Med Pediatr Oncol 40(4)：230-232, 2003.
14) Ouellet D, Moffet H：Locomotor deficits before and two months after knee arthroplasty. Arthritis Rheum 47(5)：484-493, 2002.
15) Reardon K, Galea M, Dennett X et al：Quadriceps muscle wasting persists 5 months after total hip arthroplasty for osteoarthritis of the hip: a pilot study. Intern Med J 31(1)：7-14, 2001.
16) Hall SE, Williams JA et al：Hip fracture outcomes: quality of life and functional status in older

adults living in the community. Aust N Z J Med 30(3) : 327-332, 2000.
17) Hall SE, Criddle RA et al : A case-control study of quality of life and functional impairment in women with long-standing vertebral osteoporotic fracture. Osteoporos Int 9(6) : 508-515, 1999.

〔後閑浩之〕

Manual Function Test（MFT）
→脳卒中上肢機能検査

1. 評価指標の名称

正式名称：Manual Function Test
略称：MFT
日本語名称：脳卒中上肢機能検査

2. 原典

1) Moriyama S：Occupational therapy in stroke rehabilitation: with reference to early stage program. Proceedings of the Joint Japan-China Stroke Conference, Reimeikyo Rehabil Hosp, 1987.
2) 中村隆一，他（編集）：脳卒中の機能評価と予後予測（第2版）．医歯薬出版，1997.
3) 中村隆一，他（監修）：脳卒中のリハビリテーション（新訂第2版）．永井書店，2000.

3. 開発経緯

脳卒中患者の早期リハビリテーション，神経学的および機能的回復の時期における上肢運動機能の経時的変化を測定・記録する目的で1987年に開発された（MFT-1）．その後一部が改良され，1991年にMFT-2として完成し，現在はこれが使用されている．

4. 適用

脳卒中患者の上肢運動機能評価．頭部外傷[1]，頸髄損傷[2,3]，脳性麻痺[4]にも使用可能である．

5. 構成

1) 評価の視点

MFTは運動を通してなされる各課題のそれぞれがどこまでできるかという視点で測定・評価される．テストは上肢の1関節（肩）運動と2関節（肩・肘）運動，手動作，手指動作の8課題，

32下位項目から構成されている（表1）．各課題の下位項目は階層構造をもつ．

2）尺度

MFTは順序尺度である．120症例のデータを対象としたガットマンの尺度解析では，再現性係数＝0.940，尺度化係数＝0.804，ともに高く一次元性は十分満たされている[5]．したがって，MFS（Manual Function Score）は間隔尺度として扱うことも許され，平均値や標準偏差が利用可能である．

3）算出方法

MFTは平均値ではなく，パフォーマンスの最大値を測定する．各課題は3回行って，基準を達成した場合に成功［1］，達成できない場合に不成功［0］，と判定される．成功とされた項目数を加算する（MFT-S）．MFT-Sの最大値は32，MFSは最大値が100となるように，MFT-Sに3.125を乗じて算出する．

6. 基準値

健常者のMFSは100とみなされ，実用値の最大基準である．それ以下は機能障害の程度を表す指標となる．脳卒中片麻痺上肢では開発者らによる臨床経験からMFSが80に達すれば日常生活上の動作で使用可能なレベルと判定できる．

7. 信頼性

1）検者内変動，もしくは，繰り返し再現性

再テスト法による相関は高い（患側：$r=0.99$，非患側：$r=0.84$，各$p<0.01$）．MFTの各課題の信頼性係数もペグボードを除いて高い．

2）検者間変動

検者内変動に比べて各課題の信頼性係数は低い．

3）日内，日間変動

報告はされていない．

4）臨床的有用性

MFTの測定器具は精密機器ではなく操作は容易で，またテスト課題は具体的なパフォーマンスであり，高度の習熟を必要としない．検査時間も10分程度と短く，臨床の場において簡便に使用可能である．

MFSは機能回復の経時的変化に鋭敏で，短期間のMFSの変化から双曲線関数を求めることにより機能回復の将来予測が可能である[6,7]．

第5章 機能的制限/Manual Function Test (MFT)

表1 脳卒中上肢機能検査 (MFT) 記録用紙

No. _____ 氏名 _____ 発症 　年　月　日（検査者　　　）

		検査月日									
			右	左	右	左	右	左	右	左	右	左
上肢の前方挙上 (FE)	1. 45°未満										
	2. 45〜90°未満										
	3. 90〜135°未満										
	4. 135°以上										
上肢の側方挙上 (LE)	1. 45°未満										
	2. 45〜90°未満										
	3. 90〜135°未満										
	4. 135°以上										
手掌を後頭部へ (PO)	1. 少し動く										
	2. 手が胸部より高く上る										
	3. 手が頭部に届く										
	4. 手掌がぴったりつく										
手掌を背部へ (PD)	1. 少し動く										
	2. 同側殿部に届く										
	3. 指，手背が脊柱に届く										
	4. 手掌がぴったりつく										
つかみ (GR)	1. ボールを握っている										
	2. ボールをはなす										
	3. ボールをつかみあげる										
つまみ (PI)	1. 鉛筆をつまみあげる										
	2. コインをつまみあげる										
	3. 針をつまみあげる										
立方体運び (CC)	1. 5秒以内に1〜2個										
	2. 5秒以内に3〜4個										
	3. 5秒以内に5〜6個										
	4. 5秒以内に7〜8個										
ペグボード (PP)	1. 30秒以内に1〜3本										
	2. 30秒以内に4〜6本										
	3. 30秒以内に7〜9本										
	4. 30秒以内に10〜12本										
	5. 30秒以内に13〜15本										
	6. 30秒以内に16本以上										
総　計 (32点満点)											
MFS											

第5章　機能的制限/Manual Function Test（MFT）

8. 妥当性

　構成概念妥当性および基準関連妥当性が検討されている．MFT を構成する下位項目得点と合計得点の間に高い相関があり，MFT の内的整合性の検定により，MFT は脳卒中患者の上肢運動機能を実際に測定していることが保証されている．

　脳卒中後の上肢運動機能の回復は，一連の規則的な順序に従って変化することが臨床的に広く知られている．回復は，普通は発症直後の弛緩性から痙縮の出現に伴い，肩・肘関節の屈筋共同運動が出現し，痙縮の軽減とともに分離運動が可能な状態へと移行する．この過程は Brunnstrom によって運動機能の回復過程を示す指標として用いられている．MFS もこの経過に対応した変化を示す[8]．また，MFS は Brunnstrom の回復段階と統計的に有意な関連性があり，併存的妥当性は十分満足している．

9. 情報の特性

　上肢運動の機能的制限の程度を表す相対的な数値として MFS のスコアが得られ，治療の経過や効果の比較検討の指標となる．

　MFT のテスト課題は，言語だけでなく身振りで指示することも可能であるが，失行，失認，重度失語，痴呆のある患者の検査は制限される．

10. 使用上のポイント

1) 準備

　測定器具（MFT キット SOT-5000：酒井医療株式会社），時間測定用タイマー，MFT 記録用紙，筆記具，および高さ調節式の机と椅子（準備できれば背もたれなし椅子のほうがよい）を用意する．

2) 注意

　検査自体に危険性はない．安全に効率よく行うために，椅子座位保持が不安定の患者は車椅子を利用する．検査は対象者が集中できるように静かな場所で行う．

3) 手順

　市販の MFT キットで検査の手引きは入手できる．また，上述の原典文献（2, 3）にも詳述されている．各課題共通の一般的注意事項として以下があげられている．

① 基本的には両側上肢とも検査する．
② 対象者が指示を十分理解するために，各課題は原則として健側から行う．
③ 患側の随意性が低い，あるいは感覚障害が重度な場合，検者が他動的に運動方向を教示した後，行わせることも必要である．

④ 検査中に患側上肢の痙性が高まった場合，他動的に痙縮筋の伸長を行った後，テストを継続してもよい．

⑤ 検査は原則として腕の課題からペグボード課題へと進め，それぞれの課題では①から順番に行う．

⑥ 各課題は容易から困難の順になっている．検査では最高レベルを求め，それ以下はすべて成功とする．

11. 解釈上のポイント

1) 結果の確認
各課題の得点は3回行い最高値をとる．随意性が低く，すぐに筋疲労を生じたり，痙性が高まるなどで，3回続けて行えない対象者もある．最高の状態でテストできたか確認する．

2) 結果の意味づけ
MFTは，はじめから脳卒中片麻痺患者の患側上肢の評価手段として開発され，MFSはBrunnstromの運動回復段階とも有意な関連性がある．脳卒中患者のMFSは麻痺側上肢の運動機能障害の程度を反映すると推測され，MFSの経時的変化は対象者の運動機能がどの程度まで回復したかに対応する．

3) 結果の活用
脳卒中麻痺側上肢の運動機能をMFTで評価した場合，MFSの経時的変化は大部分の対象者において双曲線関数に近似できる[6,7]．このことは，機能的利得は回復初期に大きく次第に減少することを示している．また，脳卒中発症からの期間（x）とMFS（y）との関係で得られた式（$y = A - B/x$）を用いて，機能回復の予測が可能である．有意な近似が得られるための要因は，1) 対象者の初回MFSが26〜75の範囲にあること，2) 脳卒中発症後4週以内に訓練が開始されていること，3) 病変は大脳半球内にあること，4) 対象者のWechsler Adult Intelligence Scale（WAIS知能検査）による知能指数は60以上であること，である．

脳卒中後の上肢運動機能回復が予測しうる一定のパターンに従うことを前提に「MFT-S回復プロフィールに基づく治療プログラム」が作成されている[9,10]．この治療プログラムを用いて作業療法を行った対象者群の作業種目とMFT-Sとの関連を分析した結果から，あるMFT-Sのとき機能回復を促す最適の作業種目は何か，作業活動選択の基準が示されている[11]．

12. 臨床活用をテーマにした文献レビューによる情報

森田・上遠野ら[12,13]は，脳卒中患者の健側上肢機能低下の特性と要因や麻痺側上肢の実用動作テストの考案に際してその有用性をMFSとの関連から検討した．またADL（Activities of Daily Living）自立度に上肢運動機能はどのように関連があるかを，高齢脳卒中患者ではFunctional Independence Measureの更衣動作を，頸髄損傷では損傷機能レベルおよびBarthel

第 5 章　機能的制限/Manual Function Test（MFT）

Index をとりあげ，上肢機能の指標に MFS を用い，両者の間に有意の相関を認めた[14,15]．宮口ら[16]は，新しく導入した治療法の有効性を評価指標として MFS を用い検証した．

文献

1) Seki K et al：Application of MFT to the patients with TBI for the assessment of impaired arm function. Advance in Neuro Trauma Research 5：107-109, 1993.
2) 野月夕香理, 他：MFT による頸髄損傷患者の上肢動作能力．作業療法 15(Suppl)：223, 1996.
3) 大塚　進, 他：頸髄損傷上肢機能の経時的変化―MFT 検査による特徴―．作業療法 15(Suppl)：224, 1996.
4) 宮脇利幸, 他：脳性麻痺児への脳卒中上肢機能検査（MFT）の有用性の検討．作業療法 18：38-48, 1999.
5) 森山早苗, 他：MFT-2 のスケログラム分析．作業療法 10(Suppl 2)：108, 1991.
6) 森山早苗, 他：脳卒中片麻痺上肢機能回復の経時的変化．作業療法 9：11-18, 1990.
7) 森山早苗, 他：脳卒中上肢機能の回復―MFS の経時的変化―．作業療法 9：304-310, 1990.
8) 森田稲子, 他：筋活動パターンからみた脳卒中上肢機能の回復．作業療法 11：371-378, 1992.
9) 森山早苗, 他：脳卒中片麻痺の機能的作業療法の一試法―MFS 標準回復プロフィールを利用したプログラム―．作業療法 9：104-109, 1990.
10) 森山早苗, 他：麻痺側上肢の機能訓練．総合リハ 22：1033-1039, 1994.
11) 森田稲子, 他：脳卒中上肢機能訓練―MFS と作業種目との関連―．作業療法 14(Suppl)：178, 1995.
12) 森田稲子, 他：脳卒中片麻痺患者の健側上肢機能―MFS でみた特性と低下の要因―．作業療法 16：35-42, 1997.
13) 上遠野純子, 他：上肢実用動作テスト―その紹介と MFS との関連性―．作業療法 18：134-138, 1999.
14) 小林　毅, 他：高齢脳卒中患者の上肢機能と ADL―MFS と FIM（更衣）の関係―．作業療法 16(Suppl)：172, 1997.
15) 野月夕香理, 他：頸髄損傷患者のバーセル・インデックスと MFS との関連．作業療法 16(Suppl)：301, 1997.
16) 宮口英樹, 沖田一彦：認知運動療法の概念に基づいた中枢性片麻痺患者の上肢機能回復治療訓練の検討．作業療法 18：218-226, 1999.

〈森山早苗〉

簡易上肢機能検査
→Simple Test for Evaluating Hand Function（STEF）

1. 評価指標の名称

正式名称：簡易上肢機能検査
英語名称：Simple Test for Evaluating Hand Function
略称：STEF

2. 原典

金子　翼，生田宗博：簡易上肢機能検査の試作．理学療法と作業療法 8(3)：197-204, 1974.
金子　翼，平尾一幸，村木敏明，栗山洋子：上肢機能検査の開発と標準化に関する研究．神戸大学医療技術短期大学紀要 1：37-42, 1985.

3. 開発経緯

特定の物品の運搬速度を測定することにより，上肢の運動能力，特に動きの速さを客観的に，しかも短時間に把握する手段として検査器具，検査方法，検査表が開発され健常者データの集積により標準化された．

4. 適用

この検査を実施することにより上肢の動きの速さにどの程度の制限があるか，また，同年齢層の健常者と比較することができる．さらに作業療法の効果，手術・薬物の効果，スプリントなどの有効性について，客観的に測定することができる．

5. 構成

1）評価の視点
この検査の評価表を図1, 2に示した．各下位検査の所要時間を左右別に測定する．

2) 尺度

評価は各下位検査の所要時間から得点プロフィール欄より左右別に10段階に分かれた得点を求める．各下位検査の合計得点を求め，評価表の年齢階級別得点と比較して正常域にあるかを確認する．

3) 算出方法

下位検査の項目数は10で，合計得点は100点である．

6. 基準値（日本標準）

評価表の年齢階級別得点は，3歳から80歳を超える対象者，計1,205名の結果から各年齢階級別に平均＋2SDを最高，平均−2SDを最低点としている．たとえば50〜59歳の基準値は，男性29名，女性37名の計66名の測定結果から男女とも左右にかかわらず92点以上の得点が得られるはずである．この得点以下であればなんらかの原因によって動きの速さが制限されていることが示唆される[1]．

7. 信頼性

本検査の再検査信頼性を検討するために20名の対象者に対して約1週間の間隔をおいて検査を2回実施した．各回毎，対象者毎の総所要時間を算出したうえで順位づけを行い，スピアマン順位相関を求めると0.910となり信頼性が確認されている[2]．

8. 妥当性

この指標は，10項目の下位検査で構成されており，各種の物品を用い上肢の複合的な動作能力を評価する．妥当性については，本指標が，各下位検査の所要時間の測定から特定の得点プロフィールに換算していること，個々の検査結果ではなく，様相の異なる10項目の検査結果から年齢階級にあてはめられることから，他の標準化された評価指標と直接比較し，妥当性を検証することは難しく，文献的にはほとんどみられない．また，所要時間による得点化だけではなく，検査中の経過から上肢の各関節の動き，つまみの型，非検査側の動きなどを観察することも重要な評価の視点でもあり，他の指標との検証は困難といえる．

臨床では中枢性，末梢性の運動障害に幅広く利用され，実用性の高い評価指標といえる．開発時には，脳血管障害67名，脳性麻痺42名，脊髄損傷16名，末梢神経損傷・骨折13名，頭部外傷7名，義手6名，その他の上肢障害34名に対して4名の検査者が1回または複数回検査を実施し，その結果，どの対象者に対しても容易に短時間で実施可能であり，左右別の得点が障害の程度を反映することが確認されている[2]．

第5章　機能的制限/簡易上肢機能検査

9. 情報の特性

評価は，各下位検査の所要時間を測定することにより同年齢群での正常値と比較することができる．動きの速さを制限する原因を分析するためには，検査中の肩・肘・前腕・手関節・手指の各関節の動き，つまみの型，体幹・下肢の動き，座位バランス，非検査側の反応，表情，行動等を観察し観察事項欄に記録することが重要である．

10. 使用上のポイント

1) 準備

この評価指標は商品開発されており，「簡易上肢機能検査 ステフ」（酒井医療株式会社）として販売されている[3]．

2) 注意

座位姿勢または立位姿勢により机上動作を行う測定であること，検査時間は各下位検査につき健常者の平均＋30 SD 付近で時間制限が設定されており最長でも約20分で全検査が終了できることから身体的リスクは低い検査といえる．

検査・再検査を実施する場合は，再現性を高めるために同じ机と椅子を使用する，対象者は厚着を避ける，長いつめは切るなどの条件の統一が必要である．

3) 手順[2,3]

検査は表1に示した物品をできるだけ早く所定の場所へ移動させ，その所要時間を測定する．実施の際は口頭での指示に加え，各検査1回デモンストレーションを行う．すべての下位検査に

表1　STEFで使用する検査物品と検査板上の運動方向について（検査側：右の場合）

項目	種類	形状・材質	数量	検査板上の運動方向
検査1	大球	直径6.8 cm・80 g のソフトボール	5個	右から左へ
検査2	中球	直径4.0 cm・15 g の木製の球	6個	手前から右へ
検査3	大直方	10.0×10.0×5.0 cm・200 g の木製直方体	6個	左から右へ
検査4	中立方	一辺3.5 cm・15 g の木製立方体	6個	右から手前へ
検査5	木円板	直径3.0 cm・厚さ1.0 cm・5 g の木製円板	6個	右手前から左手前へ
検査6	小立方	一辺1.5 cm・2 g の木製立方体	6個	遠位から手前へ
検査7	布	9.7×7.0 cm のビニール布	6枚	一枚ずつ裏返す
検査8	金円板	直径2.0 cm・厚さ0.2 cm・3 g の鉄製円板	6個	手前から遠位へ
検査9	小球	直径0.6 cm・2 g の鉄製球	6個	遠位から手前へ
検査10	ピン	直径0.3 cm・長さ4.0 cm・5 g の鉄製ピン	6本	手前から遠位にある穴に差し込む

おいて対象物を途中で落としたり，誤って別の場所に移した場合は3回までやり直す．3回目も失敗した場合は下位検査を「不能」と記載する．

11. 解釈上のポイント

1） 結果の確認

測定結果は年齢群の正常域にあることを確認することに加え，検査－再検査間の測定結果に差があるか否かを確認する．評価用紙には各下位検査別に「差の指標」が示されており，再検査後の測定時間の短縮が「差の指標」よりも小さい場合は得点プロフィールの段階が上がっても「差があった」つまり「速くなった」とはいえない．また逆に，再検査後の測定時間の短縮が「差の指標」よりも大きい場合は得点プロフィールの段階に変化がなくても「差があった」つまり「速くなった」ということができる．たとえば，検査1の初回測定値が右9.6秒（得点7点），再検査で右9.1秒（得点8点）に速くなったとしても測定の差は0.5秒であり「差の指標」の1.2秒より少ないので「速くなった」とはいえないことになる[2]．

2） 結果の意味づけ

検査－再検査について実例をあげて説明する．この患者は脳血管障害による左片麻痺である．図1の得点プロフィール欄にみられるように初回検査では，左片麻痺の程度は比較的軽いが得点は80点であり46歳の正常値限界得点からは逸脱している．また検査3のように大きくて重い物体を把握し移動することや検査5, 6のように斜め外から手前への運動方向，そして検査10のように細かいピンチ動作を必要とするものの得点が低いことがわかる．3カ月の作業療法後の再評価では図2のように患側である左の得点が94点となっており，全検査にわたって上肢機能が向

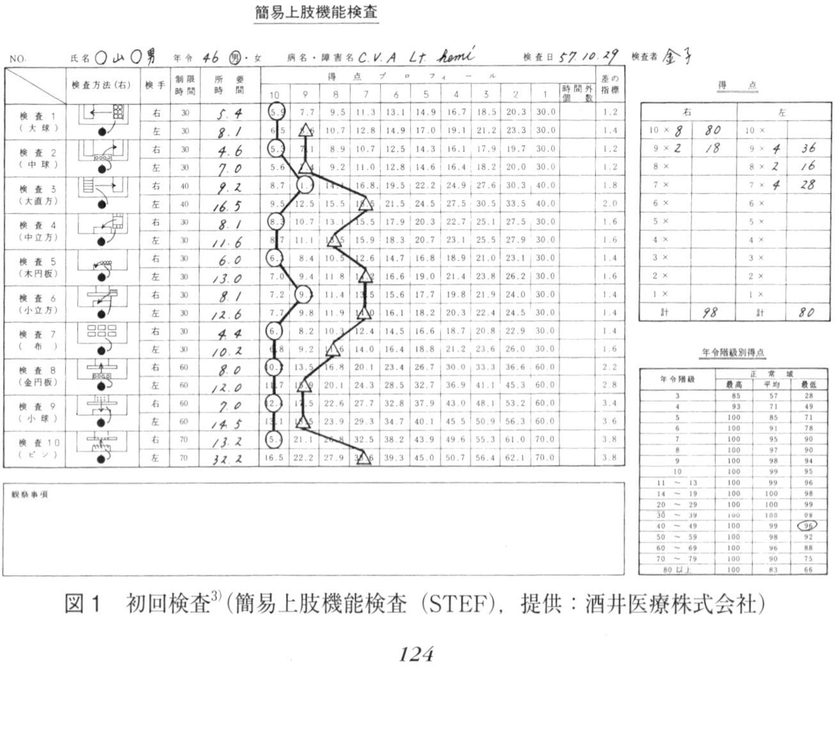

簡易上肢機能検査

NO.　氏名 ○山○男　年令 46 男・女　病名・障害名 C.V.A Lt. hemi　検査日 57.10.29　検査者 金子

	検査方法(右)	検手	制限時間	所要時間	10	9	8	7	6	5	4	3	2	1	時間外個数	差の指標
検査1（大球）		右	30	5.4	5.9	7.7	9.5	11.3	13.1	14.9	16.7	18.5	20.3	30.0		1.2
		左	30	8.1	6.5	8.6	10.7	12.8	14.9	17.0	19.1	21.2	23.3	30.0		1.4
検査2（中球）		右	30	4.6	5.3	7.1	8.9	10.7	12.5	14.3	16.1	17.9	19.7	30.0		1.2
		左	30	7.0	5.6	7.4	9.2	11.0	12.8	14.6	16.4	18.2	20.0	30.0		1.2
検査3（大直方）		右	40	9.2	8.7	11.4	14.1	16.8	19.5	22.2	24.9	27.6	30.3	40.0		1.8
		左	40	16.5	9.5	12.5	15.5	18.5	21.5	24.5	27.5	30.5	33.5	40.0		2.0
検査4（中立方）		右	30	8.1	8.3	10.7	13.1	15.5	17.9	20.3	22.7	25.1	27.5	30.0		1.6
		左	30	11.6	8.7	11.1	13.5	15.9	18.3	20.7	23.1	25.5	27.9	30.0		1.6
検査5（木円板）		右	30	6.0	6.3	8.4	10.5	12.6	14.7	16.8	18.9	21.0	23.1	30.0		1.4
		左	30	13.0	7.0	9.4	11.8	14.2	16.6	19.0	21.4	23.8	26.2	30.0		1.6
検査6（小立方）		右	30	8.1	7.2	9.3	11.4	13.5	15.6	17.7	19.8	21.9	24.0	30.0		1.4
		左	30	12.6	7.7	9.8	11.9	14.0	16.1	18.2	20.3	22.4	24.5	30.0		1.4
検査7（布）		右	30	4.4	6.1	8.2	10.3	12.4	14.5	16.6	18.7	20.8	22.9	30.0		1.4
		左	30	10.2	6.8	9.2	11.6	14.0	16.4	18.8	21.2	23.6	26.0	30.0		1.6
検査8（金円板）		右	60	8.0	10.2	13.5	16.8	20.1	23.4	26.7	30.0	33.3	36.6	60.0		2.2
		左	60	12.0	11.7	15.9	20.1	24.3	28.5	32.7	36.9	41.1	45.3	60.0		2.8
検査9（小球）		右	60	7.0	12.4	17.5	22.6	27.7	32.8	37.9	43.0	48.1	53.2	60.0		3.4
		左	60	14.5	13.1	18.5	23.9	29.3	34.7	40.1	45.5	50.9	56.3	60.0		3.6
検査10（ピン）		右	70	13.2	15.4	21.1	26.8	32.5	38.2	43.9	49.6	55.3	61.0	70.0		3.8
		左	70	32.2	16.5	22.2	27.9	33.6	39.3	45.0	50.7	56.4	62.1	70.0		3.8

観察事項

得点

右		左	
10 × 8	80	10 ×	
9 × 2	18	9 × 4	36
8 ×		8 × 2	16
7 ×		7 × 4	28
6 ×		6 ×	
5 ×		5 ×	
4 ×		4 ×	
3 ×		3 ×	
2 ×		2 ×	
1 ×		1 ×	
計	98	計	80

年令階級別得点

年令階級	正常域 最高	平均	最低
3	85	57	28
4	93	71	49
5	100	85	71
6	100	91	78
7	100	95	90
8	100	97	90
9	100	98	94
10	100	99	95
11 ～ 13	100	99	96
14 ～ 19	100	100	98
20 ～ 29	100	100	99
30 ～ 39	100	100	99
40 ～ 49	100	99	96
50 ～ 59	100	98	92
60 ～ 69	100	96	88
70 ～ 79	100	90	75
80 以上	100	83	66

図1　初回検査[3]（簡易上肢機能検査（STEF），提供：酒井医療株式会社）

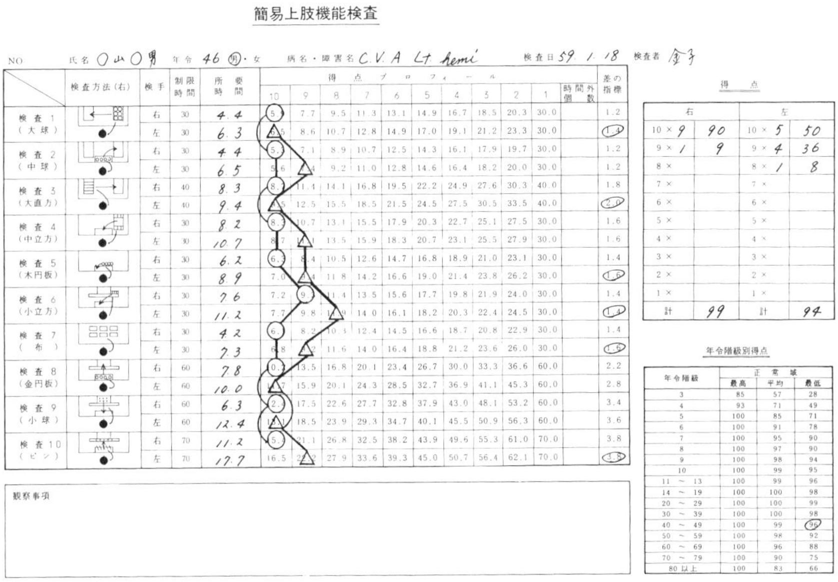

簡易上肢機能検査

NO　　氏名 ○山○男　年令 46 男・女　病名・障害名 C.V.A Lt hemi　検査日 59. 1. 18　検査者 金子

	検査方法(右)	検手	制限時間	所要時間	得点プロフィール 10	9	8	7	6	5	4	3	2	1	時間外個数	差の指標
検査1（大球）		右	30	4.4	5.9	7.7	9.5	11.3	13.1	14.9	16.7	18.5	20.3	30.0		1.2
		左	30	6.3	6.5	8.6	10.7	12.8	14.9	17.0	19.1	21.2	23.3	30.0		1.4
検査2（中球）		右	30	4.4	5.3	7.1	8.9	10.7	12.5	14.3	16.1	17.9	19.7	30.0		1.2
		左	30	6.5	5.6	7.4	9.2	11.0	12.8	14.6	16.4	18.2	20.0	30.0		1.2
検査3（大直方）		右	40	8.3	8.7	11.4	14.1	16.8	19.5	22.2	24.9	27.6	30.3	40.0		1.8
		左	40	9.4	[illegible]	12.5	15.5	18.5	21.5	24.5	27.5	30.5	33.5	40.0		2.0
検査4（中立方）		右	30	8.2	8.3	10.7	13.1	15.5	17.9	20.3	22.7	25.1	27.5	30.0		1.6
		左	30	10.7	8.7	11.1	13.5	15.9	18.3	20.7	23.1	25.5	27.9	30.0		1.6
検査5（木円板）		右	30	6.2	6.3	8.4	10.5	12.6	14.7	16.8	18.9	21.0	23.1	30.0		1.4
		左	30	8.9	7.0	9.4	11.8	14.2	16.6	19.0	21.4	23.8	26.2	30.0		1.6
検査6（小立方）		右	30	7.6	7.2	9.3	11.4	13.5	15.6	17.7	19.8	21.9	24.0	30.0		1.4
		左	30	11.2	7.7	9.8	11.9	14.0	16.1	18.2	20.3	22.4	24.5	30.0		1.4
検査7（布）		右	30	4.2	[illegible]	8.2	10.3	12.4	14.5	16.6	18.7	20.8	22.9	30.0		1.4
		左	30	7.3	6.8	9.2	11.6	14.0	16.4	18.8	21.2	23.6	26.0	30.0		1.6
検査8（金円板）		右	60	7.8	10.2	13.5	16.8	20.1	23.4	26.7	30.0	33.3	36.6	60.0		2.2
		左	60	10.0	11.7	15.9	20.1	24.3	28.5	32.7	36.9	41.1	45.3	60.0		2.8
検査9（小球）		右	60	6.3	12.4	17.5	22.6	27.7	32.8	37.9	43.0	48.1	53.2	60.0		3.4
		左	60	12.4	13.1	18.5	23.9	29.3	34.7	40.1	45.5	50.9	56.3	60.0		3.6
検査10（ピン）		右	70	11.2	15.4	21.1	26.8	32.5	38.2	43.9	49.6	55.3	61.0	70.0		3.8
		左	70	17.7	16.5	22.2	27.9	33.6	39.3	45.0	50.7	56.4	62.1	70.0		3.8

観察事項

得　点

右		左	
10 × 9	90	10 × 5	50
9 × 1	9	9 × 4	36
8 ×		8 × 1	8
7 ×		7 ×	
6 ×		6 ×	
5 ×		5 ×	
4 ×		4 ×	
3 ×		3 ×	
2 ×		2 ×	
1 ×		1 ×	
計	99	計	94

年令階級別得点

年令階級	正常域 最高	平均	最低
3	85	57	28
4	93	71	49
5	100	85	71
6	100	91	78
7	100	95	90
8	100	97	90
9	100	98	94
10	100	99	95
11 ～ 13	100	99	96
14 ～ 19	100	100	98
20 ～ 29	100	100	99
30 ～ 39	100	100	98
40 ～ 49	100	99	96
50 ～ 59	100	98	92
60 ～ 69	100	96	88
70 ～ 79	100	90	75
80 以上	100	83	66

図2　3カ月後の再検査[3]（簡易上肢機能検査（STEF），提供：酒井医療株式会社）

上していることが観察できる．ただし，「差の指標欄」にみられるように，明らかに動きが速くなっているのは，検査1, 3, 5, 6, 7, 10ということになる．また，この患者が「もう左手は完全に良くなっている」と自覚している場合でも客観的にはまだ正常域に至っていないことがわかる[3]．

3)　結果の活用

この評価指標は，物品移動の時間測定をするだけではなく，その運動様相といった質的な変化を把握することができる．上肢機能の評価に加えて治療の効果研究などの研究手法として有効に活用することができる．

12.　臨床活用をテーマにした文献レビューによる情報

関節リウマチ患者に対して古市ら[4]は術前術後にSTEFを行い，手術の適正と効果の評価方法として有用であると報告している．また，橋本ら[5]はSTEFとJOA（Japan Orthopaedic Association）scoreの上肢運動機能項目との相関を確認し，客観性を利点としてあげ，頸髄症に対する上肢運動機能の客観的評価としてSTEFを実施した結果，手術，機能訓練の効果を評価するのに有用であり，特に手指の巧緻運動性を定量的に評価する際に役立つと述べている．高田ら[6]は，筋ジストロフィー患者にSTEFを行うことにより，動作の「できる」「できない」だけではなく速度の観点から，筋力，巧緻性を客観的に評価する方法として有用であるとしている．

スプリント装着の有用性について大場ら[7]は，母指切断の症例に試作したスプリントの効果を評価している．訓練方法の違いが上肢動作能力に与える影響について田平ら[8]は，運動失調症に対して重錘負荷，弾性緊縛帯負荷の訓練を行いその効果判定にSTEFを用いている．

文献

1) 金子　翼，他：簡易上肢機能検査に見られる動作速度の加齢による変化―年齢階級別得点の追加と改訂―．作業療法 5(2)：114-115, 1986.
2) 金子　翼，他：上肢機能検査の開発と標準化に関する研究．神大医短紀要 1：37-42, 1985.
3) 金子　翼，編：簡易上肢機能検査（STEF）―検査者の手引―．酒井医療株式会社カタログ．
4) 古市　格，青柳孝彦，他：慢性関節リウマチに対する簡易上肢機能検査（STEF）の有用性について．九州リウマチ 21：57-60, 2002.
5) 橋本光宏，小林健一，他：簡易上肢機能検査（STEF）を用いた頸髄症術前後の上肢運動機能評価．リハビリテーション医学 38(11)：912-919, 2001.
6) 高田博仁，花田直美，他：筋ジストロフィー患者のケアシステムに関する総合的研究　筋強直性ジストロフィー患者の上肢機能検査―動作能力・速度の観点から―．厚生省精神・神経疾患研究委託費による 12 年度研究報告集：97, 2002.
7) 大場耕一，及川友和，他：母指切断指に対する機能的スプリントの実際とその有用性．作業療法 20(3)：261-268, 2001.
8) 田平隆行，長尾哲男，他：運動失調症における重錘負荷と弾性筋縛帯負荷が上肢動作能力に及ぼす影響．長崎大医療技短紀 11：89-90, 1997.

（谷口敬道）

最大歩行速度
→Maximum Walking Speed(MWS)

1. 評価指標の名称

正式名称:最大歩行速度
英語名称:Maximum Walking Speed
略称:MWS

2. 原典

原典は不明であるが,以下の文献に正常あるいは異常歩行の時間的・空間的パラメータとして,歩行速度を計測する旨の記載がある.

Murray MP et al:Gait as a total pattern of movement. Am J Med 46:290-333, 1967.

3. 開発経緯

歩行速度は簡便な運動能力の指標のひとつで,たとえば加齢に伴う歩行能力の低下の指標として,また歩行障害のある場合は歩行能力の改善,維持の指標として用いられる.

自由速度では歩幅や歩行率の変動が大きいため,どの値を代表値とするか判断が難しい.一方,最大努力による歩行ではそれらの変動が少なく,また最も速い値を採用することの妥当性が保証されているため,現在では最大歩行速度(Maximum Walking Speed; MWS)として計測することが行われている.計測に使用する歩行路の長さは,2〜20 m[1-5]と種々試みられているが,日本では過去に施設基準で 10 m 歩行路が規定されていたことなどより,10 m の歩行路の長さが用いられることが多い.

4. 適用

中枢神経疾患や骨関節疾患等,種々の疾患をもつ対象者,あるいは小児から高齢者に至るまで,平坦路を歩行可能なすべての人が対象となる.

5. 構成

1) 評価の視点

平坦路に設定された一定の区間を最大速度で歩行した際のパフォーマンスに着目した指標である．

2) 尺度

一定区間を最大速度で歩行した際の所要時間とそこから算出される速度を指標としている．時間・速度は物理量であり間隔尺度として処理できる．

3) 算出方法

歩行路の長さをメートル（m），所要時間を秒（s）として計測した場合，以下の式で速度を計算する．

$$\text{MWS}(\text{m/min}) = 歩行距離/所要時間(\text{s}) \times 60\,\text{s}$$

距離が10 m の場合は，以下のように算出する．

$$\text{MWS}(\text{m/min}) = 10\,\text{m}/所要時間(\text{s}) \times 60\,\text{s}$$

6. 基準値（日本標準）

健常人のMWSを表1～2に示した．Finley et al[6]はショッピング地区，居住地区，ビジネス地区で歩行を観察し，歩行速度はそれぞれ74.8，79.3，81.9 m/min で地区により異なり，ビジネス地区で他の地区より歩行速度が速いことを報告している．また，スウェーデンでは安全に交差点を横断するには，最低84 m/min の歩行速度が必要であり，交通の頻繁な市街地において高齢者が歩行困難なことが指摘されている．日本では徒歩何分という表示には，80 m/min の歩行速度が用いられている．

表1 20～70歳男性のMWS[7] (m/min)

	20歳代	30歳代	40歳代	50歳代	60歳代	70歳代
MWS	282.6	217.2	211.8	195.6	164.4	152.4

表2 地域在宅高齢者のMWS[8] (m/min)

	男性	女性
65～69歳	124.8	106.2
70～74歳	115.2	89.4
75～79歳	105	87.6
80歳～	85.8	67.2

7. 信頼性

1) 検者内変動，もしくは，繰り返し再現性

脳卒中を対象とした繰り返し再現性の研究では，Wade et al[9]がPearsonの積率相関係数においてr=0.89〜0.90，またListon et al[10]は級内相関係数（intraclass correlation coefficient）は，ICC=0.96であったと報告している．健常者のMWSの再現性ではICC=0.91の一致度であったと報告がある[11]．Fransen et al[12]は変形性膝関節症者を対象とし，一週間の間隔をおいた同時刻の測定でICC=0.91〜0.94，標準誤差は±0.12 m/sであったと述べている．

2) 検者間変動

脳卒中患者を対象とした検者間の測定信頼性の研究では，Pearsonの積率相関係数においてr=0.99であったとの報告がある[9]．また，アルツハイマー病患者を対象としたTappen et al[5]の研究ではICC=0.83〜0.94の一致度であったと報告されている．

3) 日内，日間変動

脳卒中患者を対象としたHolden et al[13]の研究では，15分間隔で繰り返し測定でPearsonの積率相関係数がr=0.97であったと報告している．

4) 臨床的有用性

この指標はリハビリテーション，特に理学療法の大きな目標である歩行獲得において，その歩行能力の簡便な計測方法として用いられる．また，測定値のばらつきや日内，日間変動をみることによって対象者のパフォーマンスレベルを評価する代表的な指標である．課題が歩行で，評価尺度が時間ということで対象者や検者にも理解されやすい指標である．

8. 妥当性

MWSの基準関連妥当性に関しては，高齢者の6分間テスト[14]：r=0.73，腎臓移植患者のsit-to-stand-to-sitの繰り返し動作[15]：r=0.74，筋力：r=0.54，脳卒中患者の麻痺側下肢の筋力[16]：r=0.85，歩行率・重複歩距離：r=0.75〜0.94とそれぞれ相関があることが報告されている（r：Pearsonの積率相関係数）．

予測的妥当性に関して，中村ら[17]は発症からの期間とMWSの初期値からある時期の歩行速度を約81％の精度で説明できると述べている．

9. 情報の特性

MWSの測定では所要時間は一定区間の最速移動能力を計測している．

移動能力の評価としては簡便で，信頼性，妥当性にも優れており，世界的に広く使われている指標である．一方，本パラメータは時間・距離因子を定量化したものであり，歩容や心循環系の

反応等の情報は含まれない．

10. 使用上のポイント

1） 準備

道具：100分の1秒をデジタル表示できるストップウォッチ，記録用紙，筆記用具

場所：平坦で滑りにくい床面上とする．距離10 mを計測区間とした場合，その両端に3 mずつの予備路を加えた計16 mの直線距離が必要となる．また，歩行路の幅は少なくとも2 m以上を確保する．10 mの計測区間の両端にテープを貼り，計測の開始線と終了線の目印とする．また，測定区間外側の予備路両端にもテープを貼り，歩行動作の開始線と終了線とする（図1）．なお，歩行路を往復して測定する場合は，計測開始線と停止線が逆になり，歩行動作開始線と終了線も同様に逆になる．計測開始・終了線と歩行動作開始・終了線のテープの色は異なったものを用いるとよい．

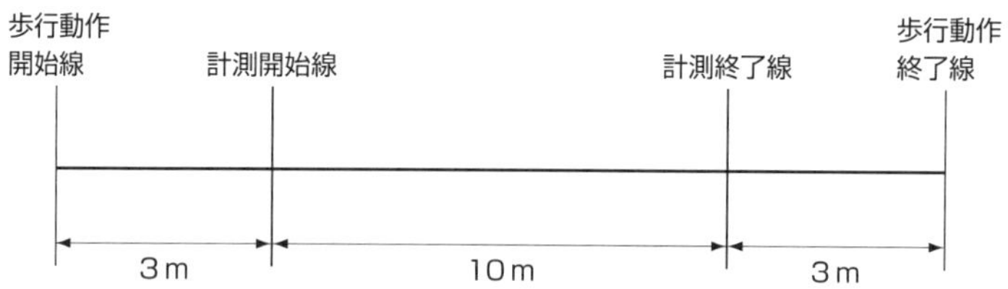

図1　10 m歩行路の例

2） 注意

① 心疾患のある対象者に対しては心拍数などのチェックが必要でありMWSでの歩行による負荷の影響を考慮する．

② 疲労に配慮し，適宜測定間に休息を入れる（休息を入れた場合は記録する）．

③ 測定中の転倒には十分に注意し，検者は常に転倒に対応できるよう心がける．

④ 測定中に検者が対象者の先を歩いて歩行をリードしたり，声がけをしてはいけない．

⑤ パフォーマンスに日内変動があったり，服薬の影響を受ける可能性のある対象者に対しては計測の時間帯を検討する必要がある．

3） 手順

① 最大努力での歩行を促すように対象者に十分な説明を行う．

② 歩行路にて測定を行う．対象者の足が計測開始線を踏むか，越えた時にストップウォッチをスタートさせ，計測終了線を越えた時にストップウォッチをストップさせる．1施行ごとに所要時間，特記事項を記入する．

③ 前述の式を用いて計算する．時間計測と同時に歩数をカウントすることにより，重複歩距離や歩行率が算出できる．

（参考）　歩行率(steps/min) = 歩数(はすう) ÷ 所要時間(s) × 60 s

重複歩距離(m) = 10 m ÷ 歩数 × 2

11. 解釈上のポイント

1) 結果の確認
- 最大努力による歩行であったかどうかを確認する場合，そのひとつの方法として前回計測した値との比較が有用である．
- MWSを連続して測定した場合，回数を追うごとに歩行速度が低下する時は疲労の影響が考えられる．
- 測定の中でMWSに，「速くなったり」，「遅くなったり」のばらつきがある場合は，対象者の集中力やモチベーションの問題が考えられる．

2) 結果の意味づけ

健常人の基準値と比較することで，歩行能力を把握できる．また，実用的には，たとえば横断歩道を渡れるかどうかや地域における活動性を予測することが可能である．経時的に計測することにより，歩行能力の推移を把握でき，また双曲線関数によって近似式を求めることができる（図2）．MWSは下肢筋力，バランス能力，Physiological Cost Index (PCI) と相関があり，対象者の移動能力を反映する指標として臨床場面で有用な情報となる．

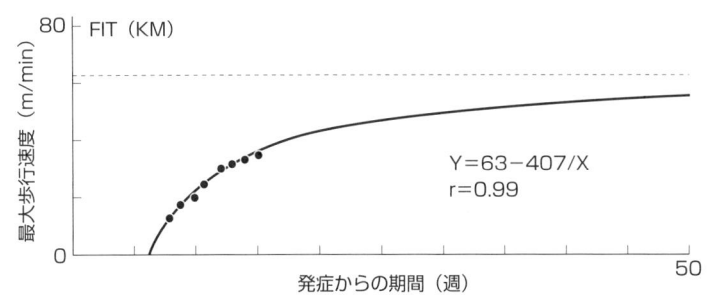

図2 発症からの期間と最大歩行速度の双曲線関数による近似[7]
（症例：女性，66歳，左片麻痺）

$Y=63-407/X$
$r=0.99$

3) 結果の活用

MWSを算出することで，介入計画立案や機能障害，機能制限への介入成果検討の資料となる．また，予後予測のパラメータとして活用し，早期の目標設定や対応が可能となる．歩容の観察，変形性関節症（osteoarthritis; OA）の痛み，脳卒中患者の筋力などの指標と関連づけて解釈することで，よりいっそう有用な情報となる．歩行補助具，下肢装具，義足の適合判定，効果判定にも活用できる．

12. 臨床活用をテーマにした文献レビューによる情報

MWSの有用性については，前述したとおり信頼性，妥当性についての検証はなされており，

小児から高齢者,脳卒中,多発性硬化症,下肢切断,リウマチ,変形性関節症,脊髄損傷,パーキンソン病などを対象とした多くの報告がある.

Bohannon et al[18]は17名の脳卒中患者の歩行速度と麻痺側膝伸展peakトルクを1回/1日,2日間計測した結果,両者の間にPearsonの積率相関係数でそれぞれr=0.605, r=0.564の相関を認めたとを報告している.

Potter et al[1]は3カ月以上老人病院を利用している161名の老人を対象として,歩行速度とADL(Activities of Daily Living)(Barthel index; BI)の関係を調査し,21〜33 m/minの歩行速度の対象者はすべてのADLが自立し,BIとも相関があったと報告している.このように基準関連妥当性の指標として用いた研究は多く報告されている.

介入効果の指標としては,慢性期の脳卒中患者に対する麻痺側下肢の週3回の筋力トレーニングを4週間行った結果,devicesを使わない歩行においてコントロール群より有意に歩行速度が改善したという報告[19]や,脊髄不全損傷患者の機能的電気刺激(FES)を利用した歩行練習が,長期的な歩行速度の改善に有用であったとの報告[20]などがある.

Nancy at el[21]は急性期の脳卒中患者の歩行速度測定の有用性を検討している.50名の対象者に対して,5 m, 10 mの歩行路と快適,最速の2つの歩行速度を設定・計測し,BI, Functional Balance Scale, Timed "Up & Go" testなどの指標を含めて歩行速度計測の有用性を検討した.その結果,発症後1〜5週の急性期患者のdisability measuresでは5 m歩行路の快適歩行が最も機能的予測の感度がよかったと述べているとともに,重症度の高い対象者では歩行速度より他のdisability measuresの方が適していたと述べている.

本邦でも,MWSの決定因は年齢,下肢筋力および立位バランスであることや[22],10 m MWSを用いたコンピュータ支援訓練法(Computer-Assisted Gait Training; CAGT)[23]など多くの研究が報告されている.

．．

文献

1) Potter JM et al：Gait speed and activities of daily living function in geriatric patients. Arch Phys Med Rehabil 76：997-9, 1995.
2) Wade DT：Measurement in neurological rehabilitation. New York, Oxford University Press：1996.
3) Salbach NM et al：Responsiveness and predictability of gait speed and other disability measures in acute stroke. Arch Phys Med Rehabil 82：1204-12, 2001.
4) Fransen M et al：Reliability of gait measurement in people with osteoarthritis of the knee. Phys ther 77：944-953, 1997.
5) Tappen RM et al：Reliability of physical performance measures in nursing home residents with Alzheimer's disease. J Gerontol A Biol Sci Med Sci 52：M 52-5, 1997.
6) Finley FR et al：Locomotive characteristics of urban pedestrians. Arch Phys Med Rehabil 51：423-426, 1970.
7) 衣笠 隆,他：男性(18-83歳)を対象とした運動能力の加齢変化の研究.体力科学43：343-351, 1994.
8) 古名丈人,他：都市および農村地域における高齢者の運動能力.体力科学44：347-356, 1995.

9) Wade DT et al：Walking cycle after stroke; Measurement and recovery over the first 3 months. Scnnd. J. Rehab. Med 19：25-30, 1987.
10) Liston RA et al：Reliability and validity of measures obteined from stroke patients using the Balance Master. Arch Phys Med Rehabil 77：425-30, 1996.
11) Bohannon RW et al：Confortable and maximum walking speed of adults aged 20-79 years：reference values and determinants. Age Ageing 26：15-19, 1997.
12) Fransen M et al：Reliability of gait measurements in people with osteoarthritis of the knee. Phys Ther 77：944-953, 1997.
13) Holden MK et al：Clinical gait assessment in the neurologically impaired. Reliability and meaningfulness：Phys ther 64：35-40, 1984.
14) Harada ND et al：Mobility-related function in older adults：assessment with a 6-minute walk test. Arch Phys Med Rehabil 77：425-30, 1999.
15) Bohannon RW et al：Deficits in low extremity muscle and gait performance among renal transplant candidates. Arch Phys Med Rehabil 76：547-51, 1995.
16) Bohannon RW et al：Nuture reliability and predictive value of muscle performance measures in patients with hemiparesis following stroke. Arch Phys Med Rehabil 73：721-5, 1992.
17) 中村隆一, 長崎　浩, 細川　徹・編：脳卒中の機能評価と予後予測. 医歯薬出版, 1993.
18) Bohannon RW et al：Correlation of knee extensor muscle torque and spasticity with gait speed in patients with stroke. Arch Phys Med Rehabil 71：330-333, 1995.
19) Dean CM et al：Task-related circuit training improves performance of locomotor tasks in chronic stroke: a randomized controlled pilot trial. Arch Phys Med Rehabil 81：409-17, 2000.
20) Ladouceur M et al：Functional electrical stimulation-assisted walking for persons with incomplete spinal injuries: longitudinal changes in maximal overground walking speed. Scnnd. J. Rehab. Med 32：28-36, 2000.
21) Nancy MS et al：Responsiveness and predictability of gait speed and other disability measures in acute stroke. Arch Phys Med Rehabil 82：1204-12, 2000.
22) 宮　秀哉：脳卒中片麻痺患者の歩行訓練初期における最大歩行速度の決定因. リハ医学33：222-227, 1996.
23) Kenji Suzuki et al：Determinants and predictors of the maximum walking speed during Computer-Assisted Gait Training in hemiparetic stroke patients. Arch Phys Med Rehabil 80：179-82, 1999.

（諸橋　勇・半田健壽）

6-Minute Walking Distance（6 MD）
→6分間歩行距離

1. 評価指標の名称

正式名称：6-Minute Walking Distance
略称：6 MD または 6MWT
日本語名称：6分間歩行距離

2. 原典

Butland RJ, Pang J, Gross ER et al：Tow-six and 12-minute walking test in respiratory disease. BMJ 284：1607-1608, 1982.

3. 開発経緯

1968年，Cooperは健常若年男性を対象にして12分間の走行距離で最大酸素摂取量（$\dot{V}O_2$ max）を推定する12分間走行距離テストを考案した[2]．これをヒントに1976年，McGavinが慢性気管支炎の患者を対象に12分間歩行試験（12-Minute Walking Test：12 MWT）を考案した[3]．それ以降，10分間，6分間，2分間などさまざまな方法が用いられてきたが，Solway et alは最近のレビューで6 MWTが簡便性，患者への負担度，日常生活の評価において最も優れていることを報告している[4]（本書では6MWTでなく6MDで表記を統一しているが，両者は同じものである）．

4. 適用

健常高齢者，心疾患や呼吸器疾患の患者

5. 構成

評価の視点：最大歩行距離が$\dot{V}O_2$ maxと相関（r＝－0.73, P＜0.001）する．
1）尺度：歩行距離
2）算出方法：$\dot{V}O_2$ max＝0.006×distance（feet）＋3.38で予測できると報告されている．

第5章 機能的制限/6-Minute Walking Distance（6 MD）

6. 基準値

学会等で承認された基準値はないが，下記の式が予測式として良く用いられている[5]．
　　男性：6 MD＝（7.57×身長 cm）−（5.02×年齢）−（1.76×体重 kg）−309 m
　　女性：6 MD＝（2.11×身長 cm）−（2.29×体重 kg）−（5.78×年齢）＋667 m

7. 信頼性

1） 検者内変動，もしくは，繰り返し再現性

ほとんどの臨床において事前練習は必要ではないが，考慮すべき点もある．470名の重症慢性閉塞性肺疾患（Chronic Obstructive Pulmorary Disease; COPD）患者を対象に2日間にかけて2回6 MDを実施し，2回目の6 MDがわずかに66フィート（5.8%）高い値を示したとの報告がある[6]．また20〜80歳の健常者79名に4回6 MDを実施し，84%の対象者が1回目のテストで最大値（平均698±96 m）を示したとの報告がある[7]．テストの再現性に影響を及ぼす要因として励まし（声かけ）があげられる．Guyatt et alは励まし（声かけ）の影響により30.5 mの増加が認められ，治療効果を謳っている他の研究報告の6 MD結果と類似していることを報告している[8]．そのため6 MD実施に際し，励まし（声かけ）の種類，時間，頻度などの標準化が必要であり，通常は1分ごとに後述の励まし（声かけ）を行い，それ以外の言葉はかけないようにする必要がある．

2） 検者間変動

6 MDを実施する検者は，テストに習熟しておくべきであり，臨床における効果判定などテスト実施は1検者のみで行う．

3） 日内，日間変動

日内，日間変動についてRoomi et alはCOPD患者を対象に6 MDを2〜10日あけて実施し，歩行距離の差は0.65 mであったことを報告している[9]．またTroosters et alはCOPD患者27名を対象に2回の事前練習後3回目の6 MDを実施し，有意な歩行距離の増加は認められず（10±41 m, p＝0.22），1回の事前練習で妥当であると報告している[10]．よって事前練習は必ずしも必要としないが，事前練習を実施する場合は少なくとも1時間あけて行い，高い値を測定値とする．

4） 臨床的有用性

リハビリテーションなど治療介入によって，6 MDの歩行距離の増加が期待されるが，Redelmeier et alは臨床的に有意な改善は54 mであると報告している[11]．また臨床的に改善があったとされる最低値は30 mとの報告もある[12]．6 MDは中等症から重症までの呼吸循環器系疾患患者において治療効果を最も反映するテストであり，簡便で，特別な器具を必要としないことから，臨床や研究に広く用いられている．

8. 妥当性

種々の歩行テスト中でも6MDは妥当性(validity)および反応性(responsiveness)は良い.
1) 表面妥当性
COPDを対象とした歩行距離とトレッドミルなどで測定された$\dot{V}O_2$ maxとに高い相関が認められている.
2) 基準関連妥当性
歩行距離とトレッドミルで測定した$\dot{V}O_2$ maxとには高い相関がある.

9. 情報の特性

日常生活における機能障害の重症度を評価できるが,peak$\dot{V}O_2$の決定や運動制限因子を解明するものではない.

10. 使用上のポイント

1) 準備
検査は室内の人の往来がほとんどない平坦な場所で,歩行コースは30m以上の長さが必要である.
必要な備品
① ストップウォッチ
② 小さなコーン2個(方向転換用)
③ 椅子
④ 記録用紙(Borgスケールの表を含む)
⑤ 簡易型除細動器があれば望ましい
2) 注意
中止基準
① 胸痛
② 耐えられない呼吸困難
③ 下肢の痙攣
④ ふらつき
⑤ 多量の発汗
⑥ 顔面蒼白あるいはチアノーゼの出現
3) 手順
① 再検査は同一時間に行う.

② 対象者は少なくともテスト前10分間，スタートライン付近で椅子に座り安静にしておく．この間に検者は，禁忌となる項目がないかをチェックし脈拍，血圧を測定する．

③ パルスオキシメトリーは必須ではない．もし，パルスオキシメータを使う場合は，測定値が安定しているか確認してベースラインの心拍数と酸素飽和度（SpO_2）を測定・記録する．

④ 運動中のSpO_2の継続的なモニタリングは必要ではない．もしパルスオキシメータを装着する場合は，歩行の妨げにならない軽量なものを使用する．

⑤ 対象者を起立させ，ベースラインの呼吸困難と全体的な疲労感をBorgスケールで測定する．

⑥ 対象者に次のように説明する．

> 「このテストの目的は，6分間できるだけ距離を長く歩くことです．この片道を今から往復します．6分間は長いですが，努力してください．途中で息切れがしたり，疲労するかもしれません．必要ならペースを落としたり，立ち止まったりしてもかまいません．壁にもたれかかって休んでもかまいませんが，できるだけ早く歩き始めてください．
> コーンで方向転換し往復歩行します．コーンを素早く回り，往復して下さい．これから私が実際にやってみます．見ておいて下さい．」

ここで検者自身が1往復し，歩行とコーンの素早い回り方を示す．

> 「検査を始めます．いつでもできるようにして下さい．」
> 「準備はよろしいですか．往復回数を計算するために，このカウンターをこれから使います．あなたがこのスタートラインで方向転換する毎に，カウンターを押します．この歩行テストの目的は6分間できるだけ距離を長く歩くことだということをもう一度思い出して下さい．決して走らないで下さい．」

⑦ 対象者をスタートラインに立たせる．検者はテストの間，スタートラインの近くに立って，対象者と一緒に歩かない．対象者が歩き始めたら，同時にストップウォッチをスタートする．

⑧ 歩行中，検者は誰にも話しかけない．対象者への声かけは決まった言葉で，一定の声の調子で行う．注意を集中し対象者を観察し，往復回数を間違えないようにする．

> テスト中の時間毎の声かけは以下の通り行います．
> 最初の1分「うまく歩けていますよ．残り時間はあと5分です」
> 2分後「その調子を維持してください．残り時間はあと4分です」
> 3分後「うまく歩けていますよ．半分が終了しました」
> 4分後「その調子を維持してください．残り時間はもうあと2分です」
> 5分後「うまく歩けていますよ．残り時間はもうあと1分です」

⑨ 声かけにこの言葉以外は使わない．
⑩ もしテスト中に対象者が歩行を中断，もしくは休息が必要となったら次のように伝える．

> 「もし必要なら壁にもたれかかって休むこともできます．大丈夫と感じたらいつでも歩き続けて下さい．」

⑪ その間もストップウォッチは止めない．もし対象者が6分経過しないうちに中断したり，テストの継続を拒否したら患者が座れるように椅子を移動し，テストを中断する．そして記録用紙に距離，中断した時間，中止理由を記録する（継続できないと判断した場合も同様）．

⑫ 残り15秒を示したら対象者に次のように伝える．

> 「もうすぐ止まって下さいと言います．私がそういったらすぐに立ち止まってください．」

⑬ ストップウォッチが6分を示したら次のように伝える．

> 「止まって下さい」

⑭ 歩行を終了し，もし疲れているようであれば椅子を準備する．歩行を中断した床のポイントに目印を付ける．

⑮ テスト後：歩行後のBorgスケールの呼吸困難と疲労レベルを記録し，次のように尋ねる．

> 「もうこれ以上歩けない理由が何かありましたか」

⑯ もしパルスオキシメータを使っていたら，SpO_2 と脈拍数を記録し，センサーを取り外す．
⑰ 総歩行距離を計算し，記録用紙に記録する．
⑱ 対象者の努力に謝辞を述べる．

11. 解釈上のポイント

6 MDより得られる結果は，最高酸素摂取量や症候限界時の息切れ原因の鑑別，運動制限因子や機序を決定するものではなく，呼吸循環器系システム，末梢循環，血液，神経筋ユニット，末梢骨格筋代謝能を含む全システムの運動時反応（応答）を全体的に評価するものである．しかし，呼吸器疾患の場合，エネルギー供給系における肺換気・ガス交換能の障害（中枢要因）や末梢骨格筋の筋力低下，筋代謝能低下（末梢要因）によって運動が制限される．6 MDの結果から運動制限因子は中枢要因か末梢要因かは鑑別できないが，歩行能力というパフォーマンスとして評価される．これに関して大池らは6 MDは日常生活における移動能力に影響を及ぼすことを報告している[13]．したがって6 MDから得られる結果は，呼吸循環器障害患者において亜症候限界レベルにある日常生活活動を反映する指標として解釈される．さらに最高酸素摂取量と有意な相関（相関係数：$r=0.73$）を示すことから[14]，運動耐容能を反映する指標としても解釈される．

第5章　機能的制限/6-Minute Walking Distance (6 MD)

12. 臨床活用をテーマにした文献レビューによる情報

運動能の客観的評価として Cooper によって 12 MD が開発され[2]，さらに McGavin et al によって慢性呼吸器疾患患者の運動能評価に適する報告がなされた[3]．しかし 12 MD は負担があまりに大きく，12 MD と同様，$\dot{V}O_2$ max と相関があることが Butland et al によって示され[1]，6 MD が用いられるようになった．6 MD と $\dot{V}O_2$ max の関係について Cahalin et al は呼吸器疾患患者を対象に検証しており，6 MD は $\dot{V}O_2$ max と高い相関関係（r＝0.73）にあることを示している[15]．また呼吸，心疾患の小児患者を対象とした Nixon et al も，6 MD は $\dot{V}O_2$ max と有意な相関関係（r＝0.70）にあることを示している[15]．再現性については前述の Roomi et al の報告[9]をはじめ，Opasich et al の心疾患患者を対象とした報告がなされている[16]．彼らは同日 30 分間あけて実施した 6 MD の結果（歩行距離）は 2 日間にわたり続けて実施した 6 MD の結果と同等であることを示した．しかし再現性に影響を及ぼす要因として励まし（声かけ）が Guyatt et al に指摘されている[8]．呼吸器および心疾患患者を対象とした彼らの報告によると，励まし（声かけ）によって歩行距離が平均 30.5 m と有意に増加している．したがって 6 MD 実施の際は，標準化された励まし（声かけ）が必要である．

6 MD は臨床において治療の効果判定にも用いられるが，臨床的に改善があると認められる歩行距離は Redelmeier et al が COPD を対象に示した 54 m である[11]．

以上のように 6 MD は簡便で日常生活活動をよく反映し，最大酸素摂取量と相関関係にあることから日常生活活動における身体機能のパフォーマンス，運動耐容能の指標として広く用いられている．しかし簡便であるがゆえ研究において 6 MD の実施方法が一定ではなく結果にさまざまなバイアスがかかっていることが問題であった．近年，ATS（American Thoracic Society）より 6 MD ガイドラインが公表され[17]，6 MD の実施方法が標準化された．今後，臨床および研究の場において標準化された 6 MD によって治療効果の判定や他の研究との比較がより正確に行えることが期待される．

文献

1) Butland RJ, Pang J, Gross ER et al：Tow-six and 12-minute walking test in respiratory disease. BMJ. 284：1607-1608, 1982.
2) Cooper KH：A means of assessing maximal oxygen intake：correlation between field and treadmill testing. JAMA 203：201-204, 1968.
3) McGavin CR, Gupta SP, McHardy GJR：Twelve-minute walking test for assessing disability in chronic bronchitis. BMJ 1：822-823, 1976.
4) Solway S, Brooks D, Lacasse Y et al：A qualitative systematic overview of the measurement properties of functional walk test used in the cardiorespiratory domain. Chest 119：256-270, 2001.
5) Enright PL, Sherrill DL：Reference equations for the six-minute malk in healthy adults. Am J Respir Crit Care Med. 1998 Nov; 158(5 Pt 1)：1384-1387.

6) Weiss RA et al：Six minute walk test in severe COPD：reliability and effect of walking course layout and length. Paper presented ACCP Conference; September 2000; San Francisco.
7) Gibbons WJ, Fruchter N, Sloan S et al：Reference values for a multiple repetition 6-minute walk test in healthy adults older than 20 years. J Cardiopulm rehabili 21：87-93, 2001.
8) Guyatt GH, Pugsley SO, Sullivan MJ et al：Effect of encouragement on walking test performance. Thorax 39：818-822, 1984.
9) Roomi J, Johnson MM, Waters K et al：Respiratory rehabilitation, exercise capacity and quality of life in chronic airways disease in old age. Age Ageing 25：12-16, 1996.
10) Troosters T, Gosselink R, Decramer M：Six minute walking distance in healthy elderly subjects. Eur Respir J 14：270-274, 1999.
11) Redelmeier DA, Bayoumi AM, Goldstein RS et al：Interpreting small differences in functional status：the six minute walk test in chronic lung disease patients. Am J Respir Crit Care Med 155：1278-1282, 1997.
12) Guyatt GH, Townsend SO, Pugsley JL et al：Bronchodilators in chronic air-flow limitation. Am Rev Resipr Dis 135：1069-1074, 1987.
13) 大池貴行，濱崎広子，栗田健介，他：慢性閉塞性肺疾患者における下肢筋力と運動耐容能，日常生活動作との関連性．日本呼吸管理学会誌 10：352-355, 2001.
14) Cahalin L, Pappagianopoulos P, Prevost S et al：The relationship of the 6-min walk test to maximal oxygen consumption in transplant patients with end-stage lung disease. Chest 108：452-459, 1995.
15) Nixon PA, Joswiak ML, Fricker FJ：A six-minute walk test for assessing exercise tolerance in severely ill children. J Pediatr 129：362-366, 1996.
16) Opasich C, Pinna GD, Mazza A et al：Reproducibility of the six minute walking test in patients with chronic congestive heart failure：practical implications. Am J Cardiol 81：1497-1500, 1998.
17) ATS statement：guidelines for the six-minute walk test. Am J Respir Crit Care Med 166：111-117, 2002.

（千住秀明）

Physiological Cost Index（PCI）
→生理的コスト指数

1. 評価指標の名称

正式名称：Physiological Cost Index
略称：PCI
日本語名称：生理的コスト指数

2. 原典

MacGregor J：The objective measurement of physical performance with long term ambulatory physiological surveillance equipment（LAPSE）. Proceedings of the Third International Symposium on Ambulatory Monitoring. London, Academic Pr, pp 29-39, 1979.

3. 開発経緯

　活動時のエネルギー消費の指標には酸素摂取量が用いられるが，測定機器の特性上，測定はトレッドミルや自転車エルゴメータなどを用いた測定室内に限られる．そのため，小児や歩行障害を有する対象者では測定は困難であり，日常生活に準じた場面で測定することは難しい．そこで，1979年，MacGregorが日常生活に準じた状態で身体活動に伴う生理的なコストを測定する方法としてPCIを提唱した[1]．これには，心拍数と体幹の加速度を長時間記録できる小型の装置が開発されたことが背景にあった．

4. 適用

　持続した歩行が可能であり，安静時と運動時の心拍数の変化を捉えることができる対象であれば基本的に適用可能である．

第 5 章　機能的制限/Physiological Cost Index（PCI）

5. 構成

1) 評価の視点

PCI は，一定時間継続して歩行した時のエネルギー効率を間接的に測定する指標であり，歩行速度，安静時および歩行時の心拍数より算出する．

2) 尺度

PCI は比率尺度として扱うことができる．

3) 算出方法

PCI の算出に用いられる変数は歩行速度と心拍数（heart rates; HR）であり，以下の式により算出する．

$$\mathrm{PCI（beats/m）} = \frac{\text{歩行時心拍数} - \text{安静時心拍数（beats/minute）}}{\text{歩行速度（m/minute）}}$$

6. 基準値

PCI について明確な基準値は示されていない．PCI は対象者自身が選択した好ましいと感じる歩行速度（preferred gait）において最小になることから，この値が基準とされる．MacGregor の報告では，健常成人の場合，0.11〜0.51（beats/m）であった[1]．表 1 に年齢区分による PCI の報告を示す．異なる年齢層でもほぼ同様の値が示されている．

表 1　年齢区分毎の PCI

年　齢	対象者数	PCI（beats/m）		
		全　体	男　性	女　性
3〜12[2]	72	0.38 ± 0.11		
11〜15[3]	54	0.35 ± 0.09	0.33 ± 0.09	0.37 ± 0.09
16〜60[3]	40	0.36 ± 0.08	0.31 ± 0.07	0.40 ± 0.07

（平均 ± 標準偏差）

7. 信頼性

1) 検者内変動，もしくは，繰り返し再現性

Bailey et al は健常成人を対象に PCI の再現性を調べた結果，検査 - 再検査間の相関係数が 0.868，差の平均が 0.08（14.5%）であり，再現性は良好であると述べた[4]．島田らは脳卒中患者を対象に再現性を調べ，級内相関係数（intraclass correlation coefficient; ICC）が 0.90 と高く，変動係数は 11.3 ± 5.4% であったと報告した[5]．これに対し，Hood et al は健常成人を対象とし

た報告でICCが0.744であり，smallest detectable difference（SDD）も42.4%と高く再現性が乏しいと述べた[6]．脊髄損傷者のPCIを測定したIJzerman et alの報告でも，ICCは0.92で良好だがSDDが41.8%と高い点を指摘した[7]．また，Boyd et alは測定時にばらつきが生じる要因として，測定中，定常状態がみられないケースがあることをあげている[8]．以上のごとく，PCIの再現性については肯定的，否定的な両面の報告がみられる．

2） 検者間変動

PCIは用いる変数の特性により，検者間の変動よりも測定環境やプロトコールの違いなどの施設間による変動のほうが大きくなると考えられる．

3） 臨床的有用性

PCI測定は，ストップウォッチとテレメータ式心電計，それに1周25〜30mの歩行路があれば実施可能である．再現性については，それぞれの測定条件で確認する必要があるが，プロトコール，測定環境を考慮すれば，臨床的な有用性は高い．

8. 妥当性

PCIは，submaximal levelでの運動時の酸素摂取量（$\dot{V}O_2$）とHRの間に直線的関係が成り立つ，というÅstrandの報告[9]を前提にしている[2-4]．この条件下であれば，PCIは，歩行時のエネルギー消費を表していると考えられ，表面妥当性が認められる．また，PCIと$\dot{V}O_2$，oxygen cost（単位体重歩行距離あたりの酸素摂取量），METs（metabolic equivalents）との間に高い相関関係がみられたとする報告[10-12]が多いことから基準関連妥当性も認められる．

9. 情報の特性

PCIは，歩行遂行能力とエネルギー消費に関する2種類の変数が含まれた指標であり，PCIが低いほど単位歩行距離あたりのエネルギー消費が低いことを示す．このことは，エネルギー消費の側面からみた歩行の効率が高いことを意味する．

10. 使用上のポイント

MacGregorの方法では，8の字の歩行路を200m歩くことによって求めているが，諸家の報告ではあらかじめ設定した時間を歩いて距離を求める方法が多く，そのほとんどは3〜5分間を採用している．

1） 準備

歩行路には，1周25〜30mの8の字，長方形，楕円形などを用いる．測定機器は，ストップウォッチとテレメータ式心電計である．

2) 注意

測定にあたっては，以下の配慮が必要である．

① 心拍数は自律神経系の影響を受けるので，精神的な緊張や室温，投与薬剤など種々の因子に留意する．

② 初めての歩行路では，あらかじめ練習をして歩行路や測定環境に慣れることが必要である．

3) 測定手順

① 心電計の電極を装着し，安静を保った後，設定した距離，または時間内で歩行する．

② 安静時のHR，歩行終了前のHR，歩行速度より，前述の式を用いてPCIを算出する．

11. 解釈上のポイント

1) 結果の確認

PCIを計算する際には，歩行時のHRが定常状態になっているか確認する．

2) 結果の意味づけ

MacGregorは歩行速度とPCIの散布図から分布状態を4分割し，その特徴をあげた．すなわち歩行速度，PCIとも良好なI群，PCIは良好だが，歩行速度が制限されたII群，歩行速度，PCIの両面で障害があるIII群，歩行速度は良好だが，PCIが高いIV群である．これらの移行の状態を調べることにより，経過や治療効果を判断できる点も強調した[1]．また，清水らは速度の異なる5種類の測定を行い，歩行速度を従属変数，PCIを独立変数とした二次曲線の近似式を求めた．そして，近似式の係数の変化が質的な変化を表す可能性を示唆した[13]．

3) 結果の活用

経時的変化の把握，義肢装具や種々の治療の効果判定などに活用される．また，屋外歩行実用群と非実用群を判別する因子としても有用性の高いことが報告されている[14]．

12. 臨床活用をテーマにした文献レビューによる情報

PCIを用いた報告は，小児[2]から成人[3]まで幅広く，歩行障害を有する対象においても，脳卒中[14-16]や切断[17]，脊髄損傷[18]，関節リウマチ[1]，脳性麻痺[19]，変形性股関節症[10]など多様である．運動療法[20]，義肢装具[15,21]，機能的電気刺激[16,18]などの効果の判断材料としても用いられている．

今田ら[15]は脳卒中片麻痺患者を対象にAFO（Ankle Foot Orthosis）装着時と非装着時のPCIを測定したところ，前者のPCIが有意に減少し，特に最大歩行速度の遅い例でAFO装着によるPCIの減少が大きくなる傾向がみられたと報告した．和田ら[10]は，変形性股関節症患者17例のPCIを測定し，double productsの増加率との間に有意な相関（$r=0.7872$, $p<0.01$）が認められたことから，心仕事量との関連性を示唆した．Taylor et al[16]は上位運動ニューロン疾患による下垂足に対して単チャンネルの電気刺激装置を継続的に使用し，その治療的効果を非刺激時のPCIによって表した．その結果，脳卒中ではPCIが平均19%減少し，継続使用による効果が認

第5章 機能的制限/Physiological Cost Index (PCI)

められたのに対し，多発性硬化症では継続使用による効果はみられなかったと報告した．

一方，テレメトリー式の呼気ガス分析装置を用いた測定結果と比較し，PCIの再現性やoxygen costとの関連性が低い場合があることを指摘する報告が散見されている[8,19]．また，Hood et al[6]は運動実施中のHRの積算値を移動距離で除した値（Total Heart Beat Index；THBI）を用いたところ，PCIよりも高い再現性が得られ，非定常状態でも有効であったと報告した．

PCIは，再現性が得られる対象と測定環境であれば，臨床における有用性が高いことは広く認められている．今後も幅広く活用されるとともに，指標の改良点についても議論がなされていくと考えられる．

文献

1) MacGregor J : The objective measurement of physical performance with long-term ambulatory physiological surveillance equipment (LAPSE). Proceedings of the Third International Symposium on Ambulatory Monitoring. London, Academic Pr, 1979, pp. 29-39.
2) Butler P, Engelbrecht M et al : Physiological cost index of walking for normal children and its use as an indicator of physical handicap. Dev Med Child Neurol 26 : 607-612, 1984.
3) Nene AV : Physiogiacal cost index of walking in able-bodied adolescents and adults. Clin Rehabil 7 : 319-326, 1993.
4) Bailey MJ, Ratcliffe CM : Reliability of Physiological cost index measurements in walking normal subjects using steady-state, non-steady-state and post-exercise heart rate recording. Physiotherapy 81 : 618-623, 1995.
5) 島田裕之，富井豊人，他：脳卒中患者におけるPCIの再現性について．理学療法科学 11 : 179-184, 1996.
6) Hood VL, Granat MH et al : A new method of using heart rate to represent energy expenditure: the Total Heart Beat Index. Arch Phys Med Rehabil 83 : 1266-1273, 2002.
7) IJzerman MJ, Baardman G et al : Validity and reproducibility of crutch force and heart rate measurements to assess energy expenditure of paraplegic gait. Arch Phys Med Rehabil 80 : 1017-1023, 1999.
8) Boyd R, Fatone S et al : High-or low-technology measurements of energy expenditure in clinical gait analysis ?. Dev Med Child Neurol 41 : 676-682, 1999.
9) Åstrand PO, Rodahl K : Textbook of work physiology: physiological bases of exercise. New York, McGraw Hill, 1986, p. 364.
10) 和田郁雄，池田　威，他：変形性股関節症患者の歩行時エネルギー消費および心仕事量の検討．総合リハ 21 : 395-399, 1993.
11) Engsberg JR, Herbert LM et al : Relation among indices of effort and oxygen uptake in below-knee amputee and able-bodied children. Arch Phys Med Rehabil 75 : 1335-1341, 1994.
12) 竹井　仁，柳澤　健，他：歩行におけるPhysiological cost indexとMETsとの関係．理学療法学 20 : 294-299, 1993.
13) 清水智英子，亀田美保，他：健常女性における歩行速度とPCIとの関係．理学療法学 22 : 449-453, 1995.
14) 横塚美恵子，中澤勝子，他：在宅脳血管障害者の屋外歩行実用度を規定する運動能力因子．理学療法科学 15 : 33-36, 2000.
15) 今田　元，鈴木堅二，他：Physiological cost indexによる脳卒中片麻痺患者の歩行機能評価．リ

ハ医学 28：491-494, 1991.
16) Taylor PN, Burridge JH et al：Clinical use of the Odstock dropped foot stimulator: its effect on the speed and effort of walking. Arch Phys Med Rehabil 80：1577-1583, 1999.
17) 鈴木堅二，中村隆一，他：PCI 測定による切断者の歩行能力評価における問題点．リハ医学 29：637-639, 1992.
18) Stein RB, Chong SL et al：Improved efficiency with a wheelchair propelled by the legs using voluntary activity or electric stimulation. Arc Phys Med Rehabil 82：1198-1203, 2001.
19) Bowen TR, Lennon N et al：Variability of energy-consumption measures in children with cerebral palsy. J Pediatr Orthop 18：738-742, 1998.
20) 大町かおり，岩月宏泰，他：歩行運動の習慣化が片麻痺患者の PCI 値に及ぼす影響．運動生理 9：38-42, 1994.
21) Chin T, Sawamura S et al：The efficacy of physiological cost index (PCI) measurement of a subject walking with an intelligent prosthesis. Prosthet Orthot Int 23：45-49, 1999.

（久家直巳）

Incremental Shuttle Walking Test (ISWT)
→漸増シャトルウォーキングテスト

1. 評価指標の名称

正式名称：Incremental Shuttle Walking Test
略称：ISWT
日本語名称：漸増シャトルウォーキングテスト

2. 原典

著者：Sally J Singh, Michael D L Morgan, Adrianne E Hardman
オリジナル：Keep fit for the lungs. The shuttle walking test
問い合わせ先：Department of Respiratory Medicine, Glenfield General Hospital, Leicester. LE3 9QP, United Kingdom. 電話＋44 116 250 2535（担当 Ann Barnacle 氏）．

3. 開発経緯

6-Minute Walking Distance は，励ましや慣れが結果に影響したり，self-paced な運動負荷試験で，負荷量が定量化されていないことから運動処方へ応用できないなど標準化の欠如の問題が指摘されていた．そこで，Singh et al は，Léger et al がスポーツ選手の体力を評価するために開発した 20 m シャトルランニングテスト（漸増標準化多段階運動負荷試験）[3] を基に，検査手順を標準化し，運動負荷量を漸増した，external-paced な運動負荷試験，ISWT を開発した[1,2]．

4. 適用

ISWT は元来，慢性閉塞性肺疾患（Chronic Obstructive Pulmonary Disease; COPD）患者の運動耐容能評価として誕生したが，原典には「このテストは幅広い範囲の多様な能力障害患者に使用できる感度の高いテスト」とあり，開発当初から各種疾患群の運動耐容能評価法として使用することが考えられていた．

5. 構成

1) 評価の視点

歩行中に生じた息切れ感や下肢疲労感が原因で指定された歩行スピードを維持できなくなるかどうかを注意深く観察する.

2) 尺度

シャトルとは「折返し運転」という意味で, 往復して1シャトルといった意味もあるが, 原典では10 mのコースを1往復すると2シャトルと計算するようになっている. つまりISWTの1シャトルは10 mである.

3) 算出方法

歩ききったレベルとそのステージで歩いた距離を記録し, 総歩行距離 (m) を算出する. たとえば, レベル7で3シャトル歩いた後で歩行を終了した場合は, 歩ききったレベルはレベル6なので, (レベル6) 33シャトル+3シャトルで, 合計36シャトル (合計歩行距離は360 m) となる.

6. 基準値

総歩行距離450 mが心臓移植の基準最高酸素摂取量 peak $\dot{V}O_2$ 14 ml/kg/min の代用[4,5]や, 慢性心不全患者の予後予測の指標になる[6]とした欧米のデータがある. COPD患者に対する基準値は示されていない. また, 日本人の基準値も報告はない.

7. 信頼性

1) 検者内変動, もしくは, 繰り返し再現性

COPD患者では, ISWTの総歩行距離は初回時と2回目に有意な差があるが, 2回目と3回目の総歩行距離の相関係数は0.98ときわめて高く, 差はわずか2 mで高い再現性を示している[1]. また, 高齢COPD患者群[7], 慢性心不全患者[8], 心移植患者[4], ペースメーカー挿入患者[9], 進行したがん患者[10], 慢性腰痛患者[11], 腰部脊柱管狭窄症患者[12]でも高い再現性が認められている.

2) 検者間変動

報告はない.

3) 日内, 日間変動

報告はない.

4) 臨床的有用性

運動処方や持久力テストの指標, さらには各種治療の効果判定に使用されている.

第5章 機能的制限/Incremental Shuttle Walking Test (ISWT)

8. 妥当性

1) 表面妥当性
報告はない．

2) 構成概念妥当性
ISWT に3ステージ加えた modified shuttle test の構成概念妥当性が報告されている[13]．この報告では20人の安定した嚢胞性肺線維症患者に対して，modified shuttle test とトレッドミルを用いた症候限界性運動負荷試験を行い，modified shuttle test の最大歩行距離と最高酸素摂取量との間に，強い正の相関関係（$r=0.95$）を認めている．また，最高酸素摂取量を求める回帰式（peak$\dot{V}O_2 = 6.83 + 0.028 \times$ modified shuttle test の最大歩行距離）が示されている．

3) 基準関連妥当性
COPD 患者では peak $\dot{V}O_2$ との相関係数が 0.88 と強い相関関係を認めている[2]．また，慢性心不全患者でも相関係数は 0.73～0.83 と強い相関関係を認めている[4,5,8]．

9. 情報の特性

ISWT で得られる情報は，運動耐容能の一指標としての総歩行距離，運動終了時の主観的運動強度，息切れ感，モニター心電図による最大心拍数，経皮的酸素飽和度の変化がある．ISWT では12誘導心電図や呼気ガス分析装置などを装着することができないために，心疾患や呼吸器疾患の鑑別診断としては使用できない．また，歩行速度が漸増していくために対象者が単に歩行スピードについていくことができなくて終了することがあり，運動制限因子が明確に判定できないのが問題点である．

10. 使用上のポイント

1) 準備
日本語訳が長崎大学医学部保健学科理学療法学専攻・千住研究室から発売されている（千住秀明，Sue C Jenkins，高橋哲也．シャトルウォーキングテスト，教本・テスト CD．定価 5,000円）．必要な道具は，10m 以上の平らで滑らない場所，CD プレイヤー，ISWT の CD，運動のできる適当な履き物，10m 測定できるメジャー，円錐形の標識（コーンなど）である．円錐形の標識は急な方向転換を避けるために 10m のコースの端から 0.5m 離して置く必要がある．

2) 注意
CD からの発信音によって歩行スピードがコントロールされているために，CD プレイヤーが正確に発信音を再生するか定期的にキャリブレーションを行う必要がある．また，準備運動を忘れずに行う．レベル1では，非常にゆっくりした速度に歩調を合わせられるように，検者が対象

第5章 機能的制限/Incremental Shuttle Walking Test (ISWT)

者と並んで歩くこと．

3）手順

可能な限りISWTを標準化するために，CDのはじめの部分に収録されている対象者へのテストの説明を対象者に聞いてもらう．誤解があればそれを正してから以下のように追加の説明をする．（Sue Jenkins博士が運営するSir Charles Gairdner Hospitalの呼吸リハビリテーションプログラムで使用されているマニュアルから，日本語版ISWTに対象者への説明として追加されたもの）「このテストではできるだけ最大の努力をしてください．つまり，できるだけ長く，歩きつづけられるだけ歩いてください．息切れがひどくなったり，歩行速度が維持できなくなれば，歩くことをやめてもかまいません．酸素飽和度がひどく低下した場合は，私のほうからテストを中止します．テストが終了しても酸素飽和度，心拍数が正常に戻るまで，座らないでください」

テストの中止基準：テストの中止基準は以下のように定められている．

① 対象者自身によるテストの中止基準：あまりにも息切れが強くなってCDのスピードについていけなくなった時．

② 測定者によるテストの中止基準：決められた時間内に10mのコースを歩ききれなかった時，すなわち，発信音が鳴った時，標識より0.5m以上離れている場合．もし，発信音が鳴った時（10mのコースを歩ききれなくても），患者が標識から0.5m以内であれば，次の10mで遅れた距離を取り戻す機会を対象者に与える．対象者が遅れた分の距離を取り戻すことができなければテストは終了となる．

テストのコツ：歩ききったレベルとそのステージで歩いた距離は必ず記載しておく．総歩行距離に加えて，心拍数，Borgスケール，血圧，呼吸数，酸素飽和度をテスト前後に測定しておく．また，テストの終了理由を聴取し記載しておくことも有用である．

テスト中は検者から対象者に必要以上に声をかけるようなことはしてはいけない．ただし，対象者が信号音以前に標識まで歩いた時は標識の前で待つように「次の信号が聞こえるまでここで止まってください．信号音が鳴ったらまた歩き始めてください」と指示する．また，信号音が3回鳴ったら「これから歩行速度が速くなります」と知らせる．さらに，一般的な勇気づけとして最初のスピード維持に失敗した時（標識から50cm以内離れている時）に，「遅れています．速度をもっと上げてください」と指示をすることが許可されている．

11. 解釈上のポイント

1）結果の確認

総歩行距離は完全に歩ききることができたシャトルの数から計算する．36シャトルと3m歩くことができたとしても，3mは除外して，36シャトル（360m）が総歩行距離となる．

2）結果の意味づけ

ISWTの総歩行距離から最高酸素摂取量の予測が可能である[2]．

$$予測最高酸素摂取量(ml/kg/min) = 4.19 + 0.025 \times ISWTの総歩行距離(m)$$

3) 結果の活用

COPD患者や心疾患患者に対する各種治療前後の運動耐容能評価として用いられ，治療効果の判定に使用される．最近では腰痛患者の治療効果の判定[11]や心疾患患者の予後予測[6]にまで活用範囲は広がっている．また，前出の予測最高酸素摂取量の85%が得られると予想される歩行速度を逆算し，その歩行速度で何分間歩くことができるかといった持久力シャトルウォーキングテストが開発されている[14]が，一般的ではない．

12. 臨床活用をテーマにした文献レビューによる情報

Singh[15]は，慢性閉塞性肺疾患患者の運動耐容能評価として臨床上よく使用されているフィールドウォーキングテスト（6分間歩行距離や12分間歩行距離など）の発展の経緯や問題点について論じている．特に，フィールドウォーキングテストの標準化の欠如や再現性の問題点，アウトカムへの影響因子などが簡潔にまとめられている．これらのフィールドウォーキングテストの特徴をふまえて，ISWTがどのような経緯で誕生したのか，またISWTの実際から応用までがまとめられている．この文献によるとISWTを最初に発表したのは同じグループのScottとされている[16]．

Solway et al[17]は，1966年から2000年1月までのMEDLINEと1982年から1999年12月までのCINAHLから，呼吸器循環器疾患患者に絞って，2分間歩行距離（5論文），6分間歩行距離（29論文），12分間歩行距離（13論文），自己ペース歩行テスト（6論文），シャトルウォーキングテスト（4論文）の妥当性，信頼性，反応性などを調査し，その結果をまとめている．特に論文数の多い6分間歩行距離における最高歩行距離と最大酸素摂取量との相関係数は0.51～0.90で，54mが各種治療における臨床的有意な改善として報告されている．また高い再現性を得るためには少なくとも2回の練習が必要で，手術後の合併症や再入院，死亡率の予測にも6分間歩行テストにおける最高歩行距離が有用であることが紹介されている．ISWTについては再現性や妥当性，可能性（feasibility）を検討した論文が紹介されて，最後に持久力シャトルウォーキングテストについて検討した論文[14]も紹介されている．

文献

1) Singh SJ, Morgan MD et al：Development of a shuttle walking test of disability in patients with chronic airways obstruction. Thorax 47(12)：1019-24, 1992.
2) Singh SJ, Morgan MD et al：Comparison of oxygen uptake during a conventional treadmill test and the shuttle walking test in chronic airflow limitation. Eur Respir J 7(11)：2016-20, 1994.
3) Léger LA, Lambert J：A maximal multistage 20-m shuttle run test to predict VO2 max. Eur J Appl Physiol Occup Physiol 49(1)：1-12, 1982.
4) Lewis ME, Newall C et al：Incremental shuttle walk test in the assessment of patients for heart transplantation. Heart; 86(2)：183-7, 2001.
5) Morales FJ, Martinez A et al：A shuttle walk test for assessment of functional capacity in chronic heart failure. Am Heart J 138(2 Pt 1)：291-8, 1999.

6) Morales FJ, Montemayor T et al : Shuttle versus six-minute walk test in the prediction of outcome in chronic heart failure. Int J Cardiol 76(2-3) : 101-5, 2000.
7) Dyer CA, Singh SJ et al : The incremental shuttle walking test in elderly people with chronic airflow limitation. Thorax 57(1) : 34-8, 2002.
8) Green DJ, Watts K et al : A comparison of the shuttle and 6 minute walking tests with measured peak oxygen consumption in patients with heart failure. J Sci Med Sport 4(3) : 292-300, 2001.
9) Payne GE, Skehan JD : Shuttle walking test: a new approach for evaluating patients with pacemakers. Heart 75(4) : 414-8, 1996.
10) Booth S, Adams L : The shuttle walking test: a reproducible method for evaluating the impact of shortness of breath on functional capacity in patients with advanced cancer. Thorax 56(2) : 146-50, 2001.
11) Taylor S, Frost H et al : Reliability and responsiveness of the shuttle walking test in patients with chronic low back pain. Physiother Res Int 6(3) : 170-8, 2001.
12) Pratt RK, Fairbank JC et al : The reliability of the Shuttle Walking Test, the Swiss Spinal Stenosis Questionnaire, the Oxford Spinal Stenosis Score, and the Oswestry Disability Index in the assessment of patients with lumbar spinal stenosis. Spine 27(1) : 84-91, 2002.
13) Bradley J, Howard J et al : Validity of a modified shuttle test in adult cystic fibrosis. Thorax 54 (5) : 437-9, 1999.
14) Revill SM, Morgan MD et al : The endurance shuttle walk: a new field test for the assessment of endurance capacity in chronic obstructive pulmonary disease. Thorax 54(3) : 213-22, 1999.
15) Singh S : The use of field walking tests for assessment of functional capacity in patients with chronic airways obstruction. Physiotherapy 78(2) : 102-104, 1992.
16) Scott SM, Walters DA et al : A progressive shuttle walking test of functional capacity in patients with chronic airflow limitation. Thorax 45 : 782(a), 1990.
17) Solway S, Brooks D et al : A qualitative systematic overview of the measurement properties of functional walk tests used in the cardiorespiratory domain. Chest 119(1) : 256-70, 2001.

〔高橋哲也〕

Motor Assessment Scale（MAS）

1. 評価指標の名称

正式名称：Motor Assessment Scale
略称：MAS

2. 原典

Carr JH et al：Investigation of a new motor assessment scale for stroke patients. Phys Ther 65(2)：175-180, 1985[1]．

わが国で正式に邦訳されたものはないが，潮見[2]が「全身の筋緊張」と「高度な手の機能」の項目を除いた6項目について日本語訳を試み，その信頼性や妥当性について検討している．

3. 開発経緯

脳卒中片麻痺患者における主として動作能力の評価を前提に開発されたものであり，この著者らによって同じく考案された運動再学習プログラム（Motor Relearning Program）の原理に基づいている．8つの評価項目からなり，このうちの5項目は基本動作に関するものである．動作の自立度を判定するだけでなく，動作の具体的方法（過程）についても評価するため，ある程度の専門的知識が要求される．

この指標は次のような条件（目的）を満たすように作成されている．

1) 治療時間の妨げになることなく，短時間で簡単に導入できる．
2) 高い検者間信頼性を有する．
3) 高価な機器を用いなくても，客観的なデータが得られる．
4) 他の医療専門職にも明確にかつ容易に理解できる用語で書かれている．
5) 患者のパフォーマンスが変化した時だけ得点の変化が生じる．
6) 他部門ですでに記録されている患者の情報が重複するのを防ぐ．
7) 毎日行われる活動を測定する．
8) 患者の最高のパフォーマンスを測定する．

第5章　機能的制限/Motor Assessment Scale（MAS）

4. 適用

　急性期から維持期の脳卒中片麻痺患者の基本動作能力，筋緊張，手の機能が評価対象となる．なお，脳性麻痺児に適用した報告が1件だけある（Blundell et al[3]）．
　また，上肢機能の項目だけを用いて，上肢機能の回復の程度（反応性）を評価した報告もある（Hsueh et al[4]）．

5. 構成

1) 評価の視点

実際の起居・移動動作能力および上肢機能の遂行能力を評価する．

評価項目を表1に示す．

原典では筋緊張の項目が含まれるが，1988年の修正版（Pool and Whitney）[5]ではこの信頼性の低い項目は除外されている．

表1

評 価 項 目	課 題
① 寝返り	健側方向へ背臥位から側臥位へ寝返る
② 起き上がり	背臥位から起き上がりベッドの端に座る
③ 座位バランス	40 cmの高さの台または椅子に座り，膝屈曲角度90°とする
④ 立ち上がり	座位から立位になる
⑤ 歩行	歩行補助具の有無は問わない
⑥ 上肢機能	背臥位，座位，立位における手および手指の運動
⑦ 高度な手の機能	座位でペン・ゼリービーンをつまむ，描画，スプーン，櫛の使用
⑧ 全身の筋緊張	具体的な課題なし．筋緊張の状態（弛緩～亢進の6段階）

2) 尺度

MASの評価尺度は順序尺度（0～6までの7件法）である．

なお，「⑧全身の筋緊張」の項目は観察だけから得点化するのは困難なため，除外する．

3) 算出方法

各項目の点数を合算する．

4) 所要時間

約15分

6. 基準値

合計点の基準値はない．

第5章　機能的制限/Motor Assessment Scale（MAS）

7. 信頼性

1) 検者間変動，もしくは，繰り返し再現性

Carrらの報告では，「全身の筋緊張」の項目を除いたMASの検者間信頼性は$r_s=0.94〜0.99$（スピアマン順位相関係数）であり，再検査信頼性が$r=0.98$で，検者内信頼性は$r=0.95$と報告されている[1]．

MMASについては，検者内信頼性は中央値0.98（0.81〜1.00）で，検者間信頼性は$\kappa=0.73〜0.96$，中央値0.97（0.83〜1.00）と高い信頼性を示している[6]．

2) 日内，日間変動

特に報告されていない．

3) 臨床的有効性

①〜⑤についてはパフォーマンス検査ではないが，「機能的制限（functional limitation）」の評価を目的としたものである．⑥，⑦，⑧については上肢機能の評価としてこの3つのテストを独立して利用することも可能である．いずれも具体的な課題と判定基準を明確に設定している点や病期に関わりなく実施可能であるという点で臨床的に有用である．

8. 妥当性

併存的妥当性については，MASの総得点とFugl-Meyer Assessmentの総得点の間には0.96（スピアマン順位相関係数）と高い相関が認められている[7]．

なお，本尺度の感度についての報告はみられない．

9. 情報の特性

全身の筋緊張の項目を除いて，運動能力の評価尺度による定量化が可能である．高いと妥当性と信頼性が得られる．

10. 使用上のポイント

1) 準備

所定の評価用紙を用意する．

また，検査に必要なベッド，椅子，歩行補助具，他の検査用具および筆記用具を用意しておく．

得点化の基準（付録1）と実施するための一般的な規則（付録2）が付されており，事前に熟読し，理解しておくことがテストの信頼性を高めるうえで重要である．

第5章 機能的制限/Motor Assessment Scale（MAS）

2） 注意点

原則として，検査項目の順に実施する．臨床では，正式に利用する前に，少なくとも6名以上の対象者を検査し，得点化の基準に慣れておく必要がある．

11. 解釈上のポイント

1） 各検査を繰り返し行うとパフォーマンスが変動する可能性がある．その場合2回行って高いほうの結果を採用する．
2） 機能の著しく不良な症例では，「床効果」を生ずる可能性がある．

12. 臨床活用をテーマにした文献レビューによる情報

主要な関連研究（文献）:

Langhammer et al[8]は急性期の脳卒中患者を対象に，二重盲検法による完全無作為化試験に基づいて，MASとBarthel Index（BI），Nottingham Health Profileなどの指標を用いてBobath Approach（BA）とMotor Relearning Program（MRP）の2つのアプローチによる治療効果を比較した結果，MRPのほうが，BAよりも平均で12日在院日数が短かったと報告している．また運動機能の改善（MAS）もMRPのほうが高かったと報告している．BIには両者に有意な差は認められなかったが，MRPで治療を行った女性はBAの場合よりもADL（Activities of Daily Living）は有意に改善した．以上の結果から，急性期の脳卒中患者ではMRPを用いたアプローチのほうが望ましいと結論している．

Monger et al[9]は慢性脳卒中患者の下肢伸筋筋力の強化とともに，起立動作を改善する家庭練習用の運動プログラムの効果をMASや10m歩行速度，握力などの指標を用いて検討した結果，MASの得点は開始前後で有意に改善し，握力は変化しなかったが，歩行速度は有意に増加していた．以上の結果から，家庭練習用の運動プログラムによって，1年以上経過した脳卒中患者の起立動作能力や歩行速度を改善しうると結論している．

本法の一部は「機能的制限（functional limitations）」の中の基本動作に関する評価尺度であり，理学療法の効果判定に有用である．

引用文献

1) Carr JH et al：Investigation of a new motor assessment scale for stroke patients. Phys Ther 65(2)：175-180, 1985.
2) 潮見泰藏：臨床における動作分析の定量化の試み．理学療法学 24(3)：114-119, 1997.
3) Blundell SW, Shephard RB, Dean CM, Adams RD, Cahill BM：Functional strength training in cerebral palsy：a pilot study of a group circuit training class for children aged 4-8 years. Clin Rehabil 17(1)：48-57, 2003.
4) Hsueh IP, Hsieh CL：Responsiveness of two upper extremity function instruments for stroke

5) Pool JL, Whitney SL：Motor Assessment Scale for stroke patients：concurrent validity and interrater reliability. Arch Phys Med Rehabil 9：195-197, 1988.
6) Lowen SC, Anderson BA：Reliability of the modified motor assessment scale and the Barthel Index. Phys Ther, 68：1077-1081, 1988.
7) Malouin F et al：Evaluating motor recovery early after stroke：Comparison of the Fugl-Meyer Assessment and the Motor Assessment Scale. Arch Phys Med Rehabil, 75：1206-1212, 1994.
8) Langhammer B, Stanghelle JK：Physiotherapy after stroke-a randomized controlled trial. Tidsskr Nor Laegeforen 121(24)：2805-2809, 2001.
9) Monger C, Carr JH, Fowler V：Evaluation of a home-based exercise and training programme to improve sit-to-stand in patients with chronic stroke. Clin Rehabil 16(4)：361-367, 2002.

参考文献

1) Bernhardt J, Ellis P, Denisenko S, Hill K：Changes in balance locomotion measures during rehabilitation following stroke 3(2)：109-122, 1998.
2) Bassile CC, Dean C, Boden-Albala B, Sacco R：Obstacle training programme for individuals post stroke: feasibility study. Clin Rehabil 17(2)：130-136, 2003.
3) Lannin NA, Horsley SA, Herbert R, McCluskey A, Cusick A：Splinting the hand in the functional position after brain impairment: a randomized trial. Arch Phys Ther Sci 84(2)：297-302, 2003.
4) Williams BK, Galea MP, Winter AT：What is the functional outcome for the upper limb after stroke? Aust J Physiother 47(1)：19-27, 2001.
5) Weiss A, Suzuki T, Bean J, Fielding RA：High intensity strength training improves strength and functional performance after stroke. Am J Phys Med Rehabil 79(4)：369-376, 2000.
6) Nugent JA, SchurrKA, Adams RD：A dose-response relationship between amount of weight-bearing exercise and walking outcome following cerebrovascular accident. Arch Phys Med Rehabil 75(4)：399-402, 1994.
7) Loewen SC, Anderson BA：Predictors of stroke outcome using objective measurement scales. Stroke 21(1)：78-81, 1990.

（潮見泰藏）

第 6 章　高次脳機能障害

第6章 「高次脳機能障害」に関わる評価指標の臨床活用

1. 臨床の問題を高次脳機能障害からとらえる意味

　高次脳機能（higher brain function）の障害をとらえる意味を一言で表現すれば，人間を診ることであるといえる．

　拘縮や麻痺の程度は動作・活動に重要な要素のひとつであるが，代償・代替手段を見出したり別の視点からQOL（Quality of Life）の向上に働きかけることが可能である．しかし，高次脳機能は適応行動の絶対条件であり，人間らしい生活を営むうえで不可欠な機能である．したがって，高次脳機能を診ずに対象者全体への適切な介入を進めることは困難である．臨床家は，常に医療面接や行動観察を通して，特別な意識をしなくても高次脳機能障害（higher brain dysfunction）のスクリーニングや評価および介入をしているといってもよい．

　高次脳機能とは，運動，感覚・知覚の入出力に関わる一次機能を踏まえた，一次情報を適応行動に結びつけるうえで必要となる複雑な認知や制御をつかさどる機能系全体を指す呼称である．したがって高次脳機能障害は，「運動麻痺や感覚障害では説明できない言語，動作，認知などに関わる脳・神経機能の障害であり，運動麻痺・感覚障害・運動失調など要素的な身体症状によらない意識・知能・言語・認知・行為・記憶などの障害」といえる．また，これらの機能の維持に必要な背景要素を含んで広く高次神経機能障害と称することもある．

　"高次脳"をさまざまな構成要素が相互に関連して働くひとつの機能と考えれば，高次脳機能障害は機能障害として位置づけられる．実際に，ICIDH（International Classification of Impairments, Disabilities, and Handicaps）やICF（International Classification of Functioning, disability and health）のモデルに当てはめれば，失語，失行，失認はひとつの巣症状として機能障害に位置づけられる．これらの機能障害が，種々の機能的制限や活動制限の要因となっていることも事実である．しかし，臨床においては，高次脳機能障害を検査したり解釈する際には，運動，感覚，呼吸，循環などの動物的機能とは一線を画して，人間固有の機能として別個に扱うことが合理的である．脳損傷の障害構造においても，意識─認知機能─感覚─運動の各段階から行為の障害をとらえて，それに対する介入が実践されている．また，高次脳機能障害を検出する検査法の多くは行動の観察や課題に対する反応を尺度化することが多く，そこでは機能的制限や活動そのものをとらえた評価がなされることも少なくない．

　以上の点を勘案すると，高次脳機能障害をひとつの独立した機能系の障害として，機能障害とは別の章で扱うことに多くの有利性と明快さが認められる．なお，ここでいう高次脳機能障害に

は，古典的な失語，失行，失認の主症状である言語，行為，認知に加えて，意識，知能，注意，記憶，判断，学習の障害を含めた範囲を指すこととする．

2. 高次脳機能障害の評価尺度の一般的な特性

　高次脳機能は冒頭で述べたように複雑で人間固有の特徴に直結した性質であることから，それを構成している個々の要素を単独に取り出して臨床的な判断を行うことは極めて難しい．ある条件下で検査した結果を，その機能の一般的な状態と置き換えることには多くの限界と危険がある．また，ひとつの機能は，階層性や下部要素をもった複合体であることが多く，それらの相互の関係によって発現する機能が決定的に異なる可能性がある．この性質こそが機械でなく人間である所以ということもできよう．

　たとえば，注意という機能について調べようと思えば，少なくとも注意の集中・持続・選択・分散・分配の機能について知る必要がある．また，特定の検査で注意が集中できたとしても，他の課題や場面で同じ機能が発揮される保証はない．むしろ，どこで注意を集中させるべきかを判断する機能が重要となるからである．注意という機能をいかに駆動させるのかの意識や判断がなければ，たとえ注意そのものが良好であっても注意としての機能は意味をもたないことになるからである．したがって検査値そのものに絶対的な意味はない．

　また，高次脳機能は極めて個人差が大きいことも特徴である．右大脳半球障害で，動作が雑であったり不注意の印象を受ける対象者がいた場合，それが病的状態であるのか否かの判断は現象や検査結果そのものよりも，対象者の病前の様子に依存する．時として臨床家の性格や生活習慣との対比から，病的状態であるかのように判断してしまうことがある．

　脳は，かつてはブラックボックスと呼ばれ，入出力から認知や判断などの統合機能を推測していた．現在では，神経心理学の発達や非侵襲的な脳機能計測の技術が進み，着実に機能としての脳が解明されつつある．そのため，わかるものをわかる範囲で取り出そうとする姿勢を否定することなく，種々の検査を積極的に活用することが病態の解明と介入の進歩につながることに疑いの余地はない．したがって，臨床家は，高次脳機能を評価尺度で取り出すことの限界を承知し，評価尺度によっていったん取り出した機能の一側面を常に臨床での行動観察と関連づけながら高次脳機能障害としての全体像を解釈していく姿勢を忘れないことこそが重要な視点となる．

3. さまざまな評価尺度[1-3]

1）意識
脳の全般的機能のひとつとして位置づけられる．意識障害の評価尺度には，Japan Coma Scale（JCS），Glasgow Coma Scale（GCS）などがある．

2）知能
ここでは，世界的に利用されている Wechsler Adult Intelligence Scale-Revised（WAIS-R），

Wechsler Intelligence Scale for Children-Third Edition (WISC-III) の日本語版と Mini Mental State Examination (MMSE) をとりあげた．わが国の臨床では，改訂長谷川式簡易知能評価スケール (HDS-R) がよく利用されている．また，行動観察によるものに，柄澤式スケールや Clinical Dementia Rating (CDR) がある．非言語的な検査としては，Raven's Progressive Matrics (レビン色彩テスト) や Kohs 立方体組み合わせテストがあるが，認知・構成・行為の要素も含まれる．

　3）言語

ここでは，わが国の標準的な評価尺度である Standard Language Test of Aphasia (SLTA) をとりあげた．そのほか，Western Aphasia Battery (WAB)（日本語版），Boston Assessment of Severe Aphasia (BASA)，Token Test，Multilingual Aphasia Examination (MAE) などがある．

　4）行為

行為の障害としては観念失行および観念運動失行と，特定の動作で顕著となる着衣失行や歩行失行などがある．運動維持困難では，Fisher の提唱した検査項目の一部を得点化した Joynt らの方法がある．また，Pusher 現象の重症度を判定する Karnath らの尺度や，行為の抑制障害としての道具の強迫的使用や拮抗失行などをとらえる尺度があげられる．

ここでは，わが国で開発された標準高次動作性検査をとりあげた．そのほか，Solet test for apraxia，Multiple Object Test などがある．また，構成失行に対して，Santa Clara Valley Medical Center の図形デザインや積木構成，Bender-Gestalt test などの検査法がある．

　5）認知

視空間の無視に関する検査として，Albert Test，Star Cancellation Test，Weinturb Test などがある．ここでは，Clock Drawing Test (CDT) についてとりあげた．

　6）注意

ここでは，Behavioural Inattention Test (BIT) をとりあげた．その他には，仮名ひろいテスト，Trail making Test (A, B)，Paced Auditory Serial Addition Test (PASAT)，Visual Search and Attention Test (VSAT) などがある．

　7）記憶

Benton Visual Retention Test (BVRT-R)，三宅式記銘力検査，Wechsler Memory Scale (WMS-R)，Rivermead Behavioral Memory Test，Autobiographical Memory Interview (AMI)，Subjective Memory Questionnaire (SMQ) などがある．

　8）その他

前頭葉機能検査として Wisconsin Card Sorting Test，遂行機能障害を検査する Behavioral Assessment of the Dysexecutive System (BADS)，スキルを判定する尺度である Assessment of Motor and Process Skills (AMPS) には判断や学習の要素を評価する視点が含まれている．

　9）精神機能

人格検査としての Minnesota Multiphasic Personality Inventory (MMPI)，感情変化をとら

える Neuropsychological Behavior and Affect Profile（NBAP），うつ尺度としては Geriatric Depression Scale（GDS）や Beck Depression Inventory などがある．

　ここでは精神障害を行動評定からとらえる Rehabilitation Evaluation of Hall And Baker（REHAB）と社会生活上の問題をとらえる精神障害者社会生活評価尺度（LAMSI）をとりあげた．

参考文献
1) Spreen O, Strauss E：A compendium of neuropsychological tests. Oxford University Press, 1988.
2) Zoltan B：Vision, perception, and cognition: a manual for the evaluation and treatment of the neurologically impaired adult. Slack incorporated, 1996.
3) 石合純夫：高次神経機能障害．新興医学出版社，1997．

〈内山　靖〉

Japanese Wechsler Adult Intelligence Scale-Revised（WAIS-R）
Japanese Wechsler Intelligence Scale for Children-Third Edition（WISC-III）

→日本版 WAIS-R 成人知能検査法

　日本版 WISC-III 知能検査法

1. 評価指標の名称

正式名称：Japanese Wechsler Adult Intelligence Scale-Revised
　　　　　Japanese Wechsler Intelligence Scale for Children-Third Edition
略称：WAIS-R
　　　WISC-III
日本語名称：日本版 WAIS-R 成人知能検査法
　　　　　　日本版 WISC-III 知能検査法

2. 原典

Wechsler D：Manual for the Wechsler Adult Intelligence Scale-Revised（WAIS-R）. The Psychological Corporation, 1981.

Wechsler D：Manual for the Wechsler Intelligence Scale for Children-Third Edtion（WISC-III）. The Psychological Corporation, 1991.

3. 開発経緯

　Wechsler は，知能を「個人を取り巻く外界を理解し，処理する能力の総体」と定義しており，従来のビネー系検査では測定できなかった知能の個人内差を明らかにする意図でウェクスラー系知能検査は開発された．

　具体的には，知能を「言語性知能」と「動作性知能」に分類し，それぞれ 5〜6 種類の下位検査を設け，下位検査のばらつきによるプロフィール分析が可能となった．

4. 適用

WAIS-R：16歳0カ月〜74歳11カ月
WISC-III：5歳0カ月〜16歳11カ月

5. 構成

1) 評価の視点

全IQ（Intelligence Quotient）によって，知的に遅れがあるかどうかを評価する．
次に，ディスクレパンシー（discrepancy：言語性IQと動作性IQとの差）による解釈を行う．
さらに，各下位検査間のばらつき具合により，個人内差によるプロフィールを分析する．

2) 尺度

言語性IQ，動作性IQ，全IQといった構成尺度を用いる．

3) 算出方法

各下位検査で得られた素点に応じ，年齢別に評価点を求める．そこで得られた言語性，動作性おのおのの下位検査評価点を合計し，そこから言語性IQ，動作性IQを算出する．
さらに，言語性，動作性評価点の合計から全IQを算出する．

6. 基準値

IQ 100を基準とし，標準偏差を15に設定．よって，IQ値85〜115の間に，対象者の約68%，IQ値70〜130の間に約95%が存在するように設定されている．

基準値はアメリカで開発されたものをベースとしているが，改めて日本においてもパイロット，予備実験，本実験を行い，日本標準の基準で示されている．

7. 信頼性

1) 検者変動，もしくは，繰り返し再現性

言語性IQ，動作性IQ，全IQそれぞれの信頼度係数（同じ対象者にその検査を2回以上実施した場合に得られる得点の一致度）の相関平均は，0.96，0.90，0.96となっていることから，きわめて信頼性の高い検査といえる．

2) 検者間変動

WAIS-Rを2回実施した際の安定性係数（最初の検査結果と2回目の検査結果の差）は，言語性IQ，動作性IQ，全検査IQそれぞれ，20〜24歳群で4.7，14.4，9.8，45歳〜64歳群で，5.1，8.7，7.3の得点の増加を示している．これは比較的短期間（1カ月から9カ月の間をおい

ての実施）で再検査を実施したための練習効果と考えられる．

3）日内，日間変動

臨床的に特に日内および日間の変動は認められない．

4）臨床的有用性

従来の知能検査と異なり，IQ値のみを算出するものではなく，言語性IQ，動作性IQの他に下位検査のばらつきによるプロフィール分析が可能となったため，医療（心理，作業療法士，理学療法士，言語聴覚士ら）・教育（教師，学校心理士）・福祉などさまざまな分野で共有可能となった．

8. 妥当性

Zimmerman and Woo-Sam[10]の研究によれば，WAISにおけるIQと学業成績間の相関は，学業成績テストの適切さによって変わるものの，教育上の達成水準が低ければ低いほど，WAISの得点が低くなることが示されている．

また，Matarazzo[4]の研究では，WAISのIQと学業成績の相関比は0.50であったと示されており，精神遅滞，学業成績，職業の種類と職業上の業績，収入，胎児期の諸要因，栄養といった相対的知能の指標との関連が強いと述べている．

さらに，ビネー系の知能検査との相関も高く，総体的な知能検査としての妥当性が高いことが示されている．

9. 情報の特性

WAIS-RおよびWISC-IIIから得られる主要な情報はIQ（知能指数）と呼ばれるものである．ただ，単にIQ値を得るだけではなく，言語性と動作性それぞれのIQ値が算出され，またその下位項目により，個人内差のプロフィールが分析できる．

10. 使用上のポイント

1）準備

用具：立方体積木，組み合わせカード，絵カード，検査用紙などの他，記録用紙と鉛筆，ストップウォッチ．

2）注意

WISC-IIIでは，年齢によって検査を開始する問題番号が定められている．

また，WAIS-R，WISC-IIIとも連続してミスをすると中止となる問題が存在する．

3）手順

実施マニュアルが入手できるので，それに従って実施する．

11. 解釈上のポイント

1) 結果の確認
IQ についての判定を行う．そして，言語性 IQ，動作性 IQ，ディスクレパンシーを確認する．

2) 結果の意味づけ
IQ 値によって，知的に障害があるかどうかが判定でき，ディスクレパンシーが大きかった場合には，その意味について解釈を行う．

3) 結果の活用
一般に，全検査 IQ のみでは判断できなかった能力についての詳細がわかるため，検査結果に基づいた指導目標を決めることができる．

たとえば，ディスクレパンシーが大きく，動作性 IQ 値のほうが言語性 IQ 値に比べ高かった場合（自閉症者に多い），言語による指示を控え，視覚的刺激を用いた指示を行うことが有効であるとわかる．

12. 臨床活用をテーマにした文献レビューによる情報

小林らは，高次脳機能障害，精神障害，身体障害，発達障害それぞれについて，臨床例を示している[3]．発達障害においては，知的障害のみではなく，自閉症，学習障害などに関する臨床例が示されており，他の心理検査や学力テストと併用することにより，対象者の特性を活かした支援が行われている．高次脳機能障害においては，失語症に対する非言語的な能力を動作性検査で推測，対応することも実施されている．

また梅永は，WAIS-R で IQ 値が測定不能であった自閉症者に対し，動作性下位検査の〈積木模様〉および〈組み合わせ〉課題の得点が高いことから，TEACCH（Treatment and Education of Autistic and related Communication handicapped CHildren：自閉症及び関連するコミュニケーション障害児の治療と教育）プログラムで用いられている「構造化」といった技法（主に視覚支援を利用する技法）により，重度の知的障害を重複する自閉症者に対する就労支援が成功した事例を示している[8]．

さらに，梅永は WAIS-R の下位検査プロフィールと発達障害者の職業能力の関係を明らかにし，学習障害者の集中力・注意力不足を WAIS-R 下位検査の結果から推測し，自閉症者の言語よりも視覚に依存する動作性能力の高さなどを見極め，職業自立に対するアセスメントとしての有効性を検証している[6,7]．

このように WISC-III および WAIS-R といったウェクスラー系知能検査では，従来 IQ 値のみを示すに過ぎなかった知能検査から，その後の支援の方策を見つけだすためのアセスメントとなったことは，臨床的にきわめて有用な検査のひとつと考えられる．

文献

1) Kaufman AS: Assessing Adolescent and Adult Intelligence. Allyn and Bacon,Inc, 1990.
2) Kaufman AS: Intelligent Testing with the WISC-R. John Willey & Sons. 1979（中塚善次郎，茂木茂八，田川元康・共訳：WISC-R による知能診断．日本文化科学社，1987）．
3) 小林重雄，藤田和弘，前川久男，大六一志，山中克夫・共編著：日本版 WAIS-R の理論と臨床―実践的利用のための詳しい解説―．日本文化科学社，1998.
4) Matarazzo JD: Wechsler's measurement and appraisal of adult intelligence. Baltimore, Williams and Wilkins, 1972.
5) 三沢義一・監修/小林重雄，藤田和弘，前川久男，大六一志・編著：日本版 WAIS-R 簡易実施法．日本文化科学社，1993.
6) 梅永雄二：自閉症者の就労に関する研究 IV―環境操作による職業指導―．日本特殊教育学会第 33 回大会発表論文集，1995a.
7) 梅永雄二：WAIS-R の臨床的解釈―簡易な作業に理解困難を示し，情緒的にも不安定な学習障害者の場合―．日本教育心理学会第 37 回大会発表論文集，1995b.
8) 梅永雄二：自閉症者の就労支援．筒井書房，1999.
9) Wechsler D: Manual for the Wechsler Adult Intelligence Scale-Revised. The Psychological Corporation, 1981（品川不二郎，小林重雄，藤田和弘，前川久男・共訳編著：日本版 WAIS-R 成人知能検査法．日本文化科学社，1990）．
10) Wechsler D: Manual for the Wechsler Intelligence Scale for Children-Third Edition. The Psychological Corporation, 1991（東 洋，上野一彦，藤田和弘，前川久男，石隈利紀，佐藤秀樹：日本版 WISC-III 知能検査法．日本文化科学社，1998）．
11) Zimmerman IL, Woo-Sam JM: Clinical interpretation of the Wechsler Adult Intelligence Scale. New York, Grune and Stratton, 1973.

（梅永雄二）

Mini Mental State Examination（MMSE）

1. 評価指標の名称

正式名称：Mini Mental State Examination
略称：MMSE

2. 原典

Folstein MF, Folstein SE, McHugh PR："Mini-Mental State". A practical method for grading the cognitive state of patients for the clinician. Journal of Psychiatric Research 12：189-198, 1975.

3. 開発経緯

　従来の認知機能を評価する標準的な検査は実施に時間がかかり，特に高齢者や痴呆患者は短時間であれば協力的に応じる傾向があるため，より簡潔で定量化できる検査の必要性から開発された．

4. 適用

　開発時は痴呆症や，感情障害，統合失調症，人格障害などの精神科領域の成人患者が対象であったが，現在は神経疾患，内科疾患，および地域調査において一般地域住民を含めた認知機能の評価にも用いられている．

5. 構成

1）評価の視点
検査者が対象者に直接，質問し，回答の可否に応じて得点をつける．
2）尺度
各質問に対し，正答すれば1点，誤答であれば0点とする．

第6章　高次脳機能障害/Mini Mental State Examination（MMSE）

3）算出方法

質問は11項目あり，合計得点は30点である．

6. 基準値

日本語版[1]，英語版[2]ともに23点以下の場合に認知障害の存在が疑われる．

7. 信頼性

1）検者内変動，もしくは，繰り返し再現性

抑うつ患者を対象として，同一検者による24時間後の得点を比較した結果，ピアソンの相関係数は0.887であり，ウィルコクソンの符号順位検定では得点間の有意差は認められなかった[3]．

2）検者間変動

抑うつ患者を対象に，二検者間で24時間の間隔をおいて実施した結果，ピアソンの相関係数は0.827であり，ウィルコクソンの符号順位検定では得点間の有意差は認められなかった[3]．

3）日内・日間変動

臨床上，病状が安定している痴呆，抑うつ，および統合失調症患者を対象として，平均28日間隔で再度実施したところ，ピアソンの相関係数は0.988であり，ウィルコクソンの符号順位検定では得点間の有意差は認められなかった[3]．

4）臨床的有用性

短時間で簡便に認知障害の有無を調べる，スクリーニング検査として世界的にもっとも広く使用されており，アルツハイマー病の診断基準の一項目にもあげられている[4]．

8. 妥当性

最初に23/24点をカット・オフ値とした研究[2]で，痴呆患者に対する感度（sensitivity）は87%，特異度（specificity）は82%であった．他の認知機能検査との相関については，Wechsler Adult Intelligence Scale-Revised（WAIS-R：ウェクスラー成人知能検査）の言語性IQ（Intelligence Quotient）とは0.78，動作性IQとは0.66（ともにピアソンの相関係数，$p<0.001$）であり[3]，Wechsler Memory Scale-Revised（WMS-R：ウェクスラー記憶検査）やその他の神経心理学的検査（trail making test B，数唱など）とも中～高度の相関が示された[5]．また，尿失禁や死亡率，異常行動などアルツハイマー病の重症度を示す尺度とも相関が認められた[5]．

9. 情報の特性

スクリーニング検査として，認知障害の有無を短時間で把握できることが最大の特徴である．

第6章　高次脳機能障害/Mini Mental State Examination（MMSE）

表1　MMSE と HDS-R

	MMSE	得点	HDS-R	得点
見当識	今年は何年ですか？	0 1	今日は何年の何月何日ですか？	0 1
	今の季節は何ですか？	0 1		
	今日は何月何日ですか？	0 1		0 1
		0 1		0 1
			何曜日ですか？	0 1
	今，何時頃ですか？	0 1		
	ここは何県ですか？	0 1		
	（ここは）何市（ですか）？	0 1		
	（ここは）市のどの辺（ですか）？	0 1		
	（ここは）何病院（ですか）？	0 1	私たちが今いる所はどこですか？ 自発的に出れば2点． 5秒おいて　家ですか？　病院ですか？　施設ですか？ の中から正しい選択をすれば1点．	0 1 2
	（ここは）何病棟（ですか）？	0 1		
			お歳はいくつですか？ 2年までの誤差は正解	0 1
記銘	これから言う3つの言葉を言ってみてください． あとでまた聞きますのでよく覚えておいてください． 　1つにつき1秒の速さで提示． 　3つ言った後に何であったかを尋ねる． 　3つとも覚えるまで繰り返し，繰り返し回数を記録する． 　正答1つにつき1点．	0 1 0 1 0 1	これから言う3つの言葉を言ってみてください． あとでまた聞きますのでよく覚えておいてください． 　以下の系列のいずれか1つを採用 　1：a）桜　b）猫　c）電車 　2：a）梅　b）犬　c）自動車	0 1 0 1 0 1
注意と計算	100から7を順番に引いてください． 5回まで実施（93, 86, 79, 72, 65）．正答1つにつき1点	0 1 2 3 4 5	100から7を順番に引いてください． 2回まで実施（93, 86）	0 1 0 1
再生	先ほど覚えてもらった言葉をもう一度言ってみて下さい． 正答1つにつき1点．	0 1 0 1 0 1	先ほど覚えてもらった言葉をもう一度言ってみて下さい． 　自発的に回答があれば各2点．もし回答がない場合 　以下のヒントを与え正答であれば1点 　a）植物　b）動物　c）乗り物	a: 0 1 2 b: 0 1 2 c: 0 1 2
言語	これは何ですか？　（鉛筆） 　　　　　　　　　（時計）	0 1 0 1		
	これから短い文を言いますので，同じように言ってみて下さい． 　「ちりも積もれば山となる」	0 1		
	私が言った通りに，やってみて下さい． 　「大きい方の紙を取り， 　　半分に折って， 　　床に置く」	0 1 0 1 0 1		
	この文を読んで，その指示に従って下さい． 　「目を閉じる」	0 1		
	何でも結構ですので，何か文章を書いて下さい．	0 1		
構成	この図形を同じように描いて下さい．（透視立方体） 　＊原法は二つの重なった五角形	0 1		
逆唱			私がこれから言う数字を逆から言ってください． 　6-8-2，3-5-2-9を逆に言ってもらう． 　3桁逆唱に失敗したら打ち切る	0 1 0 1
直後再生			これから5つの物品を見せます．それを隠しますので 何があったか言ってください． 　時計，鍵，タバコ，ペン，硬貨など必ず相互に無関 　係なもの	0 1 2 3 4 5
語列挙			知っている野菜の名前をできるだけ多く言ってください． 　途中で詰まり，約10秒待っても答えない場合に 　は，そこで打ち切る． 　0〜5＝0点，6＝1点，7＝2点，8＝3点，9＝4点， 　10＝5点	0 1 2 3 4 5
	合計得点（カット・オフ値23/24）：		合計得点（カット・オフ値20/21）：	

＊網掛け部は併用可能

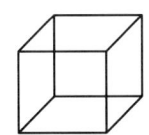

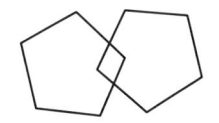

第6章　高次脳機能障害/Mini Mental State Examination (MMSE)

検査項目の内容としては，見当識，記憶，注意，言語，構成能力であり（表1参照），これらの大まかな程度は把握できるが，この検査のみで評価することは不確実なため，引き続いて詳細な掘り下げ検査が必要である．わが国では同様の検査として改訂長谷川式簡易知能評価スケール (Hasegawa Dementia Rating Scale; HDS-R)[6]があるが，書字や図形の模写のような動作性課題は対象者の拒否反応を引き起こしやすいとのことであえて除外している．しかし，そのために日常生活上で問題が生じることの多い，視空間認知障害を見落としてしまう可能性が高くなっている．また，治療効果等の国際的な比較ができないという問題点もある．

しかし動作性課題を含めたMMSEでさえも言語性課題が中心であり，視空間認知障害を有することの多い右半球障害に対する感度が低いという報告がある[5]．また，言語性課題が大半を占める場合，失語症患者は言語障害のために実際の認知機能よりも評価が低くなってしまう傾向があるので，結果を解釈する際に注意が必要である．

10. 使用上のポイント

1) 準備

必要な物品は，筆記用具，呼称で用いる時計と鉛筆，白紙（三段階指示，書字，図形模写で使用）であるが，読解で呈示する文，図形模写の見本もあらかじめ準備しておくと短時間で行うことができる．MMSE日本語版は森らの報告[1]にあり，北村による手引き書[7]も内容の若干の相違はあるが，詳しい手順の参考となる．

2) 注意

対象者の様子を観察しながら検査を進め，疲労や破局反応に注意する．もし，そのような様子があれば無理に進めずに，休憩を入れたり，日を改めて行うようにする．また，相手の自尊心を損なわないような配慮も必要である．

3) 実施

検査用紙に記載してある項目順に実施する．多少の順序の相違は問題ないが，3単語の「再生」は「注意と計算」の干渉課題を入れた後に実施する．「注意と計算」では引かれる数を覚えつつ，計算するという知的操作を要する課題であるため，最初に教示するのみで，計算の途中で「86から7を引くと？」などと教示を追加してはいけない．「構成」では森らによる日本語版は透視立方体を使用しているが，健常高齢者の約13%が誤り[8]，原法の図形（2つの重なった五角形）よりも難度が高いと思われる．原法の図形も併せて行うと，下位項目の検討の際に国際的な比較が可能となる．

11. 解釈上のポイント

1) 結果の確認

記入漏れがないか確認したうえで，誤答が視知覚や，発音の誤りなど認知障害以外の要因によ

るものでないかを確認する．また，実施時の疲労度や，態度が日常と著変はなかったかなど，可能な限り実態に即したデータであることを確認する．

2) 結果の意味づけ

Tombaugh et al[5]によれば，George et al は地域調査の結果から認知障害の重症度を分類し，24～30点：認知障害なし，18～23点：軽度，0～17点：重度としているが[9]，これはあくまでも目安であって，得点は年齢および教育年数の影響を受けるため[5,10]，画一的に判断することのないように注意しなければならない．

3) 結果の活用

認知障害の有無を調べるスクリーニング検査として利用する場合が多いが，痴呆患者の経時変化を示す場合にも有用である．薬物および非薬物的治療の効果判定の指標や，新たな心理検査の開発の際，MMSE は標準的検査として比較に使用されている．また大規模な地域調査でも対象者の特性を示す指標として採用されている．

12. 臨床活用をテーマにした文献レビューによる情報

Ishizaki et al[11]は地域在住の65歳以上の高齢者2,266名を対象として，日本人をサンプルとした教育年数も考慮に入れたMMSEの標準値を示した．65歳から69歳の場合，教育年数が10年以上の者の中央値は29点，8年以上10年未満は28点，6年以上8年未満は27点，6年未満は23点であった．また，対象者のうち21.8%がカット・オフ値の23点以下であり，Folstein et al[12]の20.8%，Kay et al[13]の19.7%と近い値を示し，地域在住の高齢者のうち，認知障害の疑いのある者の割合は，日本でも欧米と同様であることが示唆された．

文献

1) 森 悦朗，三谷洋子，山鳥 重：神経疾患患者における日本語版 Mini-Mental State テストの有用性．神経心理学 1：82-90，1985．
2) Anthony JC, LaResche L, Niaz U et al：Limits of the "Mini-Mental State" as a screening test for dementia and delirium among hospital patients. Psychol Med 12：397-408, 1982.
3) Folstein MF, Folstein SE, McHugh PR："Mini-Mental State". A practical method for grading the cognitive state of patients for the clinician. J Psychiatr Res 12：189-198, 1975.
4) Mckhann G, Drachman D, Folstein M et al：Clinical diagnosis of Alzheimer's disease: report of the NINCDS-ADRDA Work Group under the auspices of Department of Health and Human Services Task Force on Alzheimer's disease. Neurology 34：939-944, 1984.
5) Tombaugh TN, McIntyre NJ：The Mini-Mental State Examination: a comprehensive review. J Am Geriatr Soc 40：922-935, 1992.
6) 加藤伸司，下垣 光，小野寺敦志，植田宏樹，老川賢三，他：改訂長谷川式簡易知能評価スケール（HDS-R）の作成．老年精神医学雑誌 2：1339-1347，1991．
7) 北村俊則：Mini-Mental State（MMS）（大塚，本間・編「高齢者のための知的機能検査の手引き」）．ワールドプランニング，1991，pp. 35-38．
8) Shimada Y, Meguro K, Ishizaki J et al：Copying abilities of the Necker cubes in patients with

Alzheimer's disease and normal aged subjects. Abstr Int Psychogeriatr 116, 1999.
 9) George LK, Landerman R, Blazer DG et al：Cognitive impairment. In: Robbins LN, Regier DA, eds. Psychiatric disorders in America. New York, Free Press, 1991, pp. 291-327.
10) Spreen O, Strauss E：A compendium of neuropsychological tests: administration, norms, and commentary. Oxford University Press, New York, 1998.
11) Ishizaki J, Meguro K, Ambo H et al.：A normative, community-based study of Mini-Mental State in elderly adults: the effect of age and educational level. J Gerontol Psychol Sci 53B：359-363, 1998.
12) Folstein MF, Anthony JC, Parhad I et al：The meaning of cognitive impairment in the elderly. J Am Geriatr Soc 33：228-235, 1985.
13) Kay DWK, Henderson AS, Scott R et al：Dementia and depression among the elderly living in the Hobart community: the effect of the diagnostic criteria on the prevalence rates. Psychol Med 15：771-788, 1985.

〔島田真須美〕

Standard Language Test of Aphasia (SLTA)
→標準失語症検査

1. 評価指標の名称

正式名称：Standard Language Test of Aphasia
略称：SLTA
日本語名称：標準失語症検査

2. 原典

当時の日本失語症研究会（日本失語症学会を経て，現 日本高次脳機能障害学会）によって1975年，『標準失語症検査およびマニュアル』[1]が完成され出版された（1997年に改訂）．

3. 開発経緯

失語症のリハビリテーションのためには，失語症状を的確しかも客観的に評価し把握できる手段が必要である．しかし，この目的[2]で欧米の失語症検査[3,4]を適用しても，言語およびその障害の特異性のため問題が認められていた．このため，日本人の失語症に適用する検査法の作成が関係者の重要課題となり，当時の日本失語症研究会（現 日本高次脳機能障害学会）によって上記で述べた検査開発およびマニュアル出版がなされた．この経過については竹田[5]の詳述がある．

4. 適用

総合的な失語症鑑別診断検査である．第1回～10回失語症全国実態調査（1971～2002）[6]によっても，本邦で過去，現在にわたりもっとも多く使用され信頼，支持されていることがわかっている．

5. 構成

1) 評価の視点
言語様式別に「聴く」「話す」「読む」「書く」「計算」に分けられ，それぞれが段階的な難易度

の下位項目，全26検査で構成されている（表1）．また，下位検査項目内の問題は，標準化作業成績に基づき通過率の高い順に配列されている．

2）尺度

多くの項目が6段階で評価されている．正誤のみならず，誤りの質である「反応時間，自己修正力，正答への接近度，ヒント活用能力」などの細かな反応を数値化し比較できる．

3）算出方法

完全正答を段階6，遅延または自己修正での完全正答を段階5，不完全正答を段階4，ヒント後正答を段階3，ヒント後も誤答ながら関連ありを段階2，それ以下を段階1とする．ただし，下位検査「10.語の列挙」と「26.計算」のみ完全正答のみを合計する．また，重度の中止基準は2段階設定されている．

6. 基準値

各項目での段階6および5の合計点を得点とし，下位検査項目数を分母とした％値がその下位検査項目の能力程度とみなされる．結果は，以下の反応特徴を適切に表す3種類のプロフィールから選んで表示するが，総合計点の基準値はない．

プロフィールA：施行順に各下位検査の正答百分率を表示．
プロフィールB：施行順ではなく，より詳細な言語様式に並べ替えて表示．
プロフィールC：各下位検査成績を基準化し，より詳細な言語様式に並べ替えて表示．

7. 信頼性

内的整合性と再現性が検討されている．内的整合性は折半法を用いて検討されており，失語症200名のデータから成績安定を示す信頼係数として，Cronbachのα係数を各項目で算出して，0.79～0.97とかなりの並行関係が示された（表2のα係数を参照）．また，基準化した総合得点を同一重症度内で調べたところ，年齢や教育歴の差が明らかでなかったため，年齢別修正・教育歴修正は行われていない．再現性は再検査法を用いて検討されており，失語症45名の2回検査の得点差を各下位検査ごとに，得点差／各得点の総得点×100（％）で表し，対象者ごとに調べられた（表2の再検査による信頼係数）．成績がまったく同じ対象者はいなかったが，これは操作に関連する誤差と対象者自身の不安定性の双方が反映していたためと判断されている．

8. 妥当性

言語の外部基準が数値化できないため，本検査結果と臨床観察を検討していかなければならないとされている．

表1 標準失語症検査の構成[1]

検査領域	下位検査	項目数
Ⅰ. 聴 く	1. 単語の理解	10
	2. 短文の理解	10
	3. 口頭命令に従う	10
	4. 仮名の理解	10
Ⅱ. 話 す	5. 呼称	20
	6. 単語の復唱	10
	7. 動作説明	10
	8. まんがの説明	1
	9. 文の復唱	5
	10. 語の列挙	—
	11. 漢字単語の音読	5
	12. 仮名1文字の音読	10
	13. 仮名単語の音読	5
	14. 短文の音読	5
Ⅲ. 読 む	15. 漢字単語の理解	10
	16. 仮名単語の理解	10
	17. 短文の理解	10
	18. 書字命令に従う	10
Ⅳ. 書 く	19. 漢字単語の書字	5
	20. 仮名単語の書字	5
	21. まんがの説明	1
	22. 仮名1文字の書取	10
	23. 漢字単語の書取	5
	24. 仮名単語の書取	5
	25. 短文の書取	5
Ⅴ. 計 算	26. 計算	20

(註) ① 10.「語の列挙」には上限はないが今回の350人のデータでは最高得点は失語症者，非失語症者それぞれ15語，23語である．

② 下位検査番号は実施順でもある．

表2 下位検査項目の再検査による信頼係数と折半法による α 係数[1]

下位検査	再検査による信頼係数	α 係数
1. 単語の理解	0.50	0.82
2. 短文の理解	0.70	0.79
3. 口頭命令に従う	0.84	0.90
4. 仮名の理解	0.90	0.91
5. 呼　称	0.89	0.96
6. 単語の復唱	0.85	0.94
7. 動作説明	0.89	0.94
8. まんがの説明	0.88	—
9. 文の復唱	0.84	0.83
10. 語の列挙	0.58	—
11. 漢字・単語の音読	0.90	0.92
12. 仮名1文字の音読	0.96	0.97
13. 仮名・単語の音読	0.91	0.94
14. 短文の音読	0.85	0.95
15. 漢字・単語の理解	0.10	0.91
16. 仮名・単語の理解	0.72	0.94
17. 短文の理解	0.70	0.91
18. 書字命令に従う	0.95	0.93
19. 漢字・単語の書字	0.81	0.84
20. 仮名・単語の書字	0.84	0.91
21. まんがの説明	0.91	—
22. 仮名1文字の書取	0.88	0.95
23. 漢字・単語の書取	0.76	0.85
24. 仮名・単語の書取	0.96	0.90
25. 短文の書取	0.83	0.89
26. 計算　＋	0.62	0.86
－	0.69	0.87
×	0.84	0.79
÷	0.83	0.87

第6章 高次脳機能障害/Standard Language Test of Aphasia（SLTA）

9. 情報の特性

　失語症の有無の鑑別診断，重症度，症状変化の把握，つまりリハビリテーションの手がかりの情報として優れている．また，各言語様式の下位検査間では，単語，文に同一課題が使用され，失語症の「聴く，読む，話す，書く」の様式間比較にも有効である．しかし，タイプ分類に関しての機能に限界がある．失語症タイプは，本検査を機械的に使用した結果の量的な成績からだけでは判断不可能である．それは，発話の流暢性，つまりプロソディや質に関する因子分析が得点として組み込まれていないからである．症状形成のメカニズムに関しては，本検査を実施する過程での失語症者のさまざまな反応，記録用紙にある面接時質問，合併症状などの多面的な情報を統合・関連づけ検査者が判定しなくてはならない．また，失語症のリハビリテーション計画の手がかりが得られるといっても，結果から自動的に得られる手がかりなどというものはない．失語症訓練に対する検査者の知識が手がかりを探り出せるのである．

　さらに，ある程度の関連は認められても，本検査の重症度がそのまま日常コミュニケーションの重症度とは一致しないことにも注意しなくてはならない．これにも，関連する情報やSLTA補助テスト[7]を活用しながら判定が必要である．SLTA補助テストは，コミュニケーション能力の他，言語理解や表出の掘り下げ検査としても使用されていて，多角的な判断に利用すると不足した情報が補える．

10. 使用上のポイント

1) 準備
検査用具，平成9年度改訂マニュアル，記録用紙一式が入手できる（新興医学出版社）．

2) 注意
　開始前に聴力や視力・義歯を確認し，必要なら補聴器や眼鏡・義歯の装着を準備してから始める．項目課題が多く1～2時間という長時間集中が必要なため，対象者の疲労や騒音環境など心理・身体面を整える配慮も必要である．

　さらに重要なことは，意識障害や麻痺側の確認はもちろんだが，その他の関連症状の合併がある場合，その影響を排除しながら検査していかなくては，結果の妥当性が影響される点である．たとえば，運動障害による構音障害や失声（声帯の運動障害）があれば，失語症がなくても口頭表出が影響される．また，指差し反応を求める課題が多いが健側手に失行があると誤反応になってしまう．右無視があると選択課題全体を見ず反応して誤ることが多い．構成失行があれば，文字を書く課題で失敗する．このような誤反応は，失語のための誤反応か高次脳機能障害のためか不明となり，正しく言語機能が判定できない結果となる．完全に補うことは無理としても，構音・音声障害を合併していればその影響を得点化から外す，健側手に失行がある場合は検査者が指差し「yes/no」反応で施行していく，また無視のない側に検査器具を移動して行う，構成失

第6章　高次脳機能障害／Standard Language Test of Aphasia (SLTA)

行があれば文字を書くかわりに選択させるなどの配慮で，より確実に失語の程度が把握される．

11. 解釈上のポイント

1) 結果の確認

記録はその場で採点できても，できるかぎり録音も並行して行うことが望ましい．6段階の採点基準の確認はもちろん，流暢／非流暢の判定や錯語，ジャルゴン，保続，自己修正力，迂回表現，cueの利用の仕方などSLTA得点に入っていない特徴も確認できるからである．

また，本検査よりもう少し詳細なデータが欲しい場合は，個々の項目にあった掘り下げ検査で確認しなくてはならない．たとえば，本検査では数字の課題が筆算のみであり正答できた場合は問題ないが，誤反応の対象者に関しては，筆算技術の問題か数概念有無の問題かが判定不可能である．このため，具体物の数を数字から選択するような掘り下げ検査で補って確認が必要である．さらに，失語症の定義である随意語と不随意語との乖離を調べる項目もないため，自由会話で判定不可能の場合は，系列語の検査などで確認すべきである．SLTAの補助テストも，この確認に利用したほうがよい．

2) 結果の意味づけ

プロフィールAには，非失語症150例の平均と－1SD（標準偏差）が記入されていて，非失語症者の成績と比較が可能である．プロフィールBには，失語症の重症度（重度・中度・軽度）と非失語群の平均値のZ得点が示してあり，項目別重症度を比較できるようになっている．プロフィールCには，失語症母集団平均との差を検討できるようになっている（図1）．

3) 結果の活用

失語症の鑑別や重症度の判定，言語能力の推移や変化，記録や報告のみならず，施設間報告や国内の先行研究との直接比較に活用されている．これらはすなわち，コミュニケーションの残存能力とその変化を知る手がかりでもある．理解面では，口頭言語での理解はどの程度可能か「聴くの下位検査項目1.2.3」，文字による指示理解の代償程度「読むの下位検査項目15.16.17.18」，反復言語刺激による可能性の有無「聴く・読む検査での段階3能力」を確認できる．表出面も同様に，目的語や文表現が口頭でできるか「話すの下位検査項目5.7.8.10」，メモ活用が可能か「読むの中の音読下位検査項目11.13.14および書くの書取下位検査項目23.24.25」，書字表現での代償程度「書くの漢字・仮名に関する下位検査項目19.20.21」，時間や金銭がわかるか「計算検査26」を知ることができる．結果をこのように活用すれば，話しかけや日常指示のレベル，意思表出の工夫を関係者側が調整でき，失語症者との意思疎通が改善される．

12. 臨床活用をテーマにした文献レビューによる情報

本検査は，本邦で広く臨床に利用され，あらゆる失語症研究分野で活用されているため，列挙は不可能に近い．ここでは，SLTAそのものを検討した考察を3つ紹介する（失語症研究4巻2

第6章　高次脳機能障害/Standard Language Test of Aphasia (SLTA)

標準失語症検査プロフィール (C)

氏名 _____

第1回　　年　月　日　　　第3回　　年　月　日

第2回　　年　月　日　　　第4回　　年　月　日

			−3　−2　−1　0　1　2　3	
聴く	1	単語の理解	0 1 2 3 4 5 6 7 8 9 10	
	2	短文の理解	0 1 2 3 4 5 6 7 8 9 10	
	3	口頭命令に従う	0 1 2 3 4 5 6 7 8 9 10	
読む	15	漢字・単語の理解	0 1 2 3 4 5 6 7 8 9 10	
	16	仮名・単語の理解	0 1 2 3 4 5 6 7 8 9 10	
	17	短文の理解	0 1 2 3 4 5 6 7 8 9 10	
	18	書字命令に従う	0 1 2 3 4 5 6 7 8 9 10	
話す	5	呼　称	0·2·4·6·8·10·12·14·16·18·20	
	7	動作説明	0 1 2 3 4 5 6 7 8 9 10	
	10	語の列挙	0 1 2 3 4 5 6 7 8 9 10 11 12 13 14 15	
	8	まんがの説明	1 2 3 4 5 6	
書く	19	漢字・単語の書字	0 1 2 3 4 5	
	20	仮名・単語の書字	0 1 2 3 4 5	
	21	まんがの説明	1 2 3 4 5 6	
計算	26	加減算	0 1 2 3 4 5 6 7 8 9 10	
	26	乗除算	0 1 2 3 4 5 6 7 8 9 10	

復唱	6	単語の復唱	0 1 2 3 4 5 6 7 8 9 10	
	9	文の復唱	0 1 2 3 4 5	
音読	11	漢字・単語の音読	0 1 2 3 4 5	
	13	仮名・単語の音読	0 1 2 3 4 5	
	14	短文の音読	0 1 2 3 4 5	
書取	23	漢字・単語の書取	0 1 2 3 4 5	
	24	仮名・単語の書取	0 1 2 3 4 5	
	25	短文の書取	0 1 2 3 4 5	

仮名一文字	4	仮名の理解	0 1 2 3 4 5 6 7 8 9 10	
	12	仮名1文字の音読	0 1 2 3 4 5 6 7 8 9 10	
	22	仮名1文字の書取	0 1 2 3 4 5 6 7 8 9 10	

−3　−2　−1　0　1　2　3

註：ここでは失語症患者200人のデータをもとにZ得点が計算されている

図1[1)]

号,1984).1) 田崎博一,他:失語症の計量的分類の試み—SLTAの多変量解析—は,本テスト大項目得点を変量として分類に対する多変量解析を行い,計量診断の可能性について検討し,判別効率の結果は失語タイプによって異なると報告されている.限界があっても判別が不可能ではない示唆である.次に,2) 種村 純,他:標準失語症検査(SLTA)の構造と失語症臨床評価との関連について—因子分析による検討—と,3) 長谷川恒雄,他:失語症評価尺度の研究—標準失語症検査(SLTA)の総合評価法—では,313例の因子分析を行って,SLTAの標準化200例データと比較しながら,本検査は主に重症度を反映するが,その重症度自体が多次元的であること,SLTAが良好な再現性をもつこととともに,「理解,発話,書字」構成因子尺度も再現性をもつと報告された.本構成因子も研究の尺度として有効に利用していきたい.

文献

1) 日本失語症学会・編:標準失語症検査マニュアル.新興医学出版社,1997.
2) Goodglass H, Kaplan E:The Assessment of Aphasia and Related Disorders. Lea & Febiger, Fhiladelphia, 1972, p. 22.
3) Porch BE:The Porch Index of Communicative Ability. Theory and Development,Vol. 1, Consulting Psychologists Press, Palo Alto, Calif, 1967.
4) Schuell H:The Minnesota Test For Differential Diagnosis of Aphasia. J Speech & Hear Dis 31:137-147, 1966.
5) 竹田契一:失語症検査について(最近開発された標準失語症検査の概要を中心に).神経進歩 21:146,1977.
6) 朝倉哲彦,他:失語症全国実態調査報告.失語症研究22(3):241-256,2002.
7) 日本失語症学会・編:標準失語症検査補助テストマニュアル.新興医学出版社,1999.

(道関京子)

標準高次動作性検査
→Standard Performance Test for Apraxia（SPTA）

1. 評価指標の名称

正式名称：標準高次動作性検査
英語名称：Standard Performance Test for Apraxia
略称：SPTA

2. 原典

日本失語症学会高次動作性検査法作製小委員会・著，日本失語症学会・編：標準高次動作性検査，失行症を中心として．医学書院，1985；改訂版，新興医学出版社，1999.

3. 開発経緯

日本失語症研究会（現在の日本高次脳機能障害学会）は，その前身の韮山カンファレンスの時代に標準失語症検査を開発し，わが国の失語症臨床の発展に大きく貢献した経緯があり，brain function test の開発を基本事業のひとつと位置づけた．当時世界的にみて標準化された失行症検査法は存在しなかった．症候学に基づいて，動作の質的な評価により検査がなされていた．1979年に失行症検査法作製小委員会が設けられた．1980年に失行症検査法試案を作製し，非脳損傷者と脳損傷者（失行例および非失行例）への実施を経て，1985年に出版した．1999年に改訂版マニュアルを出版した．

4. 適用

高次脳機能障害による行為障害が疑われる症例に適用される．

5. 構成

1）評価の視点
表1にSPTAの構成を示した．これらの検査における全反応過程を「誤り得点」，「反応分類」

表1 標準高次動作性検査の構成

大　項　目	小　項　目
1. 顔面動作	1. 舌を出す 2. 舌打ち 3. 咳
2. 物品を使う顔面動作	火を吹き消す
3. 上肢（片手）慣習的動作	1. 軍隊の敬礼　　　　　　　（右） 2. おいでおいで　　　　　　（右） 3. じゃんけんのチョキ　　　（右） 4. 軍隊の敬礼　　　　　　　（左） 5. おいでおいで　　　　　　（左） 6. じゃんけんのチョキ　　　（左）
4. 上肢（片手）手指構成模倣	1. ルリアのあご手 2. I III IV 指輪（ring） 3. I V 指輪（ring）（移送）
5. 上肢（両手）客体のない動作	1. 8の字 2. 蝶 3. グーパー交互テスト
6. 上肢（片手）連続的動作	ルリアの屈曲指輪と伸展こぶし
7. 上肢・着衣動作	着る
8. 上肢・物品を使う動作 　（1）上肢・物品を使う動作 　　　　　（物品なし）	1. 歯を磨くまね　　　　　　（右） 2. 髪をとかすまね　　　　　（右） 3. 鋸で木を切るまね　　　　（右） 4. 金槌で釘を打つまね　　　（右） 5. 歯を磨くまね　　　　　　（左） 6. 髪をとかすまね　　　　　（左） 7. 鋸で木を切るまね　　　　（左） 8. 金槌で釘を打つまね　　　（左）
（2）上肢・物品を使う動作 　　　　　（物品あり）	1. 歯を磨く　　　　　　　　（右） 2. 櫛で髪をとかす　　　　　（右） 3. 鋸で板を切る　　　　　　（右） 4. 金槌で釘を打つ　　　　　（右） 5. 歯を磨く　　　　　　　　（左） 6. 櫛で髪をとかす　　　　　（左） 7. 鋸で板を切る　　　　　　（左） 8. 金槌で釘を打つ　　　　　（左）
9. 上肢・系列的動作	1. お茶を入れて飲む 2. ローソクに火をつける
10. 下肢・物品を使う動作	1. ボールをける　　　　　　（右） 2. ボールをける　　　　　　（左）
11. 上肢・描画（自発）	1. 三角をかく 2. 日の丸旗をかく
12. 上肢・描画（模倣）	1. ⊓⊓ 2. ▱
13. 積木テスト	▼

および「失語症と麻痺の影響」の3点から評価する．①誤り得点；課題の完了および遂行過程により評価する．②反応分類；正反応，錯行為（明らかに他の行為と理解される行為への置き換え），無定形反応（何をしているかわからない反応，部分的行為），保続（前の課題の動作が次の課題を行うとき課題内容と関係なく繰り返される），無反応，拙劣（拙劣ではあるが，課題の行為ができる），修正行為（目的とする動作に対し試行錯誤が認められる），開始の遅延（動作を始めるまでにためらいがみられ，遅れる），その他．③失語症と麻痺の影響．

2) 尺度

誤り得点1または2をとった項目のうち，失語あるいは麻痺の影響によって誤反応となった項目数を差し引いて修正誤反応率を算出する．

6. 基準値

本検査では多方面からの厳密な項目分析がなされており，修正誤反応率はすなわち失行性の動作障害を反映するとみなされ，カット・オフ値などは決められていない．

7. 信頼性

高次動作性検査は，さまざまな機能障害が含まれているため，検査法の信頼性の検討では大項目内の各小項目の成績と大項目全体の成績との相関をみた．顔面動作1.70〜0.86，物品を使う顔面動作0.78〜0.93，上肢（片手）慣習的動作0.73〜0.82，上肢（片手）手指構成模倣0.77〜0.79，上肢（両手）客体のない動作0.75〜0.86，上肢・物品を使う動作（物品なし）0.85〜0.88，上肢・物品を使う動作（物品あり）0.70〜0.88，上肢・系列的動作0.92〜0.94，下肢・物品を使う動作0.92〜0.95，上肢・描画（自発）0.87〜0.91，上肢・描画（模倣）0.90〜0.92と，各小項目の成績はすべて各大項目の成績と高い相関係数が得られ，内的整合性は高いことが確認された．

8. 妥当性

失行群，非失行群，非脳損傷群の群別成績の比較がなされている．いずれの項目についても失行群がもっとも誤反応が多く，次に非失行群，非脳損傷群の順となった．またいずれの項目が容易で，いずれの項目が困難か，という項目の難易度は失行群，非失行群，非脳損傷群の間で相違がみられず，容易な項目では失行群でも誤反応率は低かった．

失行のタイプ別の成績として，他の失行が合併していない，構成失行群（右半球損傷），構成失行群（左半球損傷），口腔顔面失行群および観念・観念運動失行群を比較すると，口腔顔面失行群では顔面動作で，観念・観念運動失行群では上肢・客体のない動作，上肢・物品を使う動作（物品あり）や上肢・系列的動作において，構成失行群全体では描画および積木に高い誤反応率

を示した．構成失行群を損傷半球別に分けて成績を比較すると，右大脳半球損傷例では自発描画の誤反応率は比較的低いが，模倣描画の誤反応率は高く，左半球損傷例では自発描画，模倣描画ともに高い誤反応率を示した．

失行症例を含む脳損傷104例の成績を用いて因子分析が行われた．主因子法によって固有値1以上の3因子を抽出し，バリマックス回転を行った．第1因子他動詞的動作，第2因子自動詞的動作，第3因子構成動作と解釈された．この結果は事前に想定した失行症のモデルによく一致している．

9. 情報の特性

高次動作性障害を以下の6種の観点からとらえることができ，十分な症候学的検討が可能である．身体部位，心理学的意味の有無，物品使用の有無，方向による行為の分類，単一性・系列性による行為の分類，自動性．

10. 使用上のポイント

1) 準備

以下の道具ないし物品が必要になる．2) 物品を使う顔面動作；ライターまたはローソク．7) 上肢・着衣動作；浴衣．8) (2) 上肢・物品を使う動作（物品あり）；歯ブラシ，櫛，板，鋸，板に釘を半分打ったもの，金槌．9) 上肢・系列的動作；茶筒（中に茶が入っている），茶，湯，きゅうす，茶碗，マッチ，ローソク，ローソク立て．10) 下肢・物品を使う動作；ボール（直径12～15 cm以上のゴムまり，またはバレーボール，サッカーボールなど）．12) 上肢・描画；付録図版2枚．13) Wechsler Adult Intelligence Scale（WAIS知能検査）の積木8個．

2) 注意

検査開始から終了までの期間は2週間以内とする．各大項目内では，原則的に，①口頭命令（客体あり，なし），②模倣（客体あり，なし）の順で，正反応が得られるまで指示様式を先に進める．左右両手で行う場合には，右手で全項目を施行した後，左手で全項目を行う．自然的状況下の反応は日常生活における動作の観察によって判定する．検査に必要な情報として以下の諸症状に関する情報が必要になる．①運動機能障害；運動麻痺，協調運動障害，運動失調，不随意運動など．②失語症；行為の口頭命令が聴覚的に理解されるかどうか，言語理解能力について把握する．③失認症；視覚対象，視空間の認知，身体認知に関する障害．④全般的精神機能；意識障害，知能障害，情意障害が軽度の場合は検査施行可能であるが，検査成績への影響を判断する．⑤感覚障害；手指構成の運動覚の移送の項目などで表在・深部の感覚障害が関連する．⑥視覚・聴覚障害；視力，視野，聴力の障害による指示理解の障害を把握する．

11. 解釈上のポイント

1) 結果の確認

　これらの検査を実施して得られる反応が失行症によるものであるか，他の要因が関与した誤りであるかを分析する必要がある．失行症状を把握するためには課題遂行の正否よりも，遂行過程の分析が重要である．失行症は左半球損傷後の，右片麻痺・失語を有する症例に出現しやすい．その場合には右手での反応が得られず，さらに口頭命令によっては動作が遂行できず，左手を使用した模倣条件における反応によって動作能力を評価することになる．さらに，知的低下や視覚認知障害を合併する場合も課題遂行に影響が出る．反応過程を詳しく記載し，それらの障害の影響を個別に検討する．

2) 結果の意味づけ

　全検査を施行した後に以下に示した点などから動作障害の性質を検討する．鑑別すべき他の動作障害として，前頭葉性の動作障害があげられ，強制把握，模倣行動，使用行動などが知られている．これらの前頭葉性の動作障害と失行症との鑑別には，失行症が意図した動作が困難で，自然な場面では自動的には動作可能であるという，自動性・随意性の乖離を示すのに対し，前頭葉性の動作障害は自動性が亢進した状態である．失行症のタイプを検討するうえでは以下に示した諸項目に障害を示すかどうかを検討する．実際の症例ではさまざまなタイプの失行症状を合併していることも多いことに注意を要する．古典分類に従うと，上肢・慣習的動作や手指構成模倣，物品を使う動作（物品なし）は観念運動失行を，上肢・物品を使う動作（物品あり），系列動作は観念失行を，描画や積木テストは構成失行を，顔面動作は口腔顔面失行を，着衣動作は着衣失行の可能性を検討することができる．

　古典失行以外の高次動作性障害では，道具の使用行動や強迫的使用などは，障害の現れ方が明確である．道具の使用行動を有すると，検者が指示する前から眼前の道具を使い始めるし，強迫的使用では，意志に反して右手が行った動作を左手や身体を反らすことで制止しようとする．また，拮抗失行ではお茶をいれる課題などで，右手が急須のふたをはずすと左手がまたふたをはめるといった拮抗した動作が出現する．脳梁に損傷がある場合，両手間での感覚移送（閉眼した状態で一側の手指パターンを反対側の手指で再現する）が行えなくなるし，描画が右手では拙劣もしくは描けない．また，手指構成等の客体のない動作で左手に観念運動失行が生じる．

　他の高次脳機能障害の影響も検討する必要がある．失認症では物品使用において誤りが出現するが，別のモダリティでは可能である．その他半側無視，半側身体失認，Gerstmann症候群における動作の空間障害も影響する．全般的精神機能の低下例では構成課題，口頭命令で成績の低下がみられる．

3) 結果の活用

　検査成績に基づいて治療介入の方法が検討される．すでにみてきたように，失行症例では行為処理過程によって遂行成績が大きく異なる．失行症例は失語症をほぼ合併していることも関係し

て，口頭命令による動作遂行に困難を示す例が多く，動作模倣や物品を実際に使用する条件では動作成績は良好であることが多い．これらの条件間での成績相違に基づいて次のような観点から治療介入が行われる．①やさしい課題を行うことで，それまで不可能であった課題を可能にする．②反応が正しかったかどうかは問題にせず，また誤っていても矯正せずに，目的動作に関係する刺激を強力に用いる．③日常的な場面で，困難な動作を行う．なお，本検査の項目は，いずれもわが国の特殊性を反映したものではないが，結果の解釈の基礎となる標準化データはわが国の対象者の結果である．したがって本検査は海外の対象者に適用しても十分臨床的意義を有するものであるが，成績の解釈は質的になされなければならない．

12. 臨床活用をテーマにした文献レビューによる情報

本検査法発刊以後に2つの標準化された失行症検査が刊行された．ひとつはWAB失語症検査（Western Aphasia Battery）[1]の中の行為と構成課題である．上肢・客体のない動作5項目，顔面動作5項目，道具使用5項目，複雑な動作5項目の20項目および描画8課題，積木4課題からなっている．本課題を用いて失語症の重症度と失行症の重症度とは相関することが明らかにされている．米国ではHelm-Estabrooks[2]によりTest of Oral and Limb Apraxia（TOLA）が発行された．動作を近位動作と遠位動作，自動詞的動作と他動詞的動作に分け，また物品の絵を呈示して，その物品を用いた動作を行わせる条件が含まれている．以上が現在市販されている失行検査であるが，標準化はなされていないものの体系的な検査課題としてRothi et al[3]によるFlorida Apraxia Batteryが開発されている．この検査はジェスチャー認知（ジェスチャーの呼称，型の判定），ジェスチャー表出（口頭命令，道具の視覚的・触覚的呈示），行為の模倣（ジェスチャーおよび無意味動作の模倣），行為の意味系（道具の選択），統制課題（道具の呼称，ジェスチャー名称の復唱）からなっている．また反応も内容，時間，空間その他の観点から詳細に評価されるようになっている．

SPTAの臨床適用に関しては以下のような検討がなされている．種村[4]は観念失行例のSPTA成績を，行為処理モデルに基づいて行為の入・出力系の相違の観点から分析し，治療介入の方法に結びつけた．このモデルに従えば，口頭命令と模倣との成績差は聴覚言語入力と視覚ジェスチャー入力との相違であり，物品の有無は視覚物体入力と聴覚言語入力との相違として捉えられる．治療介入における行為実現のためのルートを確保するためにモデルの利用は有効である．種村ら[5]は失行症に基づくADL（Activities of Daily Living）上の障害をSPTA成績と対応づけて検討した．失行症に基づく動作障害は，従来指摘されていた以上にADL障害となって表れていた．種村[6]はSPTA成績を臨床評価に結びつけるために，検査項目ごとに表れやすい誤りパターンとその臨床評価上の意義を検討した．金子[7]は構成の検査課題の臨床的意義を検討し，視覚認知障害の重症度との関連性を指摘した．種村ら[8]はSPTAとADLの両場面における動作障害を質的研究を用いて分析し，「残動作」や空間的誤りなど新たな誤り動作特性を見出した．検査場面とADL場面とで表出される誤りに差があった．

文献

1) WAB 失語症検査（日本語版）作製委員会（代表：杉下守弘）：WAB 失語症検査日本語版．医学書院，1986．
2) Helm-Estabrooks N：Test of oral and limb apraxia. The Riverside Publishing Company, 1992.
3) Rothi LJG, Reymer AM, Heilman KM：Limb apraxia assessment. In：Rothi LJG, Heilman KM (Eds), Apraxia, the neuropsychology of action. Psychology Press, Hove, 1997.
4) 種村留美：観念失行の作業療法，行為処理過程分析に基づく訓練と ADL・APDL への展開．作業療法ジャーナル 28：608-613, 1994.
5) 種村留美，長谷川恒雄：失行症の評価．作業療法ジャーナル 31：879-884, 1997.
6) 種村　純：失行検査の実際と読み方．Journal of Clinical Rehabilitation 6：75-80, 1997.
7) 金子真人：行為・認知障害とリハビリテーション，構成障害．Modern Physician 21：262-265, 2001.
8) 種村留美，鎌倉矩子：1 失行症例にみられた動作・行為の特徴―検査場面と日常生活場面の観察から―．作業療法 22：29-40, 2003.

（種村　純）

Clock Drawing Test（CDT）
→時計描画テスト

1. 評価指標の名称

正式名称：Clock Drawing Test
略称：CDT
日本語名称：時計描画テスト

2. 原典

Critchley M：The parietal lobes. Hafner Publishing Company, New York, 1966.

3. 開発経緯

描画テストはその臨床的簡便さからさまざまな目的で開発され，きわめて日常的に使用されている（表1）．本稿では，描画テストの中でも適用範囲が広く，信頼性や妥当性に関する報告がなされている時計描画テストを中心に解説する．

表1 描画テストの種類

描画内容	目的
時計	構成障害[1]，半側空間無視[2]，痴呆[3]，遂行機能[4]の評価，せん妄の予測[5]
立方体	構成障害[1]，痴呆[6]，半側空間無視[7]，知能[8]の評価
人物	知能[9]，心理[10]，痴呆[11]，半側空間無視[12]の評価
家，花	半側空間無視の評価[7]
幾何学図形	構成障害[1]，半側空間無視[7]の評価
渦巻き	失調症の評価[13]
Reyの複雑図形	構成障害，記銘力[14]の評価
Bentonの図版	記銘力の評価[15]
Reubensの図版	視覚失認の評価[16]

4. 適用

構成障害[1]，半側無視[2]，痴呆[3]，遂行機能[4]の評価．せん妄[5]の予測．

5. 構成

1）評価の視点

対象者に時計を描画させ，一定の採点法を用いて得点化することで客観的な認知機能の評価を行う[17]．

2）尺度

順序尺度に基づいている．尺度の段階づけについてはさまざまである（表2）．

表2　尺度の段階づけとカット・オフ値

評価対象	著者（発行年）	尺度の段階	（最低―最高）	カット・オフ値
痴呆	Shulman（1986）[18]	6段階	（5―0）	2/1
	Sunderland et al（1989）[19]	10段階	（1―10）	5/6
	Wolf-Klein et al（1989）[20]	10段階	（1―10）	6/7
	Mendez et al（1992）[21]	21段階	（0―20）	18/19
	Watson（1993）[22]	7段階	（7―1）	4/3
	Manos et al（1994）[23]	11段階	（0―10）	7/8
半側空間無視	Oxbury et al（1974）[2]	2段階	（陰性―陽性）	―
	Mijovic（1991）[24]	文字盤による空白部分の割合を算出		―
	Agrell et al（1997）[25]	3段階	（0―2）	―
	御園生ら（2001）[26]	右側；6段階	（0―5）	
		左側；6段階	（0―5）	―
遂行機能障害	Royal et al（1998）[4]	CLOX 1；16段階	（0―15）	
		CLOX 2；16段階	（0―15）	―
せん妄	Fisher et al（1995）[5]	10段階	（1―10）	6/7

3）算出方法

1）尺度の段階づけをそのまま得点とするもの[5,18-20]，2）枠，数字，針の3要素に分け，それぞれに得点を与えるもの[21]，3）左右のバランスを求めて得点とするもの[24,26]，4）それ以外の算出方法を用いるもの[2,4,22,23,25]に分類される．

6. 基準値

どの尺度を用いるかによって，カット・オフ値は異なる（表2）．

7. 信頼性

1) 検者内変動，もしくは，繰り返し再現性

算出方法によって差はあるが，高い検者内信頼性（級内相関係数 ICC; intraclass correlation coefficient）を有す（ICC＝0.71〜0.93）[27]．

2) 検者間変動

算出方法によって差はあるが，高い検者間信頼性を有す（ICC＝0.70〜0.93）[27]．

3) 日内，日間変動

測定対象がせん妄の場合には変動が大きく，アルツハイマー病の場合には緩徐に変動し，半側空間無視では病日，損傷部位，重症度により多様であることが推測されるが，当テストにおける具体的な数値については不明である．

4) 臨床的有用性

簡便，安価，短時間で施行可能．言語や文化の影響を受けない．ただし教育歴は影響する[28]．

8. 妥当性

Mini-Mental State Examination（MMSE）との相関係数が－0.77と痴呆の評価において基準関連妥当性を有す[29]．

9. 情報の特性

時計描画には広範な認知機能が要求されることから，同一のテストが複数の異なる認知機能の推定に利用されてきた．反面，このようなテストでは本質的に特異度は低いものとなる．つまり，時計描画テストで陽性と判定された場合，それがどのような認知機能障害を反映しているのかについては，本テストのスコアのみから鑑別することができない．先行研究では比較的高い特異度が報告されているが[28]，痴呆のスクリーニングに限定した研究である点を念頭に入れておく必要がある．

10. 使用上のポイント

1) 準備

使用する道具はA4あるいはB5判用紙とペンである．自発画課題の場合は，白紙[2,19,21,25]，あるいは用紙に時計の盤面の枠が描かれているものを用いる[4,5,18,20,22,23]．模写課題の場合は，上方に時計が描かれた用紙を用いる[24,25]．

2) 注意

検査は静かな部屋で実施する．検者は対象者と対面して座り，用紙中央が対象者の体幹正中と一致するように呈示する．特に半側空間無視を呈していた場合には，用紙の位置によって結果が異なる可能性があるため[30]，対象者が用紙を動かさないよう注意する．また検査前には，視力や眼球運動の障害について検査しておく．

3) 手順

自発画の場合は，対象者の前に白紙あるいは盤面の枠が描かれた用紙を呈示する．白紙を呈示する場合は，「この紙に大きな時計の文字盤を描いて下さい．数字と〇〇時〇〇分を指している針も書き入れて下さい」と教示する．枠が描かれた用紙を呈示する場合は，「これは時計の文字盤です．ここに時計の数字を書き入れて下さい」，「〇〇時〇〇分の時の長針と短針を書き入れて下さい」と教示する．教示する時刻は研究者によってさまざまである．11時10分とする報告が比較的多いが，結果に大差はないとされている[17]．盤面の枠については，呈示しない方が計画や遂行能力などをより評価しうるとされている[31]．

模写の場合には，図版が描かれている用紙を呈示し，「上に描いてある絵を下に描き写して下さい」と教示する．この時，「何に見えますか」と問い，時計として認知しているかどうかを確かめると良い．

11. 解釈上のポイント

1) 結果の確認

尺度の段階づけや算出方法の相違によって結果が異なってくるため，用いた方法を明記しておく必要がある．尺度および算出方法の相違による感度と特異度を比較した研究は，痴呆のスクリーニングを中心になされている．表2に示した尺度の中で，感度が高い採点方法はMendezの方法[21]，特異度が高い採点方法はWolf-Kleinの方法[20]といわれている．また受信者動作曲線 (Receiver Operating Characteristic Curves) を用いた研究で[32]，カーブ下の領域が最も大きかった採点方法は，Shulmanの方法[18]であった．客観的な評価や利便性の視点からは，Mendezの方法[21]が推奨されている（表3）[17]．この方法は表3に示すように白紙の用紙に，「ここに時計を描いてください」，という指示に対して，20項目の反応について該当する場合にはスコア1を与え，該当しない場合には0を与えるものである．したがって最低点は0，最高点は20の21段階で評価される．時計描画の実際例として，痴呆症例のものを図1に，半側空間無視症例のものを図2に示した．

また通常のスコア以外に，自発画と模写の差，図版の認知，文字盤や図版全体の右側偏位について確認しておくと良い．アルツハイマー病では，模写よりも自発画が強く障害されるといわれている[33]．これは，アルツハイマー病の描画の障害が構成の障害よりも，「時計」という言葉の意味や概念を想起できないことに起因するためであると考えられている[34]．一方，左半側空間無視患者の描画遂行に関する特性は，概念やモデルを認知することの障害よりも，右から描き始め

第6章 高次脳機能障害/Clock Drawing Test (CDT)

表3 時計描画解釈スケール

[項目ごとに1点を与える]
1. 時計を示そうとする試みがある．
2. 時計の形，針，数字の一部として認められる．
3. 全体としてまとまった時計の形である．
[文字盤上に数字がある場合のみスコアを与える]
4. 文字盤上に2が存在し指摘できる．
5. 大部分の数字が大きくるいなく円形に配置されている．
6. 文字盤の4分の3以上で正しい数字（12-3, 3-6, 6-9, 9-12）が配置されている．
7. 大部分の数字が右回りまたは時計回りの順である．
8. すべての数字が時計の内側にある．
9. 文字盤上に11が存在し指摘できる．
10. 1から12までのすべての数字がある．
11. 同じ数字の重複は認められない．
12. アラビア数字とローマ数字が混在しない．
13. 数字が12を超えない．
14. すべての数字が時計の円周に沿ってほぼ等しく並ぶ．
15. 同種の7つ以上の数字が連続的に順番に並ぶ．
[時計の針が一つ以上あるときのみスコアを与える]
16. すべての針は時計の中心から放射状に描かれている．
17. 一つの針が他方より明らかに長い．
18. 二つの針が明らかに区別できる．
19. すべての針が時計の内側にある．
20. 一つ以上の針によって時間を示そうとする．

(Mendez et al, 1992. 綱本 訳)

ることによる注意の右側への集中が左方への転換を困難にすることが指摘されている[35]．遂行機能障害では，新奇な課題である自発画が模写よりも困難となる[4]．

2) 結果の意味づけ

時計描画テストは短時間で施行可能であるため，耐久性の低い高齢者等に対し有用なスクリーニングテストであるといえるが，痴呆のスクリーニングにおける感度および特異度はMMSEより低いとされている[37]．半側空間無視の検出については，一定の見解は得られていないが，時計描画が非空間的能力である言語性IQ（Intelligence Quotient）をより反映していることが指摘されている[38]．遂行機能やせん妄については，他のテストとの比較がなされていない．いずれにしても，得られた結果は各症状の一部を反映しているものに過ぎないため，感度や特異度の点からは，複数のテストを組み合わせることが必要となる．

3) 結果の活用
① 適用症状の有無をスクリーニングあるいは予測する．
② 適用症状の重症度を判定する．
③ 治療，練習，介護における方針決定あるいは効果判定に利用する．

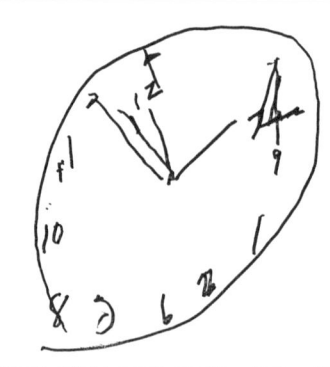

図1　自験例（痴呆の例）70歳，男性，HDS-R 2/30

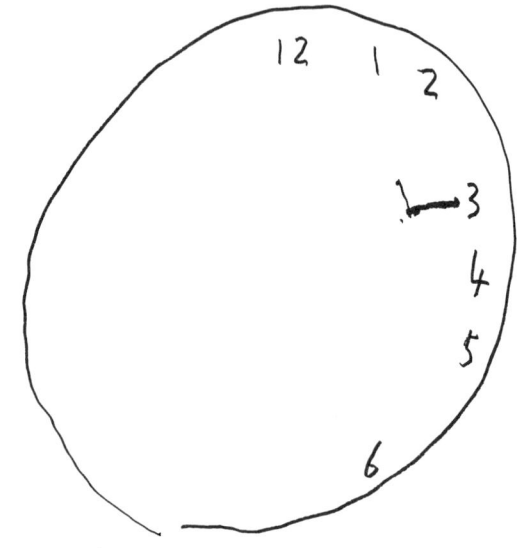

図2　自験例（左半側無視の例）50歳，男性，BIT通常検査 34/146

12. 臨床活用をテーマにした文献レビューによる情報

　時計描画テストにおける検出力の限界を補い，アルツハイマー病の診断や重症度判定を行うための臨床的な方法論として，Stahelin et al[39]は，時計描画テスト，MMSE，MRI（Magnetic Resonance Imaging）などの複数の検査を体系的に施行する方法を提唱している．また Solomon et al[40] や Robert et al[41] は，時計描画に加えて記銘力，言語の流暢性を評価しうるテストバッテリーを考案している．また，半側空間無視の特定や重症度判定についても，標準高次視知覚検査[42] や行動性無視検査[43] で，時計描画テストを含むテストバッテリーが用いられている．一方，石合[12]は，時計描画テストの成績が半側無視の重症度よりは，むしろ知的能力を反映していることを指摘している．これらの限界を認識したうえで，今後，より簡便で検出力の高い方法論についてさらに検討していく必要がある．

文献

1) Critchley M：The parietal lobes. Hafner Publishing Company, New York, 1966.
2) Oxbury JM, Campbell C et al：Unilateral spatial neglect and impairments of spatial analysis and visual perception. Brain 97：551-564, 1974.
3) Wilson RS, Kaszniak AW et al：Facial recognition memory in dementia. Cortex 18(13)：329-336, 1982.
4) Royal DR, Cordes JA et al：CLOX, An executive clock drawing task. J Neurol Neurosurg Psychiatry 64(5)：588-594, 1998.
5) Fisher BW, Flowerder G：A simple model for predicting postoperative delirium in older patients undergoing elective orthopedic surgery. J Am Geriatr Soc 43(2)：175-178, 1995.
6) Kosslyn SM：Aspects of a cognitive neuroscience of mental imagery. Science 240(17)：1621-1626, 1988.
7) Gainotti G, Messerli P et al：Qualitative analysis of unilateral spatial neglect in relation to laterality of cerebral lesions. J Neurol Neurosurg Psychiat 35：545-550, 1972.
8) 前島伸一郎, 板倉 徹, 他：パーキンソン病患者に対する簡易な知的機能評価とその有用性について. 日医雑誌 117(4)：565-570, 1997.
9) Goodenough FL：The Measurement of intelligence by drawings. World Book Company, New York, 1926.
10) Machover K：Personality projection in the drawings of the human figure. CC Thomas, Springfield IL, 1949.
11) Ericsson K：Graphic skills as a diagnostic tool for working with the elderly. Visible Lang 24：214-226, 1990.
12) 石合純夫：視空間認知障害の評価法.「高次脳機能障害のリハビリテーション」江藤文夫, 原寛美, 他・編. 医歯薬出版, 1995, pp.135-141.
13) Elble RJ, Brilliang M et al：Quantification of essential tremor in writing and drawing. movement disorders 11(1)：70-78, 1996.
14) Lezak MD：Neuropsychological assessment. Oxford University Press, New York, 1983.
15) Benton AL（高橋剛夫・訳）：視覚記銘検査. 三京房, 1995.
16) Rubens AB, Benson DF：Associative Visual Agnosia：Arch Neurol 24：305-316, 1971.
17) 北林百合之介：時計描画テスト. 精神医学 43(10)：1063-1069, 2001.
18) Shulman KI：The challenge of time: Clock-drawing and cognitive function in the elderly. Int J Geriatr Psychiatry 1(1)：135-140, 1986.
19) Sunderland T, Hill JL et al：Clock drawing in Alzheimer's disease, A novel measure of dementia severity. J Am Geriatr Soc 37(8)：725-729, 1989.
20) Wolf-Klein GP, Ailverstone FA：Screening for Alzheimer's disease by clock drawing. J Am Geriatr Soc 37(8)：730-734, 1989.
21) Mendez MF, Ala T et al：Development of scoring criteria for the clock drawing task in Alzheimer's disease. J Am Geriatr Soc 40(11)：1095-1099, 1992.
22) Watson YI：Clock completion. J Am Geriatr Soc 41(11)：1235-1240, 1993.
23) Manos PJ, Wu R：The ten point clock test, a quick screen and grading method for cognitive impairment in medical and surgical patients. Int J Psychiatry Med 24(3)：229-244, 1994.
24) Mijovic D：Mechanisms of visual spatial neglect, Absence of directional hypokinesia in spatial exploration. Brain 114(4)：1575-1593, 1991.
25) Agrell BM, Dehlin OI et al：Neglect in elderly stroke patients, A comparison of five tests. Psychiatry and Clinical Neurosciences 51(5)：295-300, 1997.

26) 御園生香, 石合純夫・他：BIT 日本版通常検査における右半球損傷患者の語反応分布：Laterality index による検討. 神経心理学 17(3)：121-129, 2001.
27) South MB, Greve KW et al：Interrater reliability of three clock drawing test scoring systems. Applied Neuropsychology 8(3)：174-179, 2001.
28) Ainslie NK, Murden RA：Effect of education on the clock-drawing dementia screen in non-demented elderly persons. J Am Geriatr Soc 41(3)：249-252, 1993.
29) Shulman KI：Clock-drawing and dementia in the community: a longitudinal study. Int J Geriatr Psychiatry 8：487-496, 1993.
30) 武田克彦：半側空間無視の神経機構. 神経進歩 30(5)：859-870, 1986.
31) Freedman M, Leach L et al：Clock-drawing: a neuropsychological analysis. Oxford University Press, New York, 1994.
32) Storey JE, Rowland JT et al：A comparison of five clock scoring methods using ROC analysis. Int J Geriatr Psychiatry 16(4)：394-399, 2001.
33) Lin KN, Wang PN et al：The three-item clock-drawing test, a simplified screening test for Alzheimer's disease. Eur Neurol 49(1)：53-58, 2003.
34) Kitabayashi Y, Ueda H et al：Qualitative analysis of clock drawings in Alzheimer's disease and vascular dementia. Psychiatry Clin Neurosci 55(5)：485-491, 2001.
35) 石合純夫：半側空間無視：注意障害仮説を中心に. 神経心理学 11：85-94, 1995.
36) Borson S, Brush M et al：The Clock Drawing Test, utility for dementia detection in multiethnic elders. J Gerontol A Biol Sci Med Sci 54(11)：M534-540, 1999.
37) Kirby M, Denihan A et al：The clock drawing test in primary care, sensitivity in dementia detection and specificity against normal and depressed elderly. Int J Geriatr Psychiatry 16(10)：935-940, 2001.
38) Ishiai S, Sugishita M et al：Clock-drawing test and unilateral spatial neglect. Neurology 43(1)：106-110, 1993.
39) Stahelin HB, Monsch AU et al：Early diagnosis of dementia via a two-step screening and diagnostic procedure. Int Psychogeriatr 9(1)：123-130, 1997.
40) Solomon PR, Hirschoff A et al：A 7 minute neurocognitive screening battery highly sensitive to Alzheimer's disease. Arch Neurol 55(3)：349-355, 1998.
41) Robert PH, Schuck S et al：Screening for Alzheimer's disease with the short cognitive evaluation battery. Dement Geriatr Cogn Disord 15(2)：92-98, 2003.
42) 日本失語症学会：標準高次視知覚検査. 新興医学出版社, 1997.
43) 石合純夫（BIT 日本版作製委員会代表）：BIT 行動性無視検査日本版. 新興医学出版社, 1999.

（網本　和・鈴木　誠）

Behavioural Inattention Test（BIT）
→行動性無視検査

1. 評価指標の名称

正式名称：Behavioural Inattention Test
略称：BIT
日本語名称：行動性無視検査

2. 原典

Wilson B, Cockburn J, Halligan P：Behavioural inattention test. Thames Valley Test Company, England, 1987[1]．
石合純夫（BIT 日本版作製委員会代表）：BIT 行動性無視検査日本版．新興医学出版社，1999[2]．

3. 開発経緯

　半側空間無視が機能回復とリハビリテーション効果に対する主要な阻害因子のひとつとみなされているにもかかわらず，半側空間無視の「存在」を明らかにする検査はあっても，対象者の行動面に対する系統的検査はおろそかにされがちであった．また，これまで一般的に用いられてきた半側無視の評価法は，ほとんど標準化されていなかった．半側無視患者が日常生活上直面する問題に対する理解を深める検査があれば，現実的で実用的なリハビリテーションプログラムの促進に役立つ．また，それによって対象者は問題のいくつかを克服できる．以上の考え方に基づいて，BIT は，Rivermead Rehabilitation Centre で開発され標準化が行われた．1987 年，Wilson et al によって出版され，欧米で幅広く用いられている（以下，BIT 原版）．BIT 日本版は，石合らにより最小限の変更と本邦における標準化を行い，1999 年に出版された．

4. 適用

　半側空間無視を評価する検査である．日常生活や治療場面における半側空間無視発現の予測に適している．

第6章 高次脳機能障害/Behavioural Inattention Test（BIT）

5. 構成

1） 評価の視点

半側空間無視の評価に一般的に使用されている6項目からなる「通常検査」と日常生活の側面を反映させた9項目からなる「行動検査」の2つの部分で構成されている．通常検査には，線分抹消試験，文字抹消試験，星印抹消試験，模写試験，線分二等分試験，描画試験が含まれている．行動検査には，写真課題，電話課題，メニュー課題，音読課題，時計課題，硬貨課題，書写課題，地図課題，トランプ課題が含まれている．これらの検査の遂行状況によって評価される（表1）．

2） 尺度

各下位検査によって段階づけが異なっている．たとえば，通常検査の線分抹消試験，文字抹消試験，星印抹消試験では抹消した標的の数が得点となる．模写試験，描画試験では，おのおのの絵の完成度を基準に1点か0点かで採点する．行動検査の下位検査は，見落とし（一部は誤反応数を含む）から換算表によって評価点を求める．採点方法が下位検査によって違う理由については，文献上には明確に記されていない．

3） 算出方法

採点方法に従って各下位検査の得点を求め，通常検査6項目，行動検査9項目の合計点を求める．各下位検査と合計の最高点を表1に示す．

表1　BIT行動性無視検査の構成および基準値

通常検査

下位検査	最高点	カット・オフ値	
		原版	日本版
線分抹消試験	36	34	34
文字抹消試験	40	32	34
星印抹消試験	54	51	51
模写試験	4	3	3
線分二等分試験	9	7	7
描画試験	3	2	2
合計	146	129	131

行動検査

下位検査	最高点	カット・オフ値	
		原版	日本版
写真課題	9	5	6
電話課題	9	7	7
メニュー課題	9	8	8
音読課題	9	8	8
時計課題	9	8	7
硬貨課題	9	8	8
書写課題	9	7	8
地図課題	9	8	8
トランプ課題	9	8	8
合計	81	67	68

6. 基準値

BIT開発の段階で，原版・日本版とも対照群としてそれぞれ健常人の得点をもとに正常な成

第6章 高次脳機能障害/Behavioural Inattention Test（BIT）

績範囲を求め，最低得点から1点差し引いた値をカット・オフ値としている（表1参照）．通常・行動検査のおのおのの合計得点，および各下位検査の得点がカット・オフ値を含むそれ以下である場合を異常と判断する．原版と日本版では，4つの下位検査と通常・行動検査合計のカット・オフ値が異なっているが，全体的にみて日本版の正常範囲は原版とほぼ等しく，両方の得点を直接比較してよいとみなされている[2]．

7. 信頼性

1) 検者内変動，もしくは，繰り返し再現性

BIT日本版では，10例を平均24日の間隔をあけて2回検査し，その相関は0.80（$p<0.005$）であった[2]．

2) 検者間変動

BITの実施に慣れた検者2名が，BIT日本版通常検査について無作為に抽出された右半球損傷例30例分を，実施上の注意の採点方法と採点例に基づいて採点した．検者間の相関は0.99（$p<0.001$）であった[2]．

3) 日内，日間変動

報告はない．

4) 臨床的有用性

BITは，多職種間で共有可能であり，実施も簡便で45分程度で実施可能である．日本版は，日本語化するだけでなく日本人高齢者に適用しやすいように改変されている．

8. 妥当性

担当医師，理学療養士，作業療法士などによる日常生活・治療場面における半側空間無視のチェックリスト（10項目）とBIT原版行動検査得点との相関は0.67（$p<0.001$）[1,3]，日本版合計では0.833（$p<0.001$）であった[2]．

通常検査得点と行動検査得点の個人内比較における相関は，原版では右半球損傷，左半球損傷を含む対象者全体0.92（$p<0.001$）[1]，日本版では対象者全体0.868（$p<0.001$），左半球損傷例0.905（$p<0.001$）[2]と相関が高かったことから，通常検査と行動検査の結果は並行すると予測できる．

行動検査の下位検査における無視群と非無視群の比較では，時計課題と音読課題を除いた他の7つの下位検査と合計の得点において無視群で有意に低かった[4]．

9. 情報の特性

BITの通常検査は複数の代表的な半側空間無視の検査で構成され，行動検査にはADL

第6章　高次脳機能障害/Behavioural Inattention Test（BIT）

（Activities of Daily Living）上の無視の問題の理解を深める検査が組み込まれている．結果が定量的に表され，半側無視の有無，程度を判断する根拠となりうる．BITでは各下位検査の得点は，見落としなどの減点により採点し，誤りが左右のどちらの空間に分布していたのかについて記録はするが，採点時には問題にしない．誤反応には，知能の低下や全般的な注意の低下による成績の低下の可能性もあり，質的な分析を十分に行うことが重要である．

10. 使用上のポイント

1）準備

BIT日本版の検査セットは出版されている（新興医学出版社）．この他，白紙数枚，電話機，硬貨，鉛筆を用意する必要がある．検査は静かな部屋で実施する．その際，検者と対象者は机をはさんで向かい合って座る．

2）注意

疲労に注意し，必要に応じて休憩をはさむか，日を改めるなどの対応をする．

3）実施

マニュアルに従って実施する．すべての検査用紙は対象者の正面正中に呈示する．検査中の座位姿勢の崩れに注意する．検査項目の一部は失語症患者や片麻痺患者に対して実施できないが，別の施行方法が示されている．他の視知覚検査と同様に，視力や眼球運動の問題がないかを考慮しておく必要がある．不要なものの付加を含むその他の誤反応は採点の対象にならない項目があるが，他の知覚障害あるいは高次脳機能障害を示唆する場合があり，精査のために記録が必要である．

11. 解釈上のポイント

1）結果の確認

視野狭窄・視力障害，意識障害，痴呆などの知能障害，失語症，運動麻痺，疲労，意欲などによって反応が低下している可能性がないか確認する．

2）結果の意味づけ

BITの全下位検査が正常範囲の症例はADL，治療場面でも半側空間無視を示さないと予測できる．通常検査の合計得点が131点以下の場合には，ほぼ確実に無視ありと考えられる．ただし，全般的注意障害のために広範な神経心理学的検査が低得点となるような場合には，各下位検査の見落としの分布を考慮して判断する必要がある．下位検査の1つでもカット・オフ値以下があれば，無視がある可能性が高い．下位検査のひとつ以上でカット・オフ値以下があるが，通常検査合計得点が132点以上の時には，結果の詳細な分析を行い日常生活や治療場面を注意深く観察することが望ましい[2]．

3) 結果の活用

定量的評価法であり，半側空間無視の有無や程度を判断でき，日常生活において問題の発現の予測ができる．経時的にBITを用いることにより，無視症状の変化の把握や，治療効果の判定に活用できる．誤反応の質的な分析をもとに，対象者のリハビリテーションの課題を選択する手がかりとすることもできる．また，BITを使用することにより，国内外を問わず施設間，研究者間で無視症状の比較や情報交換が可能となる．

12. 臨床活用をテーマにした文献レビューによる情報

BIT発表以降，下位検査間の相関[3]や無視による日常の問題行動と検査結果との対応[4]，新しいスコアリングや指標の開発[5]，本検査を用いた無視の改善過程[8,9]，無視に対する治療の効果の検討など，さらに分析が深められている．

BITの下位検査の新しい採点方法としてHalligan et al[5]は，右半球損傷患者を対象に，BIT通常検査の得点を無視の重症度だけでなく，無視のみられる空間領域についての情報も数値で表せるlaterality index（左側の得点/テスト用紙全体の得点）を発表した．御園生ら[6,7]は，この方法を用いて日本版BITで通常検査と行動検査（写真，メニュー，硬貨，トランプ）の誤反応分布を検討した．その結果，同様に，得点が低くなると左側の誤反応が増えることがわかった．御園生は，BIT本来の採点方法が妥当であり，半側空間無視を検出していることを示していると述べている．

誤反応の質的分析の重要性について御園生ら[7]は，言語性IQ（Intelligence Quotient）と写真・電話・時計課題の評価点に相関を認めたことを報告し，結果の解釈時には，成績低下が無視に起因するのか，知能の低下によるのかを鑑別するために，誤反応の質的分析も重要であると述べている．Hartman-Maeir[4]も教育歴や職業など個人的な特徴がBITの結果に影響することを指摘している．

下位検査の無視の検出率について，急性期の無視の診断にはCassidy et al[8]は，線分抹消が予後をみる課題としてはもっとも適していたと報告し，Jehkonen et al[9]はBITの下位検査のうち1つだけなら星印抹消がもっとも検出率が高く，2つなら模写と線分二等分が，3つなら線分抹消，文字抹消，線分二等分がよいと報告した．御園生ら[6,7]は，検出率が高かったのは通常検査の模写，文字抹消，星印抹消，行動検査の写真課題であり，検出率が低かったのはそれぞれ線分抹消，地図課題であったと報告している．課題をすべて行うことが難しいと判断できる急性期を除き，無視（側）の正確な診断のためにはすべての下位検査を行うことが望ましい．

Kats et al[10]は，脳血管損傷患者を対象にBITを用いて無視群と非無視群の2群に分けADLや生活関連活動における半側空間無視の影響を長期にわたって調査した結果，無視群は非無視群に比較してADLと生活関連活動ともに有意に劣っていたこと，また入院期間は有意に長く，退院時の自立度も有意に低かったことを示した．

欧米でBITを用いた研究報告は数多くあるが，BIT日本版を用いた研究報告は，いまだ少な

い．わが国における BIT 日本版を用いた研究報告と臨床での活用が，今後，期待される．

文献

1) Wilson B, Cockburn J et al：Behavioural inattention test. Thames Valley Test Company, England, 1987.
2) 石合純夫（BIT 日本版作製委員会代表）：BIT 行動性無視検査日本版．新興医学出版社，1999.
3) Halligan P, Cockburn J et al：The behavioural assessment of visual neglect. Neuropsychological Rehabilitation 1：5-32, 1991.
4) Hartman-Maeir A, Katz N：Validity of the behavioral inattention test (BIT)：relationships with functional tasks. Am J Occup Ther 49(6)：507-516, 1995.
5) Halligan P, Robertson I et al：The laterality of visual neglect after right hemisphere damege. Neuropsychological Rehabilitation 1：281-301, 1991.
6) 御園生香，石合純夫，他：BIT 日本版通常検査における右半球損傷患者の誤反応分布—Laterality index による検討—．神経心理学 17(2)：121-129, 2001.
7) 御園生香，石合純夫，他：BIT 行動性無視検査日本版の行動検査における右半球損傷患者の誤反応分析．神経心理学 17(3)：213-222, 2001.
8) Cassidy TP, Lewis S et al：Recovery from visuospatial neglect in stroke patients. J Neurol Neurosurg Psychiatry 64：555-557, 1998.
9) Jehkonen M, Ahonen JP et al：How to detect visual neglect in acute stroke. Lancet 351：727-728, 1998.
10) Katz N, Hartman-Maeir A et al：Functional disability and rehabilitation outcome in right hemisphere damaged patients with and without unilateral spatial neglect. Arch Phys Med Rehabil 80：379-384, 1999.

〔坂田祥子〕

Rehabilitation Evaluation of Hall And Baker (REHAB)
→精神科リハビリテーション行動評価尺度

1. 評価指標の名称

正式名称：Rehabilitation Evaluation of Hall And Baker
略称：REHAB
日本語名称：精神科リハビリテーション行動評価尺度

2. 原典

Baker R, Hall JN：REHAB: A New Assessment Instrument for Chroiatric Psychiatric Patients. Schizophrenia Bulletin 14：97-111, 1988[1].

日本語訳：Baker R, Hall JN（田原明夫，藤　信子，山下俊幸・訳）：REHAB—精神科リハビリテーション行動評価尺度．三輪書店，1994[2].

3. 開発経緯[1-4]

REHABは，慢性精神病患者に関するオペラント条件づけの技法の有効性を調査する研究の過程で開発された．研究が進むにつれて，技法的，実践的な数々の基準を満たす行動評定尺度がないことが明らかになった．そのため，Bakerらは，評定尺度が比較的容易で，評定者が理解しやすく，判断しやすい説明が評価用紙に記載されている新しい尺度を作成した．

4. 適用

本評価は，慢性精神病患者を対象に，社会生活能力の障害を評価する行動評価尺度である．

第6章　高次脳機能障害/Rehabilitation Evaluation of Hall And Baker（REHAB）

5. 構成

1）評価の視点

慢性精神病患者に対し，社会生活能力障害の程度を，1週間の期間を設け観察法により評価する行動評価尺度である．

2）尺度

本評価表は，パート1「逸脱行動」とパート2「全般的行動」に分かれる．パート1は3件法，パート2はマグニチュード方式で，直線上にチェックを入れ，専用のスケールを用いて10件法で評価する（表1）．

表1　REHABの構成

Part I「逸脱行動」	13. 自発的言語
1. 失禁	（ことばのわかりやすさ）
2. 暴力	14. ことばの意味
3. 自傷	15. 明瞭さ
4. 性的問題行動	（セルフケア）
5. 無断離院・外出	16. 食事の仕方
6. 怒声・暴言	17. 身繕い
7. 独語・空笑	18. 身支度
Part II「全般的行動」	19. 所持品の整頓
（社会的活動性）	20. 助言・援助
8. 病棟内交流	（社会生活の技能）
9. 病棟外交流	21. 金銭管理
10. 余暇	22. 施設・機関の利用
11. 活動性	23. 全般的評価
12. 言葉の量	

3）算出方法

項目数と合計得点．パート1の7項目の逸脱行動全得点（Total Deviant Behavior score; TDB）は0～14点である．また，パート2の16項目の全般的行動全得点（Total General Behavior score; TGB）は0～144点である．

6. 基準値

パート1は，評価項目に該当する出来事が週に2回以上あった：2点，1回あった：1点，なかった：0点，3件法で採点をする．パート2は，質問の下に横線が1本引かれていて，3つの手がかりとなる行動例が線の左端部，中央部，右端部に記載されている．左端は最も障害の重い行動のレベル，右端は地域社会で普通のこととして受け止められる行動のレベル，中央にはその中間的な行動のレベルがそれぞれ記載されている．評価者は線上の1点だけマークを付ける．最

第6章　高次脳機能障害/Rehabilitation Evaluation of Hall And Baker（REHAB）

も障害の重い行動のレベルには9点，普通のこととされる行動には0点が，その間を10等分してスコアが配点される．

評価表に基準が示されているが，マニュアル，および，「評定者のためのガイド」にかなり詳細な評定基準や多くの実際例が示されている．

7. 信頼性

原著は821名を対象に評定され，統計的分析を実施している．REHAB日本語版については，248名を対象に，本邦において原著と同様の方法で，著者らにより確認されている．以下日本語版について記載する．

1) 検者内変動，もしくは，繰り返し再現性

報告はない．

2) 検者間変動

30名の患者に対し各項目のSpearmanの順位相関係数を計算したところ，評定者間相関係数は，0.55～1.00（$p<0.01$）であった．

3) 日内，日間変動

報告はない．

4) 臨床的有用性[5]

①評価項目数が23項目で比較的少なく，1週間の行動観察により評価を行えるために簡便であること，②マニュアル，および，「評価者のためのガイド」に詳細に平易な文章で評定基準や訓練方法が定められているため，長期にわたるトレーニングを要さないこと，③いくつもの評価用紙が用意され，表示が明快であること，さらに，個人の評価のみならず，集団全体の特徴も評価できること．④病院に限らずさまざまな場面で使用できること．以上のメリットがあり臨床的に有益な評価法である．

8. 妥当性

デイケア3施設と5病棟の168名に対し，逸脱行動全得点（TDB）と全般的行動全得点（TGB）の平均値，および，分散の差を求めた．その結果，TDBの平均値はデイケア0.26±0.88，病棟0.93±1.35であった．また，TGBの平均値はデイケア35.3±23.4，病棟56.1±33.1であった．デイケア，病棟それぞれのTDBとTGBの分布の差を検定するために，独立した2つの平均値間の差，および，分散間の差の検定を実施した．その結果，TDBとTGBいずれもデイケアと病棟の得点の分散，平均値ともに有意に差があり，入院者の方が社会生活に「中等度の困難」から「著しく困難」とされる得点を示しており，妥当性が確かめられた[3]．

9. 情報の特性

　REHABは，慢性の精神障害者個人，および，集団を対象に以下に列挙する有益な情報が得られる．個人と集団の特性をグループに分けて説明する．

1) 個人
① 個人の行動変化の把握：評定の繰り返しや，治療前後の評定を比較することによって，さまざまな治療や介入（薬物療法，作業療法，行動療法など）が行われた期間の効果や変化を評価するために使用する．
② 個人の行動上の問題点の抽出：患者の行動上の具体的な問題点を明確にできるため，治療介入の立案，行動目標の設定や患者グループ編成に有益な情報となる．
③ 退院の可能性のある患者の選択：全般的行動全得点に基づき得点の意味づけが可能であり，その結果，地域でのフォローや自宅退院できるかを判断することができる．
④ 混乱した患者や処遇困難な患者の選択：スコアを計算することで，一般的な長期在院患者と混乱した患者を識別することが可能である．

2) 集団
⑤ 集団の特徴の把握：病棟や施設の特徴を把握し，退院可能群の抽出，諸活動のグループ分け，処遇，活動や介入目標の設定，病棟再編成時の基本資料，当該施設構成員の特徴の把握などに活用できる．
⑥ 集団の行動上の変化の把握：さまざまな活動や介入に対する集団の変化が評価できる．
⑦ 病棟，病棟群施設の再編成のための処遇，介入の計画：ある病棟では，どのような治療，どの患者がその病棟にふさわしいか，その治療がどの患者にとって有効であるかを明らかにできる．また，病棟，病棟群を編成する際の患者の選択に役立つ．
⑧ 他の施設との比較が可能：他の施設との比較を行うことで，自施設の特徴を明らかにするとともに，生活支援のためのネットワークづくりに有益となる．

10. 使用上のポイント

1) 準備
　「Baker, R and Hall, JN（田原明夫，藤　信子，山下俊幸・訳）：REHAB—精神科リハビリテーション行動評価尺度」（三輪書店）を用意する．このマニュアル，および付属の「評価者のためのガイド」に評価方法，ならびに，評価の解釈が具体的かつ詳細に記述されている．

2) 注意
　行動の評価基準は，通常の一般人の行動規範とすることを評価者間で再度確認する．
　評価は1週間の評価期間の行動に限定しなければならない．その週の行動が過去の行動と異なる場合であっても，その週に観察された行動に限定して評価をしなければならない．また，実行

第6章　高次脳機能障害/Rehabilitation Evaluation of Hall And Baker (REHAB)

可能性を評価するのではなく，実際の行動を評価しなければならない．さらに，逸脱行動に関しては，他のスタッフからも情報も得るように努める．

3) 手順

評価方法は，マニュアル，および「評価者のためのガイド」に詳細に記述されている．対象者を1週間にわたって観察をしてから最後に対象者を評定する．マニュアルでは評価の精度を向上させるために，1人の対象者に対し，2人の評価者が異なる勤務帯で，異なる週に実施し，最終的なスコアは2人の評定結果を平均する方法を推奨している．評価項目は，パート1「逸脱行動」7項目，パート2「全般的行動」16項目の評点を評価用紙に記載する．評点方法は評価シートにも記載されているので，いちいちマニュアルを参照しなくてもスコアをつけられる．パート1の各項目の回答は3件法で評定し，パート2は直線上にチェックを入れ，付属のスコアスケール（専用の定規）をあてて，チェック箇所の得点を読み評価用紙にその得点を記入する．さらに，個人のスコアシート2種類，グループのスコアシート4種類が用意されている．これらのスコアシートを使用することで，評価結果を，経時的変化，個人の障害特徴，グループの特徴を視覚的に表すことで容易に理解ができる．

11. 解釈上のポイント

1) 結果の確認

得点をまとめて記入するスコアシート，1人の患者について結果を見やすくする個人の記録シート，患者グループ，病棟別，施設別などの結果を見やすく提示する6種類のシートが用意されている．このシートを活用することで，視覚的に，その個人およびグループの特徴が確認できる．

2) 結果の意味づけ

パート1「逸脱行動」7項目，パート2「全般的行動」16項目とも，0点が地域社会で普通のことを意味する．したがって，点数が高いほどその患者の障害は重くなる．最も重要なスコアは，全般的行動全得点である．5つのサブスコアから構成されており，いずれも重要であるが，社会的活動性6項目，セルフケア5項目，社会生活の技能3項目，ことばのわかりやすさ2項目，ことばの技能2項目となっており，項目が多い因子ほど行動の全体像に影響しやすいため，より重要であるとされている．

3) 結果の活用

マニュアルには，情報を的確かつ容易に測定して解釈できるように，スコアの表記方法，スコアの意味をどのように理解し解釈したらよいかが詳述されている．具体的には，「ベースラインの設定」「変化の評価」「退院（退所）の可能性のある患者の選択」「混乱した/きわめて困難な患者の選択」「患者のグループの選択」「患者個人に対する治療・介入の計画」「病棟・病棟群/施設の再編成のための処遇/介入の計画」以上の7つの評価目的ごとに，評価得点の解釈，結果の活用方法が紹介されている．

たとえば，ベースラインの設定では，全般的行動全得点，逸脱行動全得点，それぞれの5つの

サブカテゴリー毎の各得点分布が年齢別，施設別にパーセンタイル値で示されている．また，退院の可能性のある患者の選択では，393名の患者による判別関数分析から求められた行動別行動全得点別に，入院対象か社会生活可能かの確率が示されている．さらに，患者の処遇を考え，同じような障害度の患者グループを選択したり，治療介入の計画を立てたり，病棟や施設の再編成のための計画を立てる際に，その判断とするため，中等度障害病棟か重度障害長期在院病棟に属する確率が，CSスコア（Combined Score．本尺度独自の計算により算出したスコア），全般的行動全得点別に算出されている．

12. 臨床活用をテーマにした文献レビューによる情報

池淵ら[6]，統合失調症の病識の構成因子および各構成因子に影響を与える要因について，REHAB日本語版を含め7項目の諸評価を用いて研究を行った．その結果，治療遵守と疾病の認識，服薬（不）継続の理由や態度，症状の正確な認識の3因子が抽出され，陽性症状陰性症状評価尺度（Positive and Negative Syndrome Scale; PANSS）の陽性症状，REHABの社会行動，ロールプレイテスト，年齢が有意な寄与を示した．

杉尾ら[7]，慢性統合失調症入院患者の社会生活障害の特徴を知るために開放病棟入院男性患者12名と閉鎖病棟入院男性患者12名を対象に，本尺度を用いて評価した．障害は重度な順に，「社会生活の技能」「社会的活動性」「ことばのわかりやすさ」「セルフケア」であった．これらの項目の点数間には正の相関があり，日常生活において必要度の高い項目であるほど能力が維持され，社会的行動能力は低下すること，また，社会生活障害は全般的に悪化していくことが示唆された．さらに，閉鎖病棟入院患者は開放病棟入院患者に比べて社会生活障害が重度であったと報告している．

山下ら[5]，信頼性と妥当性を検討するため，デイケア通所者と病棟患者についてスタッフ2名による評定者間信頼性，および，全般的行動全得点の分布による判別妥当性を求め，有用性があることを明らかにした．また，本尺度使用の実際例が紹介されている．

文献

1) Baker R, Hall JN：REHAB: A New Assessment Instrument for Chronic Psychiatric Patients. Schizophrenia Bulletin 14：97-111, 1988.
2) Baker R, Hall JN（田原明夫，藤　信子，山下俊幸・訳）：REHAB―精神科リハビリテーション行動評価尺度―．三輪書店，1994.
3) 藤　信子，田原明夫，山下俊幸：デイケアとその評価．精神科診断学 5：165-172, 1994.
4) 田原明夫：行動評価尺度 Rehab. 精神科看護 26(7)：13-17, 1999.
5) 山下俊幸，藤　信子，田原明夫：精神科リハビリテーションにおける行動評価尺度 Rehab の有用性．精神医学 37(2)：199-205, 1995.
6) 池淵恵美，安西信雄，米田衆介，他：精神分裂病の病識に影響を与える要因について．日本社会精神医学 9(2)：153-162, 2000.
7) 杉尾　幸，井上桂子：慢性精神分裂病入院患者の社会生活障害　精神科リハビリテーション行動

第6章　高次脳機能障害／Rehabilitation Evaluation of Hall And Baker（REHAB）

評価尺度（Rehab）を用いた評価．川崎医療福祉学会誌：12(1)：125-132, 2002.

（仙波浩幸）

精神障害者社会生活評価尺度
→The Development of Life Assessment Scale for the Mentally Ill（LASMI）

1. 評価指標の名称

正式名称：精神障害者社会生活評価尺度
英語名称：The Development of Life Assessment Scale for the Mentally Ill
略称：LASMI

2. 原典

岩崎晋也,宮内　勝,大島　巌,他：精神障害者社会生活評価尺度の開発：信頼性の検討（第1報）．精神医学 36(11)：1139-1151, 1994.

岩崎晋也,宮内　勝,大島　巌,他：精神障害者社会生活評価尺度の開発とその意義．精神科診断学 5(2)：221-231, 1994.

3. 開発経緯

　精神障害者の脱施設化の流れを受けて，社会生活上の問題を客観的，かつ，包括的に把握するための評価尺度の必要性が世界中で高まり，多くの研究者が独自の研究や評価尺度の開発に取り組んできた．しかし，岩崎らは，①社会生活上の技能レベルを評価するだけでなく，その技能の経時的な評価や自己認識に関する心理的側面にも配慮した尺度であること，②入院生活から社会的自立に至る社会生活の多様な場面において，個々の環境特性が異なっても，統合失調症者の社会生活上の問題点を抽出できること，③尺度として簡便であり，特別なトレーニングを受けなくても，尺度としての信頼性・妥当性が確保されていること，以上3点に満足できる評価尺度の開発がされていないと考えた．さらに，臺[3]の「生活のしづらさ」という生活障害の概念のうち，「生活経過の不安定性」「生きがいの乏しいこと」の2点に関しては，当該患者を評価する際の重要な概念であるにもかかわらず，アメリカやイギリスにおいてもまったく考慮されてこなかったことに鑑み，岩崎らはこれらの概念を取り入れ，本評価尺度を作成した．

4. 適用

本評価は，統合失調症者を主対象に，社会生活上の問題を客観的，包括的に把握するための評価尺度である．評価項目には課題遂行が多いため，デイケアや作業所に通所している人，入院中に作業療法など活発なリハビリテーションを実施している者が適している．著者らは，統合失調症者を当面の対象者にしているが，各評価項目とも疾患特異性を有する設問ではなく，社会生活上の問題全般にわたり内容が網羅されているため，あらゆる精神障害者に適用できると思われる．

5. 構成

1) 評価の視点

評価方法は，対象者への観察法である．過去1カ月間の典型的な行動を評価するが，「持続的・安定性」の項目については，過去1年間の社会適応状況を評価する．補完的に，本人や家族，

表1　LASMIの構成

1. D (Daily living)/日常生活
    ① 身辺処理
        D- 1. 生活リズムの確立
        D- 2. 身だしなみへの配慮—整容
        D- 3. 身だしなみへの配慮—服装
        D- 4. 居室（自分の部屋）掃除やかたづけ
        D- 5. バランスの良い食生活
    ② 社会資源の利用
        D- 6. 交通機関
        D- 7. 金融機関
        D- 8. 買物
    ③ 自己管理
        D- 9. 大切な物の管理
        D-10. 金銭管理
        D-11. 服薬管理
        D-12. 自由時間の過ごし方
2. I (Interpersonal relation)/対人関係
    ① 会話
        I- 1. 発語の明瞭さ
        I- 2. 自発性
        I- 3. 状況判断
        I- 4. 理解力
        I- 5. 主張
        I- 6. 断る
        I- 7. 応答
    ② 集団活動
        I- 8. 協調性
        I- 9. マナー
    ③ 人づきあい
        I-10. 自主的なつきあい
        I-11. 援助者とのつきあい
        I-12. 友人とのつきあい
        I-13. 異性とのつきあい
3. W (Work)/労働または課題の遂行
        W- 1. 役割の自覚
        W- 2. 課題への挑戦
        W- 3. 課題達成の見通し
        W- 4. 手順の理解
        W- 5. 手順の変更
        W- 6. 課題遂行の自主性
        W- 7. 持続性・安定性
        W- 8. ペースの変更
        W- 9. あいまいさに対する対処
        W-10. ストレス耐性
4. E (Endurance & Stability)/持続性・安定性
        E-1. 現在の社会適応度
        E-2. 持続性・安定性の傾向
5. R (self Recognition)/自己認識
        R-1. 障害の理解
        R-2. 過大な自己評価・過小な自己評価
        R-3. 現実離れ

援助者との面接や，カルテなどケース記録の参照を認めている．

2) 尺度

本尺度は，「日常生活」「対人関係」「労働または課題の遂行」「持続性・安定性」「自己認識」の5つのサブスケールから構成される．日常生活，対人関係，労働または課題の遂行，自己認識のサブスケールに含まれる38項目は5件法で評点する．「持続性・安定性」のサブスケールの「現在の社会適応度」は6件法，「持続性・安定性の傾向」は7件法でそれぞれ評点する（表1）．

3) 算出方法

40項目からなり，持続性・安定性のサブスケールに含まれる項目を除く38項目は各0～4点，現在の社会適応度は0～5点，持続性・安定性の傾向は0～6点，合計0（障害なし）～163（最重度）点である．

6. 基準値

38項目における5件法の評点基準は以下のとおりである．
（0） 問題なし．
（1） 若干問題があるが，助言や援助を受けるほどではない．
（2） 時々問題が出る．助言（言葉による促しや情報の提供）を必要とする．
（3） たびたび問題が出る．強い助言（説得・指示）や援助（一緒に行うなど）を必要とする．
（4） たいへん問題がある．助言や援助を受け付けず，改善が困難である．

7. 信頼性

2回にわたり施行調査を実施している．

1) 検者内変動，もしくは，繰り返し再現性

報告はない．

2) 検者間変動

5つのサブスケール毎および，40項目毎の合計点の一致率はおおむね高い結果が得られた．各サブスケールの合計点の一致率は0.77～0.94であったが，項目毎の合計点のうち「断る」「自由時間の過ごし方」「自発性」「理解力」4項目では一致率が低かった．

3) 日内，日間変動

報告はない．

4) 臨床的有用性

評価者は，精神障害者の地域リハビリテーションに携わる専門的従事者を対象として作成されており，特別な資格やトレーニングを必要としないこと，評価対象者を，主に観察法，補完的に対象者，家族や援助者への面接やケース記録の参照を認められていること，各項目に詳細な評価基準が規定されているため，多くの職種間で評価の実施が共同でかつ容易にでき，評価結果につ

いて共通の指標となり，情報が共有されるなどの有用性がある．

8. 妥当性

　因子分析による構成概念妥当性や，Global Assessment Scale (GAS) との積率相関係数を算出しての併存的妥当性を求め，妥当性が確認された．

　また，陽性症状と日常生活の下位尺度，および陽性症状と対人関係のうちの状況判断，協調性や友人とのつきあいなどの項目が関連あること，自己認識の尺度は，陽性・陰性両症状と関連を有すること，陽性症状の乏しい群では陰性症状と本尺度得点とが関連しているなど臨床的な印象と合致し，岩崎らは内容的妥当性が裏付けられたとしている（ただし，妥当性を裏付ける具体的な数値が記載されている文献は未刊）．

9. 情報の特性

　LASMIは，実践的なモデルに基づく尺度構成と評価対象が包括的である2点が大きな特徴である．また，臺の「生活のしづらさ」という生活障害の概念を取り入れている．「生活のしづらさ」とは，①生活の仕方が下手であること，②人づきあいがまずいこと，③就労能力の不足，④生活経過の不安定性，⑤生きがいの乏しいこと（現実離れ）である．その結果，既存の評価尺度には含まれていない，経時的評価領域［E/持続性・安定性］や心理的評価領域「R/自己認識」を含む独自の評価尺度となった．よって，入院生活から社会的自立まで，多様な場面で生活する者を対象とすることが可能で，包括的かつ比較対象情報が得られる．

10. 使用上のポイント

1) 準備
「岩崎晋也，宮内　勝，大島　巌，他：精神障害者社会生活評価尺度の開発：信頼性の検討（第1報）」（精神医学 36(11)：1139-1151, 1994）を用意する．評価者は，統合失調症や地域リハビリテーションに携わる専門的従事者を対象としており，特別な資格，トレーニングを必要としない．しかしながら，実際の生活場面を観察できる立場にあるか，観察している人から十分な情報を得ることを必要とし，精神医学の知識と臨床経験をもつことが必要である．

2) 注意
統合失調症患者の障害特徴として，環境の変化が社会生活能力に大きな影響を与えるため，評価の実施や評点の際には十分な配慮が必要である．また，社会生活と遮断された閉鎖病棟や急性期病棟の患者を評価する際は，一部の評価項目の構成を変えるなどの配慮が必要である．

3) 手順
各項目の評点基準は，マニュアルにアンカーポイントが具体的に記載されている．過去1カ月

間の典型的な行動について評価し，評価者自身が評点に自信がもてない場合は，本人と面接するか，対象者の生活をよく知る情報提供者（家族・看護者ら），さらにはカルテなどから情報を得る必要がある．なお，アンカーポイントに迷う場合は，問題の出現頻度を重視して評価する．

11. 解釈上のポイント

1) 結果の確認

各対象者に対し，サブスケールごとの合計点を，レーダーチャートを使用し，他の対象者と比較することで，社会生活上における障害の特徴を確認することができる．

2) 結果の意味づけ

「日常生活」「対人関係」「労働または課題の遂行」のサブスケールは，技能が獲得できているかを問うADL（Activities of Daily Living）の評価ではなく，技能の使用状況が適切であるかを問うWDL（Way of Daily Living）の評価である．統合失調症患者の場合，ADLレベルの技術の習得よりは，獲得している技能の使用状況に問題が多く発生することが配慮されているからである．

自己認識のサブスケールは，心理的側面を評価することによって将来の不安定性，不適応性の可能性を評価するものである．

3) 結果の活用

実践場面では，①利用開始時点に評価を行い，問題点のスクリーニングをすること，②利用者全員を評価し，得点のプロフィールにより集団をグループ化して傾向を分析すること，③利用開始時より定期的に評価することで利用者の変化を測定することができる．

研究としては，既存の症状評価尺度などと併用して，障害構造上の各要因の特質や相互関係を明らかにする実証研究や，社会適応度の違うグループを対象にして得点プロフィールの比較研究などが期待できる．

12. 臨床活用をテーマにした文献レビューによる情報

村山ら[4]は，本尺度を用いて，統合失調症の社会生活能力を，入院期間が10年以上を越える40〜65歳の合計55名を対象に評価した．閉鎖病棟の女性患者は，開放病棟の女性に比べて「日常生活」領域が障害され，閉鎖病棟の男性患者と比べて「自己認識」が障害されていた．閉鎖病棟の男性患者は開放病棟の女性と比べて「日常生活」「自己認識」が障害されていた．入院期間別では15〜25年の男女は，15年以下の女性より「自己認識」が障害されており，25年以上の男性は15〜25年女性より「対人関係」が障害されていたと述べている．

風祭ら[5]は，社会復帰病棟に在棟し単身生活を目指す統合失調症患者38名について，本尺度と陽性・陰性症状評価尺度（Positive and Negative Syndrome Scale; PANSS）で評価し，1年後の転帰により退院群と入院継続群の2群間で比較した．その結果，LASMIの「日常生活」「労

働または課題の遂行」において，退院群に障害が軽いことがわかった．単身生活を目指す患者の退院については，患者の行動観察により得られる生活障害の評価が重要であると考えられたと述べている．

池淵ら[6]は，20～59歳の統合失調症423例を対象に，統合失調症の障害構造をクラスター分析により解明した．その結果，11個のクラスターが抽出され，セルフモニター，社会資源の活用・身だしなみ，課題の自主的な遂行能力，就業に必要なスキル，日常生活に必要なスキル，対人技能であった．性差は，身だしなみと日常生活に必要なスキルのみ認めたと報告している．

大山ら[7]は，統合失調症の生活障害に及ぼす精神科デイケアの効果について研究を実施した．1年間精神科デイケアに通所した20例と外来治療のみの15例を対象とした．6カ月ごとにLASMIを用いて生活障害の評価を行ったところ，6ヵ月以降に「対人関係」「持続性・安定性」で精神科デイケアに通所した群に改善を認め，12ヵ月後に「自己認識」で両群に同等の改善を認めたと述べている．

池淵ら[8]は，統合失調症者54例を対象に生活障害（disabilities）と精神症状との関連について研究を実施した．本尺度と簡易精神症状評価尺度（Brief Psychiatric Rating Scale; BPRS），陰性症状評価尺度（Scale for the Assessment of Negative Syptoms; SANS），総合評価尺度（GAS）の各尺度と有意な正の相関があった．入院と外来間でも尺度得点が有意に異なり概括的な重症度を把握できると報告している．

文献

1) 岩崎晋也，宮内 勝，大島 巌，他：精神障害者社会生活評価尺度の開発：信頼性の検討（第1報）．精神医学 36(11)：1139-1151, 1994.
2) 岩崎晋也，宮内 勝，大島 巌，他：精神障害者社会生活評価尺度の開発とその意義．精神科診断学 5(2)：221-231, 1994.
3) 臺 弘：生活療法の復権．精神医学 26：803-814, 1984.
4) 村山元則，長崎功美，竹村きく美，他：長期療養精神障害者の社会生活能力 第1報 LASMI（社会生活評価尺度）を用いて．日本精神科看護学会誌：45(1), 235-238, 2002.
5) 風祭 元，山科 満，岩波 明，他：慢性分裂病者の精神症状と生活障害 転帰と関連する指標について．厚生省精神・神経疾患研究9年度研究報告書 精神分裂病の病態，治療・リハビリテーションに関する研究．pp 121-125, 1998.
6) 池淵恵美，岩崎晋也，杉本豊和，他：精神分裂病の障害構造 LASMIによる生活障害評価のクラスター分析．臨床精神医学 27(2)：193-202, 1998.
7) 大山博史，小泉 毅，永長昌之，他：精神分裂病の生活障害に及ぼす精神科デイケアの効果．臨床精神医学 26(7)：907-917, 1997.
8) 池淵恵美，岩崎晋也，宮内 勝，他：生活障害（disability）と精神症状との関連について 精神障害者社会生活評価尺度（LASMI）を用いた分析．精神医学 37(10)：1041-1048, 1995.

（仙波浩幸）

第7章　発達障害

第7章 「発達障害」に関わる評価指標の臨床活用

1. 小児期の障害を発達障害からとらえる意味

　発達とは，身体と精神に生じる量的・質的変化であり，加齢とともに一定の規則をもって機能を獲得していく過程である．特に小児期は発達が急速に進む時期であり，生物学的要因や環境的要因が複雑に絡み合って，基本的な能力を獲得していく過程である．そのため，この時期に受けた障害は，成人期における一度獲得した能力が失われるという状態とは異なり，その後の学習を含めた発達に大きな影響を及ぼし続ける．また通常，さまざまな機能が統合されて発達していくため，特定の機能低下は，他の機能や能力の獲得にも悪影響を与えるという関係性をもたらす．

　実際に小児期に受けた障害は，特定の機能障害という問題にとどまらず，たとえば，手が不自由なために文字が書けず文字の学習が遅れるといった関連する能力の獲得上の問題や，障害により行動範囲が狭まり学習する機会が限定されるなどの環境による問題を引き起こし，さらには，正常発達では認められないいわゆる「異常発達」を生じさせることもある．そして，そのような獲得段階上の問題は，生涯持続することにもなる．発達障害とは，以上のような複雑な問題を含んでいる．発症時期に受けた障害に対する改善だけに注目することなく，関連する能力の相対的低下や将来生じるであろう問題など，児の発達そのものを包括的に把握するという視点が要求される．

2. 発達評価尺度の一般的な特性

　小児期の発達を尺度で測定する場合，年齢によっては「検査を理解できない」「検査に関心を示さない」といった問題が生じる．発達尺度は，このような問題に対して十分に考慮して作成されている．また，小児期の発達は，短期間に刻々と変化するため，成人期以降を対象とする検査と比べると細かく段階づけられていることも特徴である．標準化された尺度は，適用年齢が細かく設定されており，また，結果も発達年齢や発達指数として表示されるものが多い．

　その他の特徴として，発達尺度には，発達全体を総合的にとらえようとするものと，特定の能力について検査するものとがある．領域の分け方は尺度によって若干異なっている．

　検査手段として，児を直接検査するものと，母親など児をよく知る者に質問することによって行う間接的な検査がある．直接検査では，自然な状態での児の観察や発達課題など，はたらきかけに対する児の反応を見るものがある．日常場面とは異なるため，児は検査者との関係や検査室の環境などにより影響を受けやすく，本来もっている能力を発揮できるとは限らない．検査者は

児が能力を最大限に発揮しているか否かを見極める必要がある．間接検査は，指示が通らない児には有効であり，日常での子どもの状態を把握することが可能であるが，質問に答える人の主観的な観察に依存するため，正確さを欠くこともある．

尺度は数多くあるが，ひとつの尺度で児のすべてを把握できるものは存在しない．同じ領域の能力を測定しても，尺度が異なると，結果が変わってくることもある．それは，尺度構成上の違いから生じると考えられる．用いられている検査項目，設定されている通過率などにより結果に違いが生じる．標準化された尺度であっても，標準化された時代と現在の環境の違いを考慮し結果の解釈をすることが大切である．尺度のもつそれぞれの特性を踏まえたうえ，いくつかの尺度を組み合わせて使用し，結果を解釈していく必要がある．

実際の臨床では，発達の全体的な評価を行い，全体的評価において問題となった領域について，より詳細な評価を行うという流れで評価が進められることが多い．尺度を用いて子どもを評価する目的は，対象児の状態を正しく把握し，有効な介入を実施する手がかりとするためである．詳細な評価においては，ただ単に発達年齢を把握するためではなく，その領域の発達に問題が生じた要因や，他の領域の発達に与える影響を検討することが必要とされる．目的に応じた適切な尺度を選択し，正しく実施することが大切である．

3. さまざまな臨床尺度

発達上の問題を対象とする領域で使用される検査尺度は，原因疾患や障害像の多様さにより多岐にわたっている．全般的な発達状態を評価する総合的な発達検査と，知能，感覚・運動，知覚・認知，言語機能，生活適応・社会性，性格・人格など，特定の能力に限定して詳細に検査するための尺度がある．このような尺度は，特定の能力を詳細に評価するために有効であるだけでなく，より具体的な介入の手がかりを探るためにも活用される．

1）総合的な発達検査

総合的な発達検査は児の全般的な発達を測定するための検査であり，現在の発達の状態を把握することができる．また，総合的な発達検査はスクリーニングの目的でも使用される．スクリーニング検査は発達に問題をもつ可能性の高い児を早期発見する目的で使用されるものであり，実施する方法・手技が簡便で，短時間で実施可能なものが利用される．総合的な発達検査には，運動，社会性，言語の領域から構成される遠城寺式乳幼児分析的発達検査[1]（対象年齢：0～4歳7カ月），養育者への質問方式を採用した津守式乳幼児精神発達質問紙[2,3]（対象年齢：0～7歳），粗大運動，微細運動，言語，個人－社会の発達をみる日本版デンバー発達スクリーニング検査[4]（対象年齢：0～6歳），姿勢－運動，認知－適応，言語－社会の領域をみる新版K式発達検査（対象年齢：0～14歳），そして，感覚運動，言語，非言語的認知能力など，発達全般にわたる領域を網羅した日本版ミラー幼児発達スクリーニング検査[5]（対象年齢：2歳9カ月～6歳2カ月）等がある．本章では新版K式発達検査を取り上げた．

2) 知能

多種多様な検査項目を取り入れ知能水準を包括的に評価する田中ビネー知能検査[6]（対象年齢：2歳～成人），そして包括的な一般知能を，言語性，動作性，全検査の3種類の知能指数（Intelligence Quotient; IQ）によってみる検査にはWPPSI（Wechsler Preschool and Primary Scale of Intelligence）知能診断検査[7]（対象年齢：3歳10カ月～7歳1カ月）とWISC-III（Wechsler Intellgence Scale for Children-Third Edition）知能検査[8]（対象年齢：5歳0カ月～16歳11カ月）等がある．

3) 運動

運動の発達と反射を関係づけられるように作られているMilani-Comparetti Motor Development Screeing Test[9]（対象年齢：0～24カ月），月齢による運動能力に着目した運動年齢テスト（Motor Age Test; MAT）（対象年齢：4～72カ月），そして手指の動きと操作における技能をみるErhardt Developmental Prehension Assessment（EDPA）等がある．本章ではErhardt Developmental Prehension Assessmentを取り上げた．

4) 知覚・認知

5つの視知覚技能を評価するDevelopmental Test of Visual Perception（対象年齢：4歳0カ月～7歳11カ月），主に学習障害児を対象にした神経学的検査である南カリフォルニア感覚統合能力検査（Southern California Sensory Integration Tests; SCSIT）（対象年齢：4歳～8歳）等がある．本章では日本版フロスティッグ視知覚発達検査を取り上げた．

5) 言語

情報を受け取り，それを解釈し，他人に伝えるというコミュニケーションに必要な機能をみるITPA（Illinois Test of Psycholinguistic Abilities）言語学習能力診断検査[11,12]（対象年齢：3歳0カ月～9歳11カ月），言語の理解力の中でも特に基本的な「語いの理解力」の発達度に着目している絵画語い発達検査[13]（対象年齢：3歳0カ月～10歳11カ月）等がある．

6) 生活適応・社会性

日常生活における処理能力である社会生活能力を評価する新版S-M社会生活能力検査（対象年齢：1歳～13歳），日常生活活動の遂行能力から機能的自立度を測定するWeeFIM[14]（対象年齢：6カ月～7歳）などがある．本章では新版S-M社会生活能力検査を取り上げた．

参考文献
1) 遠城寺宗徳，合屋長英：遠城寺式乳幼児分析的発達検査法（九大小児科改訂版）．慶應義塾大学出版会，1977．
2) 津守　真，磯部景子：乳幼児精神発達診断法（0～3歳）．大日本図書，1961．
3) 津守　真，稲毛教子：乳幼児精神発達診断法（3～6歳）．大日本図書，1961．
4) 上田礼子：日本版デンバー式発達スクリーニング検査―JDDST-RとJPDQ―．医歯薬出版，1983．
5) 日本感覚統合研究会・編訳：日本版ミラー幼児発達スクリーニング検査―検査マニュアル―．HBJ，1989．
6) 田中教育研究所・編著：田中ビネー知能検査法（1987改訂版）．田研出版，1987．

7) Wechsler D（著），小田信夫，茂木茂八，安富利光，松原達哉（訳編著）：WPPSI 知能診断検査手引．日本文化科学社，1969．
8) Wechsler D（著），東洋，上野一彦，藤田和弘，前川久男，石隈利紀，佐野秀樹（訳編著）：日本版 WISC-III 知能検査法．日本文化科学社，1998．
9) Johnson MK：The motor age test: measurement of motor handicaps in children with neuromuscular disorders such as cerebral palsy. JBKS, 33：698-707, 1951.
10) Ayres JA：Southern California Sensory Integration Tests：Manual, Revised 1980 (W 130 J). Western Psychological Services, 1985.
11) Kirk SA, McCarthy JJ, KirK WD：Illinois Test of Psycholinguistic Abilities. Urbana, IL, Univ Illinois Press, 1968.
12) Kirk SA, McCarthy JJ, KirK WD（原著）上野一彦，越智啓子，服部美佳子（日本語版著）：ITPA 言語学習能力診断検査（1993 年改訂版）．日本文化科学社，1993．
13) 上野一彦，撫尾知信，飯長喜一郎：絵画語い発達検査法．日本文化科学社，1978．
14) WeeFIM system clinical guide. Buffalo（NY）：University at Buffalo; 1993, 1998, 2000.
里宇明元，関　勝，問川博之，道逸和久，千野直一：こどものための機能的自立度評価法（WeeFIM）．総合リハ 21, 963-966, 1993.

（佐藤直子）

新版 K 式発達検査

1. 評価指標の名称

正式名称：新版 K 式発達検査
英語名称：Kyoto Scale of Psychological Development

2. 原典

嶋津峰眞, 生澤雅夫, 中瀬 惇：新版 K 式発達検査実施手引書. 京都国際社会福祉センター, 1980[1].

3. 開発経緯

京都市児童院（現在，京都市児童福祉センター）で，1950年ごろ嶋津，生澤らによりゲゼルやビューラーの発達検査，鈴木ビネー法，愛研式の発達検査などを参考に発達検査が作成され，K式乳幼児発達検査（旧K式）と名づけられた．主に院内で研究用に用いられてきたが，これをもとに標準化の資料を集め，大幅な改正を加えて1980年に「新版K式発達検査」が公刊された．その後1983年に検査の適用上限年齢を6歳から12歳に広げ，採点方法も改良し，検査結果を領域別に計算できるよう改められ，「新版K式発達検査（増補版）」として刊行された．

4. 適用

乳幼児期から12, 3歳ごろまでの精神発達の状態を調べるための検査である．適用年齢は，生後約100日から満12, 3歳ごろまでであるが，検査項目としては新生児用の項目から生活年齢14, 5歳の項目までを含んでいる．

5. 構成

1）評価の視点
検査項目は324項目（参考項目3項目を含む）からなる．検査を構成している各検査項目は，

対象児の行動や反応を観察するために設定された検査場面と予想される反応とである.

検査者の与える指示や教示は，対象児の応答を引き出すための，客観的で意図的な刺激になっている．このような手続きのもとで得られる対象児の反応，応答を観察し，その検査項目が通過（合格）しているかを判定する.

領域分類を，姿勢・運動（Postural-Motor; P-M），認知・適応（Cognitive-Adaptive; C-A），言語・社会（Language-Social; L-S）の3領域としている.

2) 尺度

発達年齢尺度が用いられている．2歳までは日齢で，それ以降は主に月齢で表す．

3) 算出方法

検査結果の表示法には以下の2つの方法がある.

① プロフィール（profile）の作成

　検査項目ごとに通過したかどうかの判定結果を，記録用紙上で通過した項目には＋，未通過の項目には－の符号をつけ，＋記号から－記号へ移行する場所を，線で区切りながらつなぎ合わせプロフィールを作成することになっている．プロフィールによって対象児がどの領域や場面で発達が進んでおり，どの領域で遅れているかが分かるよう工夫がされている.

② 発達年齢の算出

　各検査項目に点数（重み）が割り当てられており，通過した項目の点数を合計し，合計得点を求め，この合計得点から換算表を用いて発達年齢（Developmental Age; DA）を読み取る．さらに生活年齢（Chronological Age; CA）を求め，発達指数（Developmental Quotient; DQ）を計算する．発達指数は以下の式で計算できる.

　　（DA÷CA）×100＝DQ

※ DA，CAはともに日齢か月齢に統一しておく.

6. 基準値

健常児の暦年齢に対応する精神発達段階を基準としている.

7. 信頼性

新版K式発達検査の特性上，同一対象児を反復測定することにより，次第に得点が増す可能性が考えられ，信頼性の検討は難しい.

1) 検者内変動，もしくは，繰り返し再現性

奇遇折半法により，年齢区分ごとに信頼性が検討されている．奇遇折半相関係数をスピアマン―ブラウンの補正式で修正した信頼性係数推定値は，姿勢・運動領域で0.614～0.964，認知・適応領域で0.735～0.932，言語・社会領域で0.614～0.938，全領域で0.814～0.971であった.

2) 検者間変動

検討されていない．

3) 日内，日間変動

検討されていない．

4) 臨床的有用性

本検査は，発達スクリーニングにとどまらず，発達の全体像をとらえることができるため，介入効果判定等に用いることが可能である．また，発達年齢，発達指数で表すことができ，他職種間との情報交換にも有用である．

8. 妥当性

検討されていない．

9. 情報の特性

本検査は，子どもの総体的な発達がどの年齢段階まで到達しているかを判定しようとするものである．日本において標準化されたデータを有しており，同年齢の子どもの平均からどのくらい偏っているかを知ることができる．また，各領域における発達の偏りを知ることができる．この検査は特殊疾患の診断用として作成されたものではないため，検査結果から疾患に対する断定的な解釈はできない．

10. 使用上のポイント

1) 準備

検査は，適当な広さの独立した部屋で行う．十分な明るさがあり，対象児の気が散らない部屋が望まれる．検査室の中央に，対象児の年齢に応じて，検査用の寝台，または検査机と椅子を置く．標準化された所定の検査用紙（検査用紙は第1葉～第5葉に分かれている），検査用具が必要である．その他，検査用具の収納と記録のための補助の机があることが望ましい．

検査用具，用紙，実施手引書[2]は京都国際社会福祉センターから販売されており，解説書として「新版K式発達検査法[3]」や「新版K式発達検査反応実例集[4]」が出版されている．

2) 注意

検査者は，対象児と十分に感情的疎通をもち，検査室へは保護者と離して入室させるのが望ましい．保護者と一緒の時は，検査に際し母親が一切の援助をしないように注意しておく必要がある．母親が同室する場合，無意識的に母親が手助けを与えることがあるので注意を要する．

検査場面で対象児が十分に実力を発揮した結果を判定するのだということを念頭においておく．対象児の安全確保のため，検査者は自身の服装，装飾品にも気をつける必要がある．特に小さ

い子どもの場合，ベッドからの転落，小さい検査用具を口に入れないよう，対象児から決して目を離さないことが大切である．

3) 手順

① **検査の開始と終了**：検査実施にあたって対象児の生活年齢（日齢または月齢）を算出し，その該当年齢の項目から検査を始める．分類名の各行すべてにおいて合格から不合格の項目へ移行する境目を決定する．境目がはっきりしないときは，はっきりするまで検査を続ける．すべての行で移行する境目が定められたら検査を終了する．

② **検査順序**：0歳児の検査では，検査を受ける子どもの姿勢に無理がないよう順を追って変化させる必要があり，この観点から検査の実施順序が決定されている．ただし，自由姿勢の検査で姿勢が限定されていないときは，随時検査項目を挿入し実施・観察するのがよい．検査順序が指定されている検査項目でも，その指定は検査の流れを考慮し，自然な順序に並べられているだけであり，対象児の状況によっては，検査の順序を適宜入れ替えてもよい．ただし，その理由を記録しておくことが大切である．1歳以上の子どもについての施行順序は特に定められていない．ただし，同一姿勢，同一用具を使用する検査は続けて施行するのが望ましい．

③ **検査の流れ**：検査実施においては，子どもの注意力を持続させるため子どもの反応の仕方やリズムに合わせて次々と検査項目を実施していくことが重要である．検査用紙への記入作業が，検査の流れを中断しないよう気をつける必要がある．

④ **検査記録**：施行した項目について，合格（＋），不合格（－）を記入するが，記録欄や余白へ子どもの反応をできるだけ詳しく記録しておくとよい．

⑤ **得点化**：検査が終了したら，合格項目に基づいて領域別および全領域の得点を求めて，発達指数を計算する．

11. 解釈上のポイント

1) 結果の確認

対象児が十分に実力を発揮できていたかどうかを確認しておく．子どもは環境の違いや注意の持続が困難など些細なことで影響を受ける．本当はできることも検査者が未熟な場合には力を十分に発揮できていなかっただけということが起こりうる．標準化された検査のため，すべての子どもたちに，同じ条件で検査が行われる必要がある．検査を行うにあたっての検査室の設定や施行方法・採点の方法など，手引きどおりであったか確認が必要である．

2) 結果の意味づけ

検査結果から定量的に，発達年齢と発達指数が得られ，健常児と比較してどのくらい発達に遅れがみられるか，また，各領域における発達の差なども検討可能である．領域ごとの発達指数が得られ，障害の影響で全体の結果が得られない場合でも，解釈が可能である．結果の解釈にあたっては，子どもの生活史や環境も考慮する必要がある．

3) 結果の活用

スクリーニングに用いられ，リスクを抱える子どもを早期発見，早期フォローすることができる．子どもの精神発達の遅れの程度が明らかにされ，介入プログラムの立案に活用可能である．また，介入効果を判定する指標にもなる．

12. 臨床活用をテーマにした文献レビューによる情報

広汎性発達障害（Pervasive Developmental Disorders; PDD）の早期発見，早期療育の手がかりとするために本検査を用いた長田らの研究[5]では，PDD群60人と知的障害を合併したPDD非合併精神遅延（Mental Retardation; MR）群26人の検査結果を比較したところ，全領域発達指数は，MR群が平均67.3で，PDD群の平均53.2より有意に高く，領域別でも，有意な差が認められ，両群を80%以上で判別可能であった．また，PDDの発達の問題も示唆され，早期療育の手がかりとなると報告されている．

介入の効果判定に本検査を用いている例では，人口内耳挿入術を施行した症例に関して，特に言語能力の変化について，本検査の言語・社会領域における発達年齢および発達指数を用いて検討を行った報告がある[6]．報告によると術前には発達が遅れていた言語能力が，術後，良好な言語能力の発達が本検査の結果からも明らかに認められていた．

文献
1) 嶋津峯眞，生澤雅夫，中瀬 惇：新版K式発達検査実施手引書．京都国際社会福祉センター，1980．
2) 嶋津峯眞，生澤雅夫，中瀬 惇：新版K式発達検査実施手引書（増補版），京都国際社会福祉センター，1983．
3) 嶋津峯眞，生澤雅夫：新版K式発達検査法―発達検査の考え方と使い方―．ナカニシヤ出版，1995．
4) 中瀬 惇，西尾 博：新版K式発達検査反応実例集．ナカニシヤ出版，2002．
5) 長田洋和，瀬戸屋雄太郎，福井里江，他：新版K式発達検査を用いた広汎性発達障害児の早期発達に関する研究．臨床精神医学 30（1）：51-57，2001．
6) 瀬野悟史，間三千夫，硲田猛真，他：内耳奇形を伴った人工内耳症例の長期観察結果．Audiology Japan 43（5）：555-556，2000．

（佐藤直子）

Milani-Comparetti Motor Development Screening Test
→ミラニー運動発達スクリーニングテスト

1. 評価指標の名称

正式名称：Milani-Comparetti Motor Development Screening Test
日本語名称：ミラニー運動発達スクリーニングテスト

2. 原典

Milani-Comparetti A et al：Pattern analysis of motor development and it's disorders. Dev Med Child Neurol 9：625-630, 1967[1].

Milani-Comparetti A et al：Routine developmental examination in normal and retarded children. Dev Med Child Neurol 9：631-638, 1967[2].

3. 開発経緯

Milani-Comparettiは乳幼児の運動発達に関心をもち，乳幼児の発達障害に関する先人の研究を収集し，検査項目を念入りに調べたが，いずれの研究も健常児と障害児の個々の反応間に統計的相違がみられた．そこで彼は運動発達の変数的特徴をもっている要素として機能的な運動の発達と基本的な反射構造に相関関係があると考え，神経発達の評価時に，幼児の神経発達検査に運動パターンの評価を含めた分析（motoscopic examination）を用い，データの速やかな記録ができるよう表1のような特殊なチャートを考案した．

4. 適用

0～24カ月の新生児から乳幼児までの神経学的な現象と動的活動が，正常な発達過程からの遅滞や逸脱された現象や動作として現れているものを早期に発見するために適用される．

第7章　発達障害/Milani-Comparetti Motor Development Screening Test

表1　ミラニー運動発達スクリーニングテストの記入例[2]

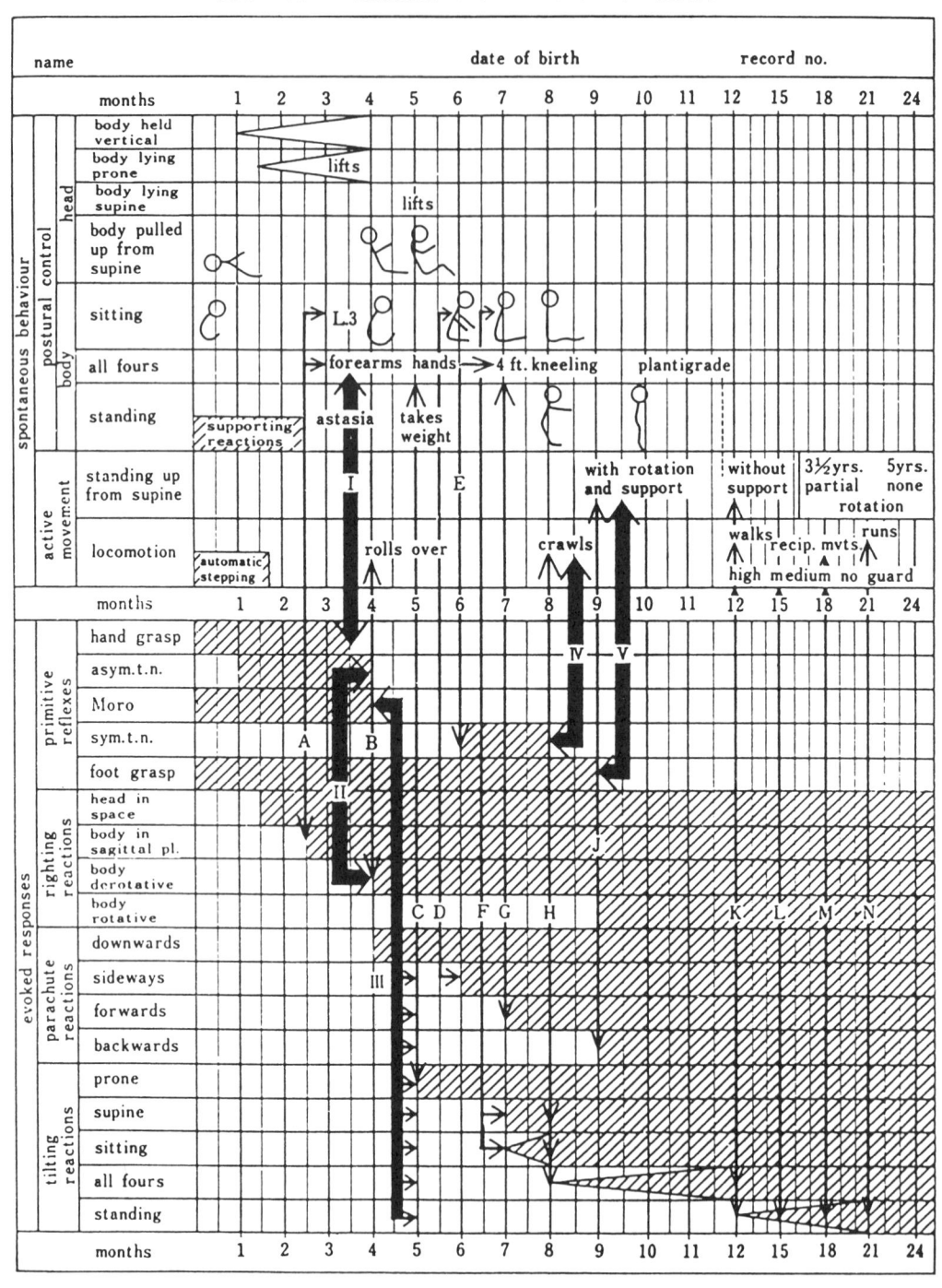

5. 構成

1) 評価の視点

誘発反応項目として，原始反射（把握反射，非対称性緊張性頸反射，モロー反射，対称性緊張性頸反射，足底把握反射），立ち直り反応（空間での頭の立ち直り，ランドウ反応，回旋），パラシュート反応（下方，側方，前方，後方），傾斜反応（腹臥位，背臥位，座位，四つ這い位，立位）をあげ，これらに照らし合わせて自発的行動項目として，姿勢コントロール（垂直位，腹臥位，背臥位，引き起こし，座位，四つ這い位，立位）と能動的運動（背臥位からの起立，移動）をあげて構成されている．

2) 尺度

月齢に従って成熟過程が段階づけられている．

3) 算出方法

反射測定肢位で反射検査を行うことと，行動を誘導した後の自発的反応を観察することにより評定され，2）の尺度で月齢が判定され，行動との因果関係を分析する．

6. 基準値

健常乳幼児の暦年齢に対応する運動発達段階を基準としている．

7. 信頼性

1) 検者内変動，もしくは，繰り返し再現性

再検査法により信頼性の検討がなされている．1〜16カ月までの60名の健常児に対し本検査を施行している場面をビデオ録画し，4人の小児領域の理学療法士によって採点が行われた．うち43人の子どもについて1週間以内の間隔を空けて同一の検査者によって再度検査された．信頼性は2回の検査での一致率とKappa統計を用いて検討された．各検査項目の一致率は80%〜100%の範囲で，そしてKappa統計では検査項目の82%に対して優れた信頼性（$\kappa > 0.01$）を示した．また，他の項目でも良好な信頼性を示した[3]．

2) 検者間変動

上記の60名の健常児に対して，同様の4名の理学療法士によって検討された．検者間の信頼性は，主たる観察者と各療法士の間における一致率と一般化可能性係数（generalizability coefficient; G係数）によって決定された．各項目に対する信頼性は，79%〜98%となり，G係数は全項目に関して有意であった[3]．

3) 日内，日間変動

検討されていない．

4) 臨床的有用性

本評価表は運動障害児，特に脳性麻痺児の早期発見のための有用な検査表として数多く用いられてきた．

8. 妥当性

検査の予測性について妥当性が検討されている．15名のハイリスク児と3名のリスクの少ない児を対象にして，本検査とPsychomotor Developmental Index（PDI）との相関を調べた．PDIとの相関は，検討された10関連の中では4項目でのみ有意な相関を認めた（$p<0.05$）[4]．

9. 情報の特性

情報として得られるものは，反射・反応と自発的行動獲得という観点から，正常児の運動発達の成熟程度がわかる．また移動動作までの情報が得られる．

情報として得られないものは，外的刺激により自発的行動が生じても，反射・反応刺激以外の刺激が入った場合，何の刺激による自発行動なのかは不明である．乳幼児の移動動作以外の行動・行為に関する情報は得られない．月齢24カ月までの情報しか得られない．

10. 使用上のポイント

1) 準備

検査は静かな明るい部屋で行われることが望ましい．

検査用紙，筆記用具，清潔なベッド，大きめなバスタオル，清浄綿，ティッシュペーパー，塵袋の用意が必要である．

2) 注意

対象児の覚醒レベルがはっきりしていて機嫌の良い時間に行うようにする．対象児が機嫌よく検査に臨めるような配慮が必要である．新生児・乳幼児を扱うため，危険そうなものを近くに置かない．清潔に配慮し，手洗いをしてから児の検査を行う．検査は，裸で行うため，室温を適温に保ち，排尿・排便時の衛生的対応の配慮をする．

対象児が引きつったように泣くほど泣かせてはならない．人見知りの時期の児は泣く可能性が強いことを認識して，母親の協力を得ながら行うと良い．

3) 手順

① 母親から児の状態を聞き，おおよその発達レベルを把握する．
② 把握できたレベルの1段階前の反射・反応検査，または1段階前の姿勢コントロール項目の動作を行う．
③ 順次低い段階から高い段階に進んで検査を行う．

第 7 章　発達障害/Milani-Comparetti Motor Development Screening Test

④　モロー反射やパラシュート反応は急速反応を診るという性格上，児がびっくりして泣き出す恐れがあるため，この検査は最後に行うと良い．

⑤　検査に要する時間は 15 分前後である．

11.　解釈上のポイント

1)　結果の確認

以下の項目につき再度確認が必要である．
・児の状態を把握するのに，評価表の特徴が評価の目的に一致しているか．
・児の状態を正確に把握できる環境で検査できたか．
・検査手法は正しく行えていたか．

2)　結果の意味づけ

この評価表から健常児と比較して月齢でどのくらい遅滞または逸脱しているのかを把握し，他の行動観察や母親や養育者からの聞き取り内容と関連させて，対象児の発達遅滞の根源になっているものは何かを判断し意味づける．この検査のみで発達遅滞を判断することはできない．

反射・反応検査は，健常児でも月齢で±1 カ月くらいの差が生じることも念頭に置き，経過を追いながら検査の意味づけを判断していく．

3)　結果の活用

乳幼児の運動発達の成熟度を測定でき，介入プログラム立案に有用な情報となる．また，治療を段階付けする際の参考になる．

12.　臨床活用をテーマにした文献レビューによる情報

Milani チャートは，出版物の中でよく目にするが，本検査を臨床活動に用いた報告は少ないのが現状である．調べた限りでは，治療の効果判定として使用されているものがいくつか報告されているだけである．Penn and Etzel は，小脳への長期にわたる刺激によって脳性麻痺患者の運動に変化が生じるかを調べた[5]．運動発達が遅れており，原始反射が残存している 2 人の対象児に刺激を数カ月連続して与え，本検査を用いて運動機能の変化を評価，反射パターンと機能レベルを比較，検討している．Bozynski et al は，未熟児の神経発達的な状態と頭蓋内出血との関連についての研究を行った[6]．1,200 g 以下で生まれた未熟児 75 名の発達状態を 4 カ月，8 カ月，12 カ月時に本検査とベイリー乳幼児発達検査を使用し評価．頭蓋内出血を伴っていた児 35 人と頭蓋内出血を伴っていなかった児の発達状態を比較した．頭蓋内出血を伴っていた児には，顕著に発達の遅れが認められた．Ellison et al は，本検査のスコアリングシステムを開発，その使用結果を報告している[7]．999 人の新生児でスコアリングシステムを使用し，本検査を数量化することが有用であったと報告している．

第7章 発達障害/Milani-Comparetti Motor Development Screening Test

文献

1) Milani-Comparetti A et al：Pattern analysis of motor development and it's disorders. Dev Med Child Neurol 9:625-630, 1967.
2) Milani-Comparetti A et al：Routine developmental examination in normal and retarded children. Dev Med Child Neurol 9：631-638, 1967.
3) Stuberg WA, White PJ et al：Item reliability of the Milani-Comparetti Motor Development Screening Test. Phys Ther 69(5)：328-335, 1989.
4) VanderLinden D：Ability of the Milani-Comparetti Developmental Examination to predict motor outcome. Phys Occup Ther in Pediatr 5(1)：27-38, 1985.
5) Penn RD, Etzel ML：Chronic cerebellar stimulation and developmental reflexes. J Neurosurg 46(4)：506-511, 1977.
6) Bozynski ME, Nelson MN et al：Intracranial hemorrhage and neurodevelopmental outcome at one year in infants weighing 1200 grams or less. Prognostic significance of ventriculomegaly at term gestational age. Am J Perinatol 1(4)：325-330, 1984.
7) Ellison PH, Browning CA et al：Development of a scoring system for the Milani-Comparetti and Gidoni method of assessing neurologic abnormality in infancy. Phys Ther 63(9)：1414-1423, 1983.

（福田恵美子）

Erhardt Developmental Prehension Assessment (EDPA)
→エアハート発達学的把持能力評価

1. 評価指標の名称

正式名称：Erhardt Developmental Prehension Assessment
略称：EDPA
日本語名称：エアハート発達学的把持能力評価

2. 原典

Erhardt RP：Developmental hand dysfunction: theory assessment treatment. RAMSCO Publishing Company, 1982[1].
Erhardt RP（紀伊克昌・訳）：手の発達機能障害，医歯薬出版，1988[2].

3. 開発経緯

　Erhardtは，さまざまな文献から発達基準となる把持パターンの構成要素を編集し，1978年に最初のEDPAを公表した．ところが，特に月齢を経ていない非常に幼い子どもや重度の障害児に適用するうえで問題があり，1979年に改訂された．その後，1979年の評価者間の信頼性についての研究，1981年の非公式実地テストを経て，1982年の現行改訂版に至った．

4. 適用

　脳性麻痺など広く発達障害児・者における手の発達レベルをおおよそ見積もることができるとともに，介入プログラムの立案に寄与する．

5. 構成

1）評価の視点
検査項目に従って定められた刺激を与えて，あるいは与えないで対象児を観察し，反応を記録

第7章　発達障害/Erhardt Developmental Prehension Assessment (EDPA)

用紙に決められた記号で記入する．検査項目は3つのセクションに分けられている．すなわち
　セクション1：初期不随意性上肢─手のパターン（肢位─反射的）
　セクション2：到達，把握，操作およびリリースの初期随意運動（認識的方向性）
　セクション3：前書字動作（鉛筆握りと描画）
と分かれており，さらにセクション1は5つ，セクション2は9つ，セクション3は2つの下位検査項目に分かれている．

2）尺度

検査項目によって異なるが，セクション1と2では胎児期または出生時から6～15カ月までの月齢で，セクション3では1歳～6歳までの年齢で表される．発達年齢，月齢で段階づけられているため順序尺度となる．

3）算出方法

各セクションの下位検査項目ごとに発達レベルが概算できる．

6. 基準値

健常児の暦年月齢に対応する手の発達レベルを基準としている．

7. 信頼性

本検査がすでに出回っている他検査や子どもの発達に関する文献をもとに検査項目が作り上げられてきたという背景から，Erhardt自身，妥当性と信頼性が十分に確立した評価手段と考えてはいない[3]．

1）検者内変動，もしくは，繰り返し再現性

検討されていない．

2）検者間変動

検査者間の信頼性については検討されている．本検査に精通していない16人の作業療法士が8人ずつ2グループに分けられ，4名の脳性麻痺児に対する検査場面が収録されたVTRを各グループ2名ずつ視聴し評定した．インストラクターの採点も含めた評価者間の一致率は，70.8～94.5%であった．級内相関係数は0.418～0.853の範囲にあり，すべてが0.001レベルで有意の相関を示した[3]．

3）日内，日間変動

検討されていない．

4）臨床的有用性

子どもの手の発達的機能障害を量的または質的に評価する方法は非常に少ない．本検査では，発達レベルという量的な表し方を用いて経時的な比較が可能であり，併せて質的な情報も提供してくれるため，特に臨床家にとって有用な介入すべき点を明らかにしてくれる．

第7章　発達障害/Erhardt Developmental Prehension Assessment（EDPA）

8. 妥当性

原典では，以下の4つの項目に分類し妥当性を検討している．
① 測定すべき運動行動領域の明確性，項目の具体性について，パラメータとして定義しているものの中に把持行動のほとんどすべてが含まれるようにしているので，典型的な例を正確に決定するという問題は存在しない．
② 列挙した領域の包括性，運動行動の主な構成内容・要素の確認，スケールの構成や体系を支持する統計的根拠について，EDPAの体系や組織は堅実な理論的基盤に基づいており，詳細な記述とイラストによって各パターンの構成要素を定義しているが，構成の妥当性に関する統計的根拠については検討がなされていない．
③ 項目の妥当性については，EDPAはすべての行動が含まれ，それらは直接子どもの反応を観察して測定される．
④ 想定された使用法や集団，理論的・統計的な根拠に裏づけられた運動機能障害の程度を確認するためのカット・オフ値に対する適性について，非公式な報告によれば，EDPAは発達遅滞や機能障害を有する子どもにきわめて適しているが，判別妥当性の研究が必要となる．

9. 情報の特性

　胎児および新生児期から15カ月までのさまざまな手の発達，1歳から6歳までの前書字動作を細かく段階的に見積もることができる．そのため，何カ月レベルといった手の発達レベルを把握することができる．重要な情報として，子どもがかかえる手の発達における質的問題を把握することができるため，介入プログラムの立案，介入効果の判定に寄与することができる．

10. 使用上のポイント

1）準備
評価用紙は原典にすべて印刷されている．手の大きさに合わせた以下の用具を準備する．
1. 直径がおよそ1～2.5 cmの木製の棒またはガラガラを3個
2. 幅がおよそ3～6 cmの木製またはフォームラバー製の立方体を3個
3. 直径がおよそ5 mm～1.5 cmの食べられる小球または児童用粘土の小球を3個
4. 幅がおよそ5～8 cmの大きな容器（入れ子式の箱）を3個
5. 直径がおよそ1～3 cmの小さい容器（薬びん）を3個
6. 直径7 mmの鉛筆と直径1.5 cmのクレヨン
7. テスト用具入れ，プラスチックのバケツか大型の手さげバッグ

第7章　発達障害/Erhardt Developmental Prehension Assessment（EDPA）

この他に，検査者が使用する筆記用具が必要である．

2）注意

対象児がある程度検査に集中できる環境で実施する．実際には，検査刺激にはまったく関心を示さないが，類似した形のおもちゃなどに関心を示し，検査では示さない把持行動を示すということがある．

3）手順

検査項目に従って検査刺激を与え，または与えないで対象児を観察する．認められた反応を，マニュアルに従い，決められた記号を用いて升目の中に記録してゆく．マニュアルには記載されていないが，必要に応じて同じ項目を何度か繰り返し検査することが求められる．

11. 解釈上のポイント

1）結果の確認

各検査項目に対して誤った観察をしていないか，治療する必要性のある要素に記録することを忘れていないか確認する．

2）結果の意味づけ

原典に詳細に例示されている．結果は，対象児のおおよその発達レベルを知るのに役立ち，また，各発達段階に対するパターンの構成要素は，遅れの原因を明らかにしてくれる．そのため，検査結果に基づいた介入プログラムの立案を容易にする．

3）結果の活用

対象児に対する手の発達学的評価と介入プログラムの立案に有用である．また，介入効果の判定に活用することができる．しかし研究に利用する場合，改善における治療以外の要因を取り除くため，単一事例実験計画法など工夫が必要である．

12. 臨床活用をテーマにした文献レビューによる情報

本検査は，Rodger[4]によるオーストラリアのクイーンズランド州の小児系作業療法士を対象にした調査で，実践で最もよく利用される検査の中のひとつに数えられている．それにもかかわらず，臨床活動だけでなく研究としても公表された論文はきわめて少ない．マニュアル[1,2]では，痙性を伴った弛緩型の3歳半女児，痙性を伴ったアテトーゼ型四肢麻痺の6歳男児，痙直型四肢麻痺の13歳男児の3例それぞれに対するEDPAによる評価結果と，それに基づく治療計画の立て方と治療経過を具体的に紹介している．Reddihough et al[5]は，EDPAを参考にして作った検査と加速度測定を用いて脳性麻痺児に対する介入効果の判定を行っているが，EDPAとはまったく異なった検査となっており，EDPAを用いた研究とはいえない．

第7章　発達障害/Erhardt Developmental Prehension Assessment（EDPA）

文献

1) Erhardt RP：Developmental hand dysfunction: theory assessment treatment. RAMSCO Publishing Company, 1982.
2) Erhardt RP（紀伊克昌・訳）：手の発達機能障害. 医歯薬出版, 1988.
3) Erhardt RP, Beatty PA, Hertsgaard DM：A developmental prehension assessment for handicapped children. Am J Occup Ther 35(4)：237-342, 1981.
4) Rodger S：A survey of assessments used by paediatric occupational therapists. Australian Occupational Therapy Journal 41(3)：137-142, 1994.
5) Reddihough D, Bach T et al：Comparison of subjective and objective measures of movement performance of children with cerebral palsy. Dev Med Child Neurol 33(7)：578-584, 1991.

（境　信哉）

日本版フロスティッグ視知覚発達検査
→Developmental Test of Visual Perception (DTVP)

1. 評価指標の名称

正式名称：日本版フロスティッグ視知覚発達検査
英語名称：Developmental Test of Visual Perception
略称：DTVP

2. 原典

Frostig M：Frostig Developmental Test of Visual Perception (DTVP). Consulting Psychologists Press USA, 1963[1].

3. 開発経緯

　開発者のFrostigは，視知覚障害と学習障害との間に何らかの関連があると考えたが，それまで視知覚能力の分析的診断ができるもので標準化された検査が存在しなかったことから，この検査の開発を決意した．検査の完成に6年を要し，原版は1963年に標準化された．日本版は，飯鉢和子，鈴木陽子，茂木茂八によって尺度が修正され1977年に標準化された．『日本版フロスティッグ視知覚発達検査　実施要領と採点法手引』と『フロスティッグ視知覚発達検査用紙』が出版されている[2].

4. 適用

　4歳から7歳11カ月までの児童における視知覚発達の遅れや逸脱の程度を知ることができる．個別，集団のいずれでも実施できる．

5. 構成

1) 評価の視点
本尺度は5つの下位検査（検査Ⅰ：視覚と運動の協応，検査Ⅱ：図形と素地，検査Ⅲ：形の

恒常性，検査IV：空間における位置，検査V：空間関係）からなっている．検査では，筆記用具を用いて検査用紙に描かれた図や点を結んだり（検査I），図形をなぞったり（検査II，III），適切な図を選択したり（検査IV），点を結んで形を構成（検査V）したりして課題が遂行される（図1）．後に決められた採点方法に従って採点される．

2） 尺度

知覚年齢（Perceptual Age; PA），評価点（Scale Scores; SS），知覚指数（Perceptual Quotient; PQ）が用いられている．

3） 算出方法

下位検査のI～Vそれぞれの粗点から，それぞれの知覚年齢（PA）と評価点（SS）が算出され，各下位検査の評価点（SS）の合計から全体的な知覚指数（PQ）が算出される．

6. 基準値

健常児童の暦年月齢に対応する知覚発達段階を基準としている．

7. 信頼性

信頼性・妥当性に関する検討は，日本語版では公表されていない．ここでは，原版におけるそれらを説明する．

1） 検者内変動，もしくは，繰り返し再現性

本検査は，再検査法と折半法によって，信頼性の確認を試みている．Frostigは3度にわたる再検査法によって信頼性を確認している．最初の研究は，50名の学習障害児に対して，約3週の間隔をもって実施された．全得点の信頼性係数は0.98であった．2回目の研究では，小学校1年生70名と2年生74名に対し，2週間間隔で実施され，全得点に関して0.80の信頼性係数を報告した．3回目の研究では，幼稚園児55名と小学校1年生72名を対象とし，14日の間隔をもって実施され，幼稚園児，小学校1年生ともに全得点の信頼性係数が0.69であった．折半法による信頼性係数は，年齢水準ごとに各下位検査および全得点に関してSpearman-Brownの公式を用いて算出された．全得点の信頼性係数だけを紹介すると5～6歳児では0.89，6～7歳児では0.88，7～8歳児では0.82，8～9歳児では0.78であった．

2） 検者間変動

検討されていない．

3） 日内，日間変動

検討されていない．

4） 臨床的有用性

本検査は，児童の視知覚における発達の遅れをスクリーニングするテストバッテリーとして広く臨床で用いられる．また，わが国の教育・医療・福祉に携わる職種間で共通に用いられており，

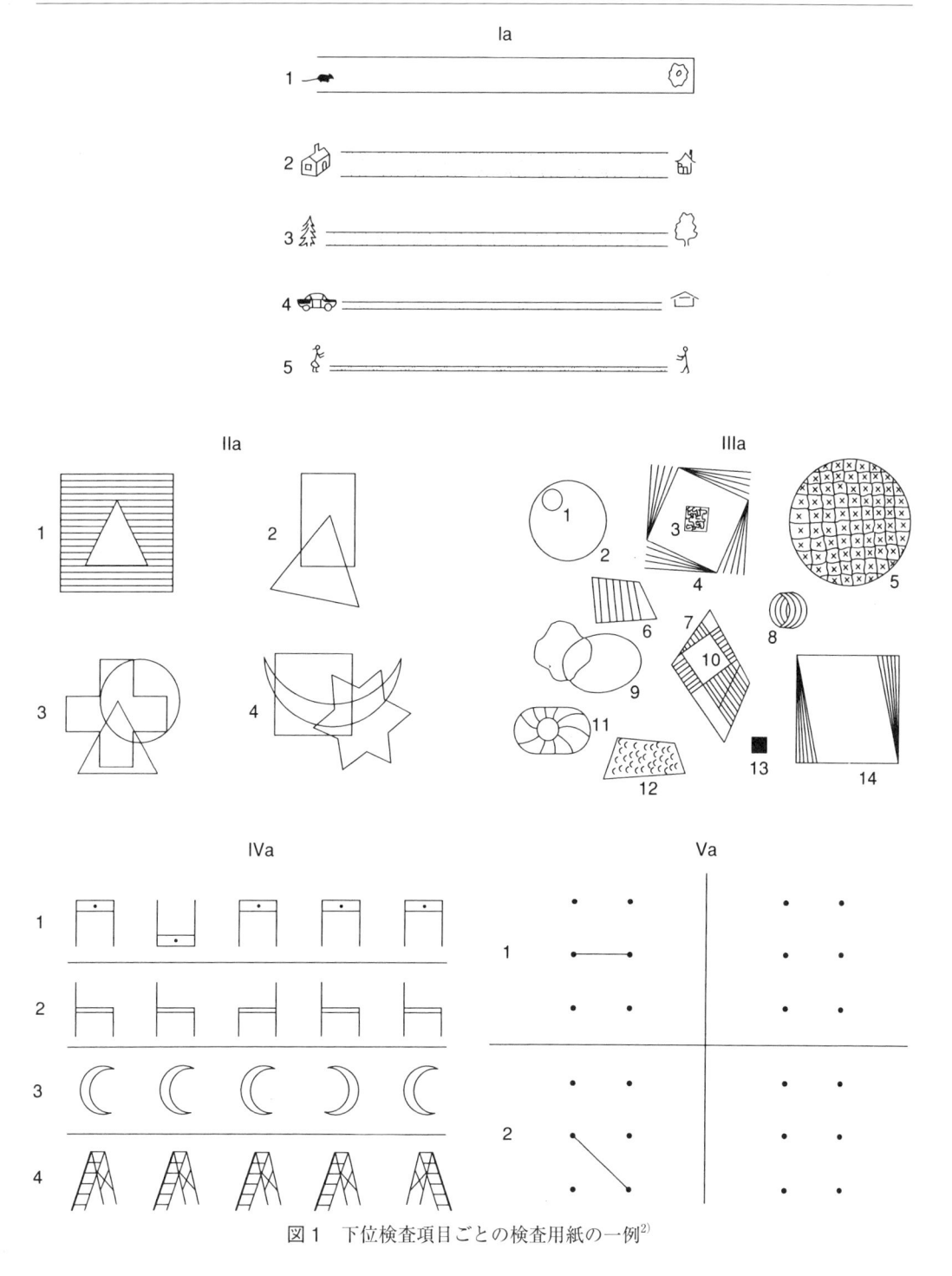

図1 下位検査項目ごとの検査用紙の一例[2]

第7章 発達障害/日本版フロスティッグ視知覚発達検査

職種間の情報交換に有用である.

8. 妥当性

基準関連妥当性と構成概念妥当性で検討されている．基準関連妥当性では数多くの研究がなされており，知能との関連についてのものが13，学力との関連についてのものが8，就学レディネスとの関連についてのものが3，知覚—運動との関連についてのものが4であった．各研究における各尺度に対する相関係数は，知能（0.18〜0.59），学力（0.1〜0.65，中央値0.40），レディネス（0.46〜0.70），知覚—運動（0.52〜0.75）となっており，ほとんどが統計的に有意であった[3]．

9. 情報の特性

4歳から7歳11カ月まで日本において標準化されたデータを有しているため，この年齢範囲に限れば，知覚年齢（PA）の他にも評価点（SS）と知覚指数（PQ）を算出することができる．知覚年齢（PA）は，各下位検査について各年齢集団における全体の子どもの成績の平均によって定められているので，下位項目ごとの知覚発達レベルを比較するときに便利である．知覚指数（PQ）は，知能指数（Intelligence Quotient; IQ）と同じく，各年齢で一定の百分位数（パーセンタイル）によって定められ，すなわち，中央値が100となる．

全般的な知覚発達が同年齢の子どもの平均からどのくらい偏倚しているかを知ることができる．また，この年齢の範囲以外の対象においても，知覚年齢（PA）を算出することができるため，下位項目ごとの知覚発達段階についての情報を利用することができる．

10. 使用上のポイント

1) 準備

検査用紙（裏表紙は得点表となっている），11枚の絵カード，下位検査に使用する採点盤3枚と手引書が日本文化科学社より入手できる．この他，よく削った4色の先のとがった色鉛筆各1本（赤，青，茶，緑），ただし，3〜5歳の子どもには先のとがったクレヨンで代用し，5, 6歳および小学校1年生以上の子どもには，色鉛筆の他によく削った書き方鉛筆（消しゴムのないもの）1本を準備する．

集団で検査する場合は，全対象児に一度に図示して説明することができるように黒板やホワイトボードが必要であり，個別検査でも図示説明用に携帯用ホワイトボードや白い紙を準備する．また，検査者は手元に余分の未使用の検査用紙1冊と，予備のよく削った鉛筆，色鉛筆（クレヨン）を何本かずつ用意する．

2) 注意

適切な高さの机とテーブルを使用する．テーブルは十分な広さを持ち，表面がでこぼこしていないか，斜めになっていないか十分に注意する．また，適切な照明条件であるか，課題に集中できる環境であるか，十分な配慮が必要である．

3) 手順

当然のことであるが，標準化された検査であるため，手引書に書かれた通りの厳密な手順で検査を進めなくてはならない．所要時間は30〜40分である．

11. 解釈上のポイント

1) 結果の確認

配点が一定でないため採点には注意を要する．特に，検査Ⅲでは適切な選択から不適切な選択を差し引くという採点方法をとるため，間違えやすい．

2) 結果の意味づけ

知覚指数（PQ）によって全体的な視知覚の遅れの程度を見積もることができる．さらに，5つの下位検査ごとの知覚年齢（PA）を導き出すことができるため，視知覚の中のどの能力が遅れているのかを把握できる．注意すべきこととして，姿勢・運動障害（特に検査I）[4]，注意・多動性障害，知的障害等視知覚以外の原因によって結果が歪められる可能性があることを付け加えておく．

3) 結果の活用

視知覚に問題が疑われる学習障害児，脳性麻痺児らにおける視知覚の遅れの程度と，問題点を掌握し，介入プログラムの立案に貢献する．また，何らかの介入前後で比較することにより，その介入の効果・有用性を確かめることができる．

12. 臨床活用をテーマにした文献レビューによる情報

本検査を臨床研究に使用した報告としては，脳性麻痺痙直型両麻痺児（以下，両麻痺児），もしくは，両麻痺児となるリスクを有する低出生体重児の視知覚障害に関するものが圧倒的に多く見受けられる．小枝ら[5]は，両麻痺児における視知覚障害の特徴とその発生機序について検討しており，視知覚障害の特徴を調べるために本検査のPQと田中ビネー知能検査の知能指数（IQ）とを比較している．西ら[4]は，両麻痺児の視覚障害の原因を明らかにするために，両麻痺児と健常児ならびに眼科的問題を有する対照群の3群で比較し，視知覚の判定に本尺度を用いた．Ito et al[6]は，本尺度のPQと，WISC-R（Wechsler Intelligence Scale for Children）の言語性IQと動作性IQの差との間で強い負の相関があることを示し，それらの差は両麻痺児の視知覚障害を評価するのに有用であると述べている．林ら[7]は，両麻痺児1例の鏡像書字が利き手矯正によって変化した理由を説明する手段のひとつとして本検査を使用しており，書字を通した運動

パターンの学習と下位項目 IV の「空間位置覚」との関係を示唆している．また，荏原ら[8]は，早産低出生体重の両麻痺児28例と運動障害のない児11例に対し，MRI（Magnetic Resonance Imaging）のT1強調画像の脳室周囲白質量の減少と，本尺度のPQとを比較し，有意な相関を得ている．今村ら[9]は，極低出生体重児22名に対し，本検査を含めた認知機能評価とMRI所見との関連を検討し，それらの間で有意な相関を認めたことを報告している．

両麻痺児や低出生体重児を対象とした報告以外には，アルコール依存症の母親の子どもにおける視知覚の遅れを調べた研究[10]や，喘息患児に対する認知能力評価のひとつとして視知覚を調べた研究[11]がある．

また，以上のような病態と視知覚障害との関係性について報告した研究以外に，視知覚訓練の効果判定に本検査を用いた報告として，髄膜脊髄瘤と水頭症を伴う二分脊椎児や[12]，ウイリアムズ症候群児[13]に対する報告がある．

文献

1) Frostig M：Frostig Developmental Test of Visual Perception (DTVP). Consulting Psychologists Press USA, 1963.
2) 飯鉢和子，鈴木陽子，茂木茂八：日本版フロスティッグ視知覚発達検査—実施要領と採点法手引《尺度修正版》．日本文化科学社，1979．
3) Hammill DD, Wiederholt JL：The First Review of Special Education Vol. 1, Philadelphia, JSE Press, 1973.
4) 西　範子，渡辺直美，他：脳性麻痺痙直型両麻痺児の視知覚の特徴—第1報　Frostig's Test からの検討—．OT ジャーナル 25：608-612, 1991．
5) 小枝達也，渡辺直美，他：痙性両麻痺児の視覚認知障害とその病巣について．脳神経 42(8)：759-763, 1990．
6) Ito J, Saijo H et al：Assessment of visuoperceptual disturbance in children with spastic diplegia using measurements of the lateral ventricles on cerebral MRI. Dev Med Child Neurol 38：496-502, 1996.
7) 林　隆，市山高志，他：利き手の矯正により鏡像書字が悪化した痙性両麻痺の1例．脳と発達 30：339-345, 1998．
8) 荏原実千代，太田令子，他：早産低出生体重児における MRI 所見と視知覚発達障害：脳質周囲白質軟化の臨床的意義．リハ医学 36：340-345, 1999．
9) 今村淳子，高岸由香，他：極低出生体重児の認知機能と頭部 MRI 所見の検討．脳と発達 28：299-305, 1996．
10) Aronson M, Kyllerman M et al.：Children of alcoholic mothers developmental, perceptual and behavioural characteristics as compared to matched controls. Acta Pediatr Scand 74：27-35, 1985.
11) 永田陽子，五十嵐一枝，他：喘息患児における認知能力のアンバランスについて．呼吸器心身研誌 9：25-27, 1992．
12) Gluckman S, Barling J：Effects of a remedial program on visual-motorperception in spina bifida children. The Journal of Genetic Psychology 136：195-202, 1980.
13) 本間朋恵：ウイリアムズ症候群児の描画能力と視知覚能力の向上に対する作業療法．作業療法 21 特別号：561, 2002．

（境　信哉）

新版 S-M 社会生活能力検査
→Social Maturity Scale

1. 評価指標の名称

正式名称：新版 S-M 社会生活能力検査
英語名称：Social Maturity Scale

2. 原典

Doll EA：Measurement of social competence. A Manual for the Vineland Social Maturity Scale. Educational Publisher, 1953.[1]

三木安正：新版 S-M 社会生活能力検査. 日本文化科学社, 1980.[2]

3. 開発経緯

　社会生活能力検査は，アメリカのニュージャージー州にあるヴァインランド・トレーニング・スクールの教育研究所長であったDollが，IQ（Intelligence Quotient）がよくても生活能力の低い者がいたり，その逆の者がいたりする事実から，具体的な生活処理能力を測定する尺度を作ろうとして作成されたものであり，1953年に『Vineland Social Maturity Scale』として発表された．日本では，1954年に文部省で小・中学生を対象とした知的障害者の実態調査を行うにあたり，『Vineland Social Maturity Scale』の翻案を骨子とした検査を取り入れた．その調査データをもとに，1959年に『S-M 社会生活能力検査』が刊行された．しかし，20数年を経て生活様式も一変し，検査項目の中には，評価基準が大きくずれてしまったり，内容が現状に即さなくなった項目が数多く出てきたため，『Vineland Social Maturity Scale』と『S-M 社会生活能力検査』をもとに今日の社会生活状況に合わせて『新版 S-M 社会生活能力検査』が新しく作成され，刊行された．

4. 適用

　子どもの社会生活能力を測定するために，1歳から13歳までの子ども全般に適用できる．社会生活能力の遅滞している子どもについては，年齢が13歳以上の場合も適用できる．

1959年に刊行された『S-M社会生活能力検査』では，6歳以上の子どもにしか適用できなかったが，今日のように障害児の早期教育の問題が積極的に取り上げられている現状では，もっと低年齢段階の尺度が必要とされ，『新版S-M社会生活能力検査』では，1歳からの標準化が行われた．本検査では基本的な社会生活能力のみを取り上げており，標準化の結果，そうした能力はほぼ13歳で上限に達することがわかり，その完成をもって社会生活能力の上限とみなしている．

5. 構成

1）評価の視点

子どもの日常生活場面での行動が検査の対象となり，子どもの日常生活をよく知っている保護者らへの質問紙によって検査する．

2）尺度

発達年齢（月齢）で段階づけられている．社会生活能力の構成領域として身辺自立，移動，作業，意思交換，集団参加，自己統制の6領域から構成される．（表1）

表1　社会生活能力検査の構成領域

1. 身辺自立：SH（Self-Help）
    衣服の着脱，食事，排泄などの身辺自立に関する生活能力
2. 移動：L（Locomotion）
    自分の行きたいところへ移動するための生活行動能力
3. 作業：O（Occupation）
    道具の扱いなどの作業遂行に関する生活能力
4. 意思交換：C（Communication）
    ことばや文字などによるコミュニケーション能力
5. 集団参加：S（Socialization）
    社会生活への参加の具合を示す生活行動能力
6. 自己統制：SD（Self-Direction）
    わがままを抑え，自己の行動を責任をもって目的に方向づける能力

3）算出方法

質問項目は発達順序に沿って配列された130の生活行動項目で構成されており，粗点（最高得点130）を年齢的な発達尺度値で表した社会生活年齢（Social Age; SA）に換算できる．また，社会生活能力の暦年齢に対する発達の割合を示す社会生活指数（Social Quotient; SQ）を算出できる．

6. 基準値

健常児の暦年齢に対応する社会生活能力を基準としている．

7. 信頼性

1) 検者内変動，もしくは，繰り返し再現性

本検査の信頼性については，各年齢段階の信頼性係数（α係数）と5歳児における再検査法によって検討されている．信頼性係数は，Cronbachのα係数の公式を用いて算出された．α係数は年齢ごとに，0歳：0.934, 1歳：0.749, 2歳：0.707, 3歳：0.663, 4歳：0.736, 5歳：0.737, 6歳：0.769, 7歳：0.769, 8歳：0.750, 9歳：0.730, 10歳：0.738, 11歳：0.757, 12歳：0.661, 13歳以上：0.503であった．

5歳児53名の再検査法の結果，領域ごとに，身辺自立：0.761, 移動：0.613, 作業：0.595, 意思交換：0.776, 集団参加：0.548, 自己統制：0.661, 全検査：0.732の相関係数を得ている．

2) 検者間変動

検討されていない．

3) 日内，日間変動

検討されていない．

4) 臨床的有用性

本検査は，標準化されており，対象児の社会生活能力の発達における逸脱傾向を把握することができる．また，数量化が可能なため，それぞれの疾病における社会生活能力の発達傾向などを調査し，疾病ごとの特性を比較するなどの研究にも有用である．

8. 妥当性

報告はされていない．

9. 情報の特性

検査時の子どもの状況に左右されることなく，子どもの普段の身辺処理能力を測定することが可能であり，社会生活能力面での子どもの特徴をとらえることができる．社会生活能力は，知能の働きを必要とする側面をもつが，子どもが社会環境の中で学習によって獲得し，学習の機会が与えられないと身につけることが難しい能力でもある．本検査から得られる結果は，あくまでも習得されている能力であり，機能を必ずしも反映しているものではない．また，今後の発達を予測するには適さない．

10. 使用上のポイント

1) 準備

検査実施にあたって，検査用紙，筆記用具が必要である．結果の採点，社会生活年齢（SA）や社会生活指数（SQ）の算出にはマニュアルが必要である．検査用紙，マニュアルに関しては，日本文化科学社から入手できる．ただし，教育・医療などの専門機関にのみ販売している．

2) 注意

子どもの日常生活の状況をよく理解している父母，兄姉，担任教師らに直接記入してもらってもよいが，検査者が子どもの両親，教師などに質問しながら記入したほうが，客観的な評価が下せる．検査中は子ども本人が近くにいると子どもの発言に影響を受けるため，注意が必要である．

3) 手順

① 質問項目に記されている事柄が日常生活の中でほとんどできている場合は ○ をつける．これまで行う機会がなかったけれど，機会があればできると思われる場合や，今は行わないが，もう少し小さいころにはできていたという場合も ○ をつける．まだできない，たまにできても不十分な場合は × をつける．これまで行う機会がなく，また他の行動から推測して，機会があってもできないと思われる場合は × にする．

② 本検査は130の質問項目が含まれているが，それらにはⅠ～Ⅶの発達段階指標がつけられている（表2）．検査の始まりは，発達段階指標に応じて該当する年齢段階から始める．

③ 年齢段階の最初の項目から連続10項目に ○ がついた場合には，それ以前の年齢段階の項目はすべてできるものとみなす．

④ 10項目に ○ がつかないうちに × がついた場合は一度そこで中断し，前の年齢段階の項目に戻り，連続10項目に ○ がつくまで，逆方向に検査を進めていく．

　＊発達に明らかな遅れのある子どもの場合は，現在の発達状況を考慮し，適当な年齢段階から始めるとよい．

　＊肢体不自由児に施行する場合は，領域により差が大きかったり，また，発達段階に必ずしも沿わないので，すべての項目を検査しておいたほうがよい．

⑤ 連続して10項目に × がついたら検査は終了で，その後の項目はすべてできないものとみなす．

表2 発達段階指標

Ⅰ	6カ月～1歳11カ月
Ⅱ	2歳0カ月～3歳5カ月
Ⅲ	3歳6カ月～4歳11カ月
Ⅳ	5歳0カ月～6歳5カ月
Ⅴ	6歳6カ月～8歳5カ月
Ⅵ	8歳6カ月～10歳5カ月
Ⅶ	10歳6カ月以上

⑥ 検査終了後，検査用紙の評価欄に発達段階指標別，かつ，領域別に粗点（○ の数）を記入し，集計する．結果の算出は，マニュアルを参照し，マニュアルの換算表により読み取る．

11. 解釈上のポイント

1) 結果の確認

検査用紙の評価欄への粗点の記入に誤りがないか確認する．特に，領域別の粗点の読み取りに注意が必要である．領域別の粗点合計の計算と換算表からのSAの読み取りを正確に行う．

2) 結果の意味づけ

子どもの社会生活能力の発達の程度をまず総体的にとらえ，おおよその発達レベルを把握する．そして，肢体不自由の程度や知的な障害との関係において，能力の限界なのか，学習の機会が与えられてこなかっただけなのかを検討する．障害児の場合，障害があるということで，適当な学習環境に恵まれず十分な社会生活能力を身につけることが難しいことがある．今後の学習の可能性の検討に役立てるとよい．

新版S-M社会生活能力検査が開発されてから20年がたとうとしており，今日の子どもの生活環境にそぐわない質問項目が若干みられる．標準化がなされたのが1980年だということを考慮し，結果を解釈する必要がある．

3) 結果の活用

社会生活能力の遅れの程度を把握でき，知能検査や他の検査と組み合わせて検討することにより，遅れの原因を明確にし，介入プログラムの立案に貢献する．また，介入前後の結果を比較することにより，介入の効果判定に用いることができる．

12. 臨床活用をテーマとした文献レビューによる情報

障害児においては，社会生活能力の発達がその障害特性により健常児とは異なるため，健常児との比較のみで発達の遅れを判断することは難しい．障害児の社会生活能力の発達尺度が必要であり，脳性麻痺児や二分脊椎児において新版S-M社会生活能力検査を用いて，社会生活能力の発達特徴が調べられている．

鈴木ら[3]がM療育センターに入園中の脳性麻痺児（平均年齢12.3±4.8歳）75例を対象に行った調査では，SAの平均は3.5±3.5歳であった．脳性麻痺児において社会生活能力は上肢の運動年齢と相関が認められ，知能や下肢の運動年齢とは関係が薄いと考えられた．

二分脊椎児については，吉田ら[4]，福田ら[5]の調査によると，移動能力を除き健常児とほぼ同等の発達であり，社会生活能力全体の発達としては，顕著な遅延は認められないとの報告がある．また，社会生活能力は二分脊椎児の麻痺レベルには影響を受けないと報告されている．

文献

1) Doll EA：Measurement of social competence. A Manual for the Vineland Social Maturity Scale. Educational Publisher, 1953.
2) 三木安正：新版 S-M 社会生活能力検査．日本文化科学社，1980.
3) 鈴木亮二，吉田一成，岩谷　力：脳性麻痺児の社会生活能力について．小児保健研究 56(5)：621-626, 1997.
4) 吉田一成，岩谷　力，窪田　誠，他：二分脊椎児の社会生活能力．日本小児整形外科学会誌 6(1)：104-107, 1996.
5) 福田恵美子，岩谷　力，吉田一成：二分脊椎児の社会生活能力の特性について―新版 S-M 社会生活能力検査による―．作業療法 20(5)：457-464, 2001.

（佐藤直子）

第8章　ADL

第8章 「ADL」に関わる評価指標の臨床活用

1. 臨床の問題を ADL からとらえる意味

　日常生活活動（Activities of Daily Living: ADL）は個人の日常生活上の活動や行為の総称であり，移動動作と身のまわり動作からなる基本的 ADL と，地域社会生活の中で遭遇するより広範囲で，かつ共通性の高い活動を含んだ手段的 ADL（Instrumental ADL; IADL）とに便宜的に区別されている．基本的 ADL の自立度は家庭復帰の目安となり，IADL の自立度は生活環境への適応状態を示すが，両者は概念的には重なりをもった連続体であり，内包する諸活動は階層性を有している．

　ADL における課題遂行能力の向上はリハビリテーション医療の主要な介入目標であると同時に，それを正しく評価することによって，リハビリテーションプログラムの進行具合や介入の成果を検証することができる．また，ADL 尺度は予後予測や機能的状態の追跡調査などに重要な役割を果たす．そして，ADL 障害の程度は介護の必要度におおよそ比例すると言われており，退院時の ADL 評価は退院後の在宅介護プラン作成に際して有益な情報を提供する．

　課題志向的アプローチの介入効果検証は，機能障害の改善を明確にするにとどまらず，機能的制限の改善を通して ADL 遂行能力の向上にそれらがどの程度関与したのかを考察するものである．それはリハビリテーション医療の目標が対象者の ADL を含んだ「活動」や「参加」の推進に置かれているからに他ならない．しかし，機能障害や機能的制限の重症度が必ずしも ADL 遂行能力のすべてを説明できるわけではない．たとえば，重度の運動麻痺を呈していても ADL が自立している例があり，あるいはまた運動麻痺がごく軽度であっても半側視空間無視等の高次脳機能障害の影響で ADL に介助を要することがある．そして，機能障害の改善が見込めない場合であっても，動作練習の反復や自助具・補装具などの利用などにより ADL が改善していく可能性がある．ここに機能障害や機能的制限に関する評価だけではなく，ADL 遂行能力を正しくとらえることの意義がある．

2. ADL 評価尺度の一般的な特性

　ADL 評価尺度から得られる情報は，機能障害と機能的制限，環境・個人因子を包括した日常生活活動の遂行状況である．ADL 評価には種々の評価尺度（テストバッテリー）が使用されており，日常生活上の諸活動について，その自立度あるいは介護度を数段階に分類し評定するとともに，その総点を算出する方法を採用している尺度が多い．そのような評価尺度の場合は評価結

果が点数や指数として数量的に表現されるが，実際は順序尺度であることに注意が必要である．評価尺度によっては間隔尺度とみなしてパラメトリック統計処理を行うことを容認されているものもあるが，本来はノンパラメトリック統計が適応となる．

　各評価尺度にはそれぞれの評点法を定めたマニュアルが示されているものが多いが，検者の理解度や解釈の違いによって評価結果が影響を受けることがある．また，評価尺度を用いるという性格上，その結果はある動作・活動をランクづけすることになるため，それらの遂行に関わる機能障害や機能的制限の種類や程度，あるいは個人・環境因子を特定することが困難である．したがって，ADL障害に関与している機能障害と機能的制限，そして個人因子と環境因子についての正確な情報を収集し，統合・解釈することによって障害構造を明確化する必要がある．

　ADL評価尺度は中枢神経疾患や骨関節疾患に限らず種々の疾患に対して同じ評価法が適用できる点で評定者にとって利便性が高い尺度である．ただし，異なる評価尺度間の互換性の問題があったり，骨関節疾患や呼吸器疾患では基本的ADL評価尺度で天井効果が起こりやすいことなどに注意が必要である．

3. さまざまな臨床尺度

　この第8章「ADL」では，臨床においてごく一般的に使用されている評価尺度ということのみならず，信頼性や妥当性の検討がなされており，多職種間で情報が共有できる尺度を選択・解説している．世界では多種多様なADL評価尺度が開発・利用されてきたが，最近ではBarthel Index（BI）とFunctional Independence Measure（FIM）の2つが基本的ADLの評価尺度として広く用いられている．その一方で，IADLは社会文化的背景の影響が大きく，尺度を構成する項目がそれぞれの文化圏で若干異なっている．本章で取り上げるIADLの評価尺度は，歴史的な重要性と本邦での利用状況を踏まえてLawtonらのIADLスケールと老研式活動能力指標を選択した．

　以下に代表的なADL評価尺度を記載した．

1）基本的ADL評価尺度

　基本的ADLに含まれる諸動作・活動は，食事，入浴，更衣，整容，トイレ動作，尿便自制などのセルフケア項目，そして起居動作，移乗動作，歩行などの移動動作項目が基本となる．基本的ADLの代表的な評価尺度には，普及度が高く信頼性・妥当性の検証がなされているBIやFIMがある．一般にBIは評価が簡便であるが感度が低く，FIMは感度は高いが評価が若干難しいという特徴がある．

　他の評価尺度として，ADL能力の向上には一定の順序性があるという概念を取り入れたKatz Index of ADL[1,2]，6つの活動についてそれぞれ5段階で評定し総点を求めるKenny Self-Care Evaluation[3]，セルフケアや移動動作に加えて，身体状況や視覚的要素，コミュニケーション能力などを取り入れたPULSES Profile[4]，簡単な食事の支度やアイロンがけなどの家事動作，地域での移動や買い物までも含んだRivermead Activities of Daily Living Scales[5]，セルフケア，

起居動作や屋内外の移動，階段昇降，お茶の準備などの活動を含んだ Northwick Park Index of Independence in ADL[6]，禁制項目を含まずセルフケアと移動に注目した Nottingham Ten-point ADL Index[7]，評点が 0〜8 の 9 段階と比較的細かく，介護保険でのケアプラン策定の資料として用いられている Minimum Data Set Home Care（MDS-HC）[8]，6 つの動作の遂行順序を細かい要素に細分化してチェックする Klein-Bell ADL scale[9]，そして日本で開発された日本リハビリテーション医学会評価基準委員会による ADL 実態チェック表，などがある．

2）手段的 ADL 評価尺度

手段的 ADL に含まれる具体的な活動内容として，交通機関の利用，買い物，食事の用意，掃除・洗濯，家庭用機器・器具の修理や手入れ，庭仕事，電話の使用，金銭の出納，薬の服用などがあげられる．手段的 ADL の代表的な評価尺度として，日本で開発され広く用いられている老研式活動能力指標，IADL 尺度の世界標準としてとらえられている Lawton らの IADL，屋外歩行や不整地歩行，階段昇降，公共交通機関の利用，簡単な炊事と台所仕事，洗濯，金銭管理や買い物，レジャー活動などで構成された Nottingham Extended ADL Index[10]，種々の活動に関して過去 3 カ月間あるいは 6 カ月間の施行頻度を尋ねる形式を採用した Frenchay Activities Index[11]，などがある．また，日本で開発された細川らの拡大 ADL 尺度[12]は基本的・手段的 ADL の統合尺度であり，BI の尿・便禁制を除く 8 項目と，老研式活動能力指標の手段的自立因子 4 項目から構成された尺度である．地域高齢者の性別・年代別基準値が提示されている．

参考文献

1) Katz, S, Akpom CA：12. Index of ADL. Med Care 14(5 Suppl)：116-118, 1976.
2) Katz, S et al：Progress in development of the index of ADL. Gerontologist 10(1)：20-30, 1970.
3) Schoening HA et al：Numerical scoring of self-care status of patients. Arch Phys Med Rehabil 46(10)：689-697, 1965.
4) Moskowitz E, MacCann C：Classification of disability in the chronically inn and aging. J Chron Dis 5：342-346, 1957.
5) Whiting S, Lincoln N：An ADL assessment for stroke patients. Br J Occup Ther 43：44-46, 1980.
6) Benjamin J：The Northwick Park ADL Index. Br J Occup Ther 39：301-306, 1976.
7) Ebrahim S, Nouri F, Barer D：Measuring disability after a stroke. J Epidemiol Community Health 39(1)：86-89, 1985.
8) Morris JN et al（池上直己・訳）：MDS-HC 2.0 在宅ケアアセスメントマニュアル．医学書院，1999.
9) Klein RM, Bell B：Self-care skills: behavioral measurement with Klein-Bell ADL scale. Arch Phys Med Rehabil 63(7)：335-338, 1982.
10) Nouri FM, Lincoln NB：An extended activities of daily living scale for stroke patients. Clinical Rehabilitation 1：301-305, 1987.
11) Holbrook M, Skilbeck CE：An activities index for use with stroke patients. Age Ageing 12(2) 166-710, 1983.
12) 細川　徹：ADL 尺度の再検討―IADL との統合―．リハ医学 31：326-333, 1994.

〈小林　武〉

Barthel Index（BI）
→バーセル・インデックス

1. 評価指標の名称

正式名称：Barthel Index
略称：BI
日本語名称：バーセル・インデックス

2. 原典

Mahoney FI, Barthel DW：Functional evaluation: the Barthel Index. Maryland State Med J 14：61-65, 1965.

3. 開発経緯

　原法は，1955年頃に米国メリーランド州の慢性疾患病院で，身のまわり動作が自立していない神経筋疾患あるいは脊髄損傷者に対して，回復状況を繰り返し査定するために開発されたものである[1]．その後，1965年に医師Mahoneyと理学療法士Barthelによって発表され，現在まで広く世界で使用されている．また，Granger et al[2]とWade et al[3]によって改訂版が発表されている．

4. 適用

　頸髄・脊髄損傷をはじめとして，脳血管障害，切断など，年齢，性別を問わずあらゆる疾患に用いられている．Barthel Index（BI）が網羅している日常生活活動（Activities of Daily Living; ADL）の範囲は，身のまわり動作（self-care）と移動，排泄自制といった基本的ADLであり，手段的ADLは含まれていない．

第8章 ADL/Barthel Index（BI）

表1　Barthel Index（1965）原法のマニュアル

項　　　目	点数	記　　述	基　　　準
1.　食　　　事	10	自　　立	皿やテーブルから自力で食物を取って，食べることができる．自助具を用いてもよい． 食物を切り，塩や胡椒を使い，バターをぬる．妥当な時間内で終える．
	5	部 分 介 助	なんらかの介助を必要とする．（食物を切り刻む，など）
2.　椅子とベッド間の移乗	15	自　　立	すべての動作が可能．車いすを安全にベッドに近づける．ブレーキをかけ，フットレストを持ち上げる． ベッドへ安全に移る．臥位になる．ベッドの縁に腰かける．車いすの位置を変える．以上の動作の逆．
	10	最小限介助	上記動作の最小限の介助または安全のための指示や監視がひとつ，あるいはそれ以上必要である．
	5	移乗の介助	自立で臥位から起き上がって腰かけられるが，移乗に介助が必要である．
3.　整　　　容	5	自　　立	手と顔を洗い，整髪，歯磨き，髭剃りができる．髭剃りの道具は何でもよいが，引き出しからの出納も含めて道具の操作・管理が介助なしにできる．女性は髪を編んだり，整えることを除くが，化粧は含む．
4.　トイレ動作	10	自　　立	トイレの出入り，腰かけ，離れができる．衣服の着脱と汚れないための準備，トイレットペーパーの使用． 手すりの使用はよい．トイレの代わりに差し込み便器が必要な場合，椅子に設置し，洗浄管理ができる．
	5	部 分 介 助	バランス不安定，衣服の操作，トイレットペーパーの使用に介助が必要である．
5.　入　　　浴	5	自　　立	浴槽やシャワーの使用，スポンジで洗うこと．このすべてがどんな方法でもよいが，援助なしで可能である．
6.　移　　　動	15	自　　立	介助や監視なしで45 m以上歩ける．義肢，装具，松葉杖，杖，（車輪付き歩行器を除く）歩行器の使用可．装具使用の場合，立位や座位でロック操作，着脱が可能である．
	10	部 分 介 助	上記事項について，わずかの介助や監視があれば45 m以上歩行可能である．
	5	車いす使用	歩行ができないが，自力で車いすの操作ができる．角を曲がる，方向転換，テーブル，ベッド，トイレなどへの操作ができる．少なくとも45 m移動できる．歩行可能なときは採点しない．
7.　階 段 昇 降	10	自　　立	介助や監視なしに安全に階段の昇降ができる．手すり，杖，あるいは松葉杖の使用可．杖や松葉杖を持ったまま，昇降可能である．
	5	部 分 介 助	上記事項について，介助や監視が必要である．
8.　更　　　衣	10	自　　立	すべての衣類，靴，コルセット，装具の着脱が行える（細かい着方までは必要とせず，条件ではない．実用性があればよい）．女性はブラジャーやガードルを使用してなければ採点

項　　目	点数	記　述	基　　準
			しない．
(8. 更　衣)	5	部分介助	上記事項について介助を要し，少なくとも半分は自力で行え，妥当な時間内で終える．
9. 排便自制	10	自　　立	排便の自制が可能で失敗がない．脊髄損傷患者などの排便訓練後の座薬や浣腸の使用を含む．
	5	部分介助	座薬や浣腸の使用に介助を要したり，時々失敗する．
10. 排尿自制	10	自　　立	昼夜とも排尿自制が可能．自助具や尿集バッグを使用している脊髄損傷患者は装着，清掃管理が自立．
	5	部分介助	時々失敗があり，トイレへ行くことや尿器の準備が間に合わない，自助具装着でも介助を必要とする．

5. 構成

1) 評価の視点
実際の基本的日常生活活動を観察し，自立の程度を「できるADL」で評価する（表1）．

2) 尺度
10項目から構成されており，各項目の配点に重みづけがなされている．それぞれの項目は基本的に自立，部分介助，全介助の3段階順序尺度になっている．配点は5点刻みであり，10項目の合計点の範囲は0～100点である．

3) 算出方法
各項目ごとにマニュアル（表1）に沿って採点し，10項目の各得点を合計する．

6. 基準値

絶対的な基準値はない．Granger et al[4]の報告では100点＝全自立，60点＝部分自立，40点＝大部分介助，0点＝全介助を意味するといわれている．車いす使用者の全自立は，歩行と階段昇降が含まれないために80点満点となる．

7. 信頼性

1) 検者内信頼性，もしくは，繰り返し再現性
看護師による判定でPearson相関係数は0.89[2]，2週間あけたビデオを用いた評価のKappa係数は0.98[5]であったとの報告がある．また，脳卒中患者7人を対象とした5人の検者内信頼性はKappa係数で0.84～0.97，Spearmanの順位相関係数で0.95～1.00であったとの報告[6]がある．いずれも高い検者内信頼性を示している．

2) 検者間信頼性

職種間のPearson相関係数は0.95以上[2]，神経疾患を対象とした検者間信頼性の研究ではPearsonの積率相関係数が0.88〜0.99[7]，5人のセラピスト間のKappa係数は0.70〜0.88，Spearmanの順位相関係数は0.96[6]と，いずれも高い検者間信頼性を示している．また，直接観察法と電話聴取法とのPearson相関係数は$r > 0.97$[8]との報告がある．

3) 日内，日間変動

報告はない．

4) 臨床的有用性

専門職に限らず対象者に関わるすべての人が容易に理解可能であり，かつ，短時間で正確な評定が可能である．また，合計点の算出も簡便であり，結果の解釈が容易であることから，異なる職種間の情報共有に有効である．

8. 妥当性

基準関連妥当性に関して能力低下の標準観念を表す絶対基準がないため，どの外的基準と関連させるかが問題となる[9]．Katz Index of ADLとの比較ではKappa係数＝0.774，Kenny Self-Care Evaluationとの比較ではKappa係数＝0.420，Pearson係数＝0.734[10]，そして機能的自立度評価法（Functional Independence Measure; FIM）とは回帰係数＝0.95であったとの報告[11]がある．また，対象者からの聴取法は直接評価と比較して若干低いBI得点となる傾向があるが有意差は認められていない[8]．対象者の自己採点はセラピストによる評価得点よりも有意に低くなる[12]．

9. 情報の特性

合計点あるいは各項目得点は基本的ADLの遂行状態を点数化したものであり，それらの遂行に関わる機能障害や機能的制限の種類や程度，あるいは個人・環境因子に関する情報を含むものではない．各項目の点数配分は同じではなく，項目別に重みづけがなされている．特に排泄自制では，排泄の準備や整理に時間を要すること，そしてその障害が社会的に受け入れられにくいことから高い配点となっている．また，どの項目も対象者が少しでも介助や監視を要し，部屋の中に誰かいなければ課題を安全に遂行できない場合は満点にならない．満点の意味は失禁がなく，食事と更衣が自立し，少なくとも45m歩けて，階段昇降ができる状態を示すにすぎないのである．よって，満点だからといって地域社会で完全に自立した生活が営めるわけではないことに注意が必要である．

10. 使用上のポイント

1) 準備

なにより評価者が採点法を熟知している必要がある．FIMと比較するとBIでは得点が5点刻みと若干粗いため，ひとつの誤りが大きな誤差を生むことになる．日常の家庭で行っているすべてのADL場面に立ち会う直接観察法が理想であるが，対象者が入院している場合，実際には理学・作業療法室，ADL室，病棟などが評価環境となる．そのため他職種からの情報や協力が欠かせないものとなる．限定された環境で評価を行う場合は，基本的な動作遂行能力を確認し介入の可能性を模索する．

2) 注意

リスク管理や転倒予防に十分配慮し無理な動作は控える．整容や更衣，排泄，入浴の評定は検者間の差が出やすい[6,8,12]ことから，特に詳細な観察と情報収集を行う必要がある．

3) 実施

特別な検査時間を設けることは最小限とし，日々の生活を観察することから多くの項目を評定することが基本となる．

11. 解釈上のポイント

1) 結果の確認

「できる」「できない」だけではなく，動作速度，仕上がり具合，安全性，動作の方法，使用する自助具，周囲の環境などに考慮する．連続して行われる動作を，一つ一つの場面に分解し，個々の動作を分析してとらえる方法が有効である．さらに，1～2回できただけで新しい動作が獲得されたと判断せず，相当な習熟をもって「自立」と判断することが望ましい．また，看護師など他職種から得た情報と評価結果とを比較し，矛盾点がないか等を確認する．BIは本来順序尺度であるため，結果の統計学的な処理には注意が必要である．

2) 結果の意味づけ

基準値の項でも述べたように，BIの総得点によってどの疾患でもおおよそ全介助，部分介助，自立に分けられる．Granger et alは脳血管障害の対象者に対して，40点以下では食事，整容，排泄自制と移乗動作が介助であり，60点では更衣，移乗，歩行で約半数が部分介助，85点では移乗，トイレ動作がほぼ自立し，35％が歩行自立であったと述べている[4,13-15]．また，脊髄損傷者では30点未満が介助，80点以上が自立の目安となる[16]．

BI各項目が自立となる順序に規則性があることが諸家によって報告されている（表2）[3,4,17]．入浴や階段昇降，歩行の順序が高いことについては，日本家屋における車いす移動の不便さや和式浴槽への出入りの難しさなど，日本固有の生活様式や環境の違いの関与が指摘されている[17]．

第8章　ADL/Barthel Index（BI）

表2　項目別難易度

	Granger et al[4]	Wade et al[3]	正門ら[17]
1	食　　事	排便自制	食　　事
2	整　　容	排尿自制	排尿自制
3	排便自制	整　　容	排便自制
4	排尿自制	歩　　行	整　　容
5	入　　浴	移　　乗	移　　乗
6	更　　衣	トイレ動作	トイレ動作
7	トイレ動作	食　　事	更　　衣
8	移　　乗	更　　衣	歩　　行
9	歩　　行	階　　段	階　　段
10	階　　段	入　　浴	入　　浴

3)　結果の活用

地域社会や家庭における能力低下の基本的情報として障害者の処遇を決定する資料とする．介入計画への利用では，たとえば食事，排泄，整容，移乗など難易度の低い項目からの改善を目指すなど，具体的な介入方法を検討する際の直接的な情報として活用する．そして，介入効果の検証や予後予測，退院後のADL遂行能力の追跡などにBIが使用される．

12. 臨床活用をテーマにした文献レビューによる情報

Granger et al[4]はリハビリテーション病院に入院している脳血管障害110例に対してBIを用いて2週毎の機能的自立度を検討した．その結果，入院時BIが40点以上では自宅退院となり，また60点以上では短期間の入院であったことを報告している．そして，40点以下で移動動作が自立した例は存在せず，その約50％が食事や整容，排泄自制のような基本的動作が自立していなかったと述べ，60点が介助から部分自立へ移行する重要な値であると位置づけた．

BI各項目の信頼性に関する報告がいくつかある．Loewen et al[6]はビデオを用いた場合と直接観察法による場合とでBI得点を比較した結果，排泄，食事，階段の各項目では検者間の高い一致率を示したが，整容では一致率が低かったと報告している．これは整容の項目が実際は複数の活動（洗顔，整髪，髭剃りなど）を含んでいながら，その評定が自立か全介助の2段階に限られているからであると述べている．一方，McGinnis et al[12]は退院前の自己採点法で更衣および排尿自制の検者間一致率が低かったと報告している．同様にShinar et al[8]は，直接観察法による評定では整容と入浴，排便自制が，そして電話聴取法では入浴で検者間の一致が低かったと報告しており，その理由として整容は判定基準が少ないこと，入浴はシミュレーションによる場合が多いことと，他者の存在を介助として含めてしまうこと，そして排便自制は対象者や看護師による情報に頼らなければならないことをあげている．

第8章 ADL/Barthel Index (BI)

文献

1) Mahoney FI, Barthel DW et al：Rehabilitation of chronically ill patients: the influence of complications on the final goal. South Med J 51：605-609, 1958.
2) Granger CV, Albrecht GL, Hamilton BB：Outcome of comprehensive medical rehabilitation: measurement by PULSES profile and the Barthel Index. Arch Phys Med Rehabil 60(4)：145-154, 1979.
3) Wade DT, Collin C：The Barthel ADL Index: a standard measure of physical disability? Int Disabil Stud 10(2)：64-67, 1988.
4) Granger CV, Dewis LS, Peters NC et al：Stroke rehabilitation: analysis of repeated Barthel index measures. Arch Phys Med Rehabil 60(1)：14-17, 1979.
5) Wolfe CD, Taub NA, Woodrow EJ et al：Assessment of scales of disability and handicap for stroke patients. Stroke 22(10)：1242-1244, 1991.
6) Loewen SC, Anderson BA：Reliability of the Modified Motor Assessment Scale and the Barthel Index. Phys Ther 68(7)：1077-1081, 1988.
7) Roy CW, Togneri J, Hay E et al：An inter-rater reliability study of the Barthel Index. Int J Rehabil Res 11(1)：67-70, 1988.
8) Shinar D, Gross CR, Bronstein KS et al：Reliability of the activities of daily living scale and its use in telephone interview. Arch Phys Med Rehabil 68(10)：723-728, 1987.
9) 園田　茂・千野直一：能力低下の評価法について．リハ医学 30(7)：491-500, 1993.
10) Gresham GE, Phillips TF, Labi ML：ADL status in stroke: relative merits of three standard indexes. Arch Phys Med Rehabil 61(8)：355-358, 1980.
11) 園田　茂，椿原彰夫，他：FIM を用いた脳血管障害患者の機能評価．リハ医学 29(3)：217-222, 1992.
12) McGinnis GE, Seward ML, DeJong G et al.：Program evaluation of physical medicine and rehabilitation departments using self-report Barthel. Arch Phys Med Rehabil 67(2)：123-125, 1986.
13) Granger CV, Sherwood CC, Greer DS：Functional status measures in a comprehensive stroke care program. Arch Phys Med Rehabil 58(12)：555-561, 1977.
14) Granger CV, Hamilton BB, Gresham GE：The stroke rehabilitation outcome study-Part I: General description. Arch Phys Med Rehabil 69(7)：506-509, 1988.
15) Granger CV, Hamilton BB, Gresham GE et al：The stroke rehabilitation outcome study：Part II. Relative merits of the total Barthel index score and a four-item subscore in predicting patient outcomes. Arch Phys Med Rehabil 70(2)：100-103, 1989.
16) 川井伸夫：脊髄損傷，日常生活活動学・生活環境学（鶴見隆正・編集『標準理学療法学専門分野』）．医学書院，2003, pp.121-136.
17) 正門由久，永田雅章，他：脳血管障害のリハビリテーションにおける ADL 評価．総合リハ 17(9)：689-694, 1989.

〈前野里恵〉

Functional Independence Measure (FIM)
→機能的自立度評価法

1. 評価指標の名称

正式名称：Functional Independence Measure
略称：FIM
日本語名称：機能的自立度評価法

2. 原典

Data management service of the Uniform Data System for Medical Rehabilitation and the Center for Functional Assessment Research: guide for use of the uniform data set for medical rehabilitation. version 3.0, State University of New York at Buffalo, Buffalo, 1990[1]

日本で普及しているFIMは上記の第3版を，翻訳を許可された慶應義塾大学医学部リハビリテーション医学教室が邦訳したものである[2].

3. 開発経緯

米国で医療費の高騰に対する抑制手段として導入されたDRG（Diagnostic Related Group：薬剤・人件費などの医療資源の多寡にかかわらず，一定額の入院医療報酬しか認めない制度）を背景に，ADL（Activities of Daily Living）改善を客観的に示す必要が生じた[3]. それまでのADL評価としては1960年代にBarthel Index[4]やKenny Score[5]などが発表されているが，採点が粗く，ADLの細かな変化をとらえにくいという問題点をもっていた．このような問題点を解決するADL評価法として開発されたのがFIMである．わが国では1991年に慶應義塾大学医学部リハビリテーション医学教室が中心となって邦訳版を出版し[2]，その臨床的価値と学術的価値が認められ普及してきた．

4. 適用

FIMは多くのADL評価法がそうであるように，すべての疾患に適用可能である．具体的には脳卒中，脊髄損傷，頭部外傷などの中枢性疾患，ADL障害を有する整形疾患などがあげられる．

第8章　ADL/Functional Independence Measure（FIM）

対象年齢は7歳以上となっており，7歳未満にはWeeFIM[6]を使用する．

5. 構成

1） 評価の視点

実際のADL場面（しているADL）の介助量を評価する．評価項目は運動項目13項目，認知項目5項目からなる．運動13項目の内訳はセルフケアとして「食事」，「整容」，「清拭」，「更衣上半身」，「更衣下半身」，「トイレ動作」の6項目，排泄コントロールとして「排尿管理」，「排便管理」の2項目，移乗として「ベッド・椅子・車椅子移乗」，「トイレ移乗」，「浴槽・シャワー移乗」の3項目，移動として「歩行・車椅子」，「階段」の2項目である．認知項目5項目の内訳はコミュニケーションとして「理解」，「表出」の2項目，社会的認知として「社会的交流」，「問題解決」，「記憶」の3項目である（表1）．

表1　FIMの18項目

FIM 運動項目（Motor Items）：13項目	
セルフケア	
食事	用意された食事を口に運ぶ動作から咀嚼し嚥下するまでを評価する．
整容	口腔ケア，整髪，手洗い，洗顔，髭そり（化粧）を評価する．
清拭	頸部から下（背中は含まない）を洗うことを評価する．
更衣上半身	腰より上の更衣を評価する．
更衣下半身	腰より下の更衣を評価する．
トイレ動作	衣服を下げる，拭く，衣服をあげるを評価する．
排泄コントロール	
排尿管理	排尿動作介助量と失敗の程度を評価する．
排便管理	排便動作介助量と失敗の程度を評価する．
移乗	
ベッド・椅子・車椅子移乗	ベッド，椅子，車椅子間の移乗を評価する．
トイレ移乗	便器に移ることと離れることを評価する．
浴槽・シャワー移乗	浴槽またはシャワー室に入ることと出ることを評価する．
移動	
歩行・車椅子	歩行もしくは車椅子での移動を評価する．
階段	屋内の階段の昇降を評価する．
FIM 認知項目（Cognitive Items）：5項目	
コミュニケーション	
理解	聴覚あるいは視覚によるコミュニケーションの理解を評価する．
表出	音声あるいは音声によらない言語表現を評価する．
社会的認知	
社会的交流	治療の場あるいは社会の場での他人との折り合い，集団に参加していく技能を評価する．
問題解決	日常生活の問題解決に関連した技能を評価する．
記憶	日常生活を行う上で必要になる内容を覚えていられるかを評価する．

2) 尺度

FIM の評価尺度は順序尺度である．そのため2点から3点に上がる1点と4点から5点に上がる1点では重みが違う．同様に食事の2点とトイレ動作の2点は必ずしも同じレベルを示さない．また，後述するが合計や平均，各種統計処理の際にも留意が必要である．

3) 算出方法

1項目あたり1点から7点で評価する．ここではその採点基準についてごく簡単に述べることにする．

- 7点　完全自立：すべての課題を通常どおりに，適切な時間内に，安全に遂行できる．
- 6点　修正自立：課題を遂行するのに補助具の使用，通常以上の時間，安全性の考慮のどれかが必要である．
- 5点　監視・準備：介助者による指示や準備が必要である．体には触らない．
- 4点　最小介助：手で触れる程度の介助が必要で，課題の75%以上を自分で遂行できる．
- 3点　中等度介助：手で触れる程度以上の介助が必要で，課題の50%以上を自分で遂行できる．
- 2点　最大介助：課題の25%以上50%未満を自分で行う．
- 1点　全介助：課題の25%未満を自分で行う．

どの項目にも同一基準評価を用い，かつ項目間の重みづけも行わないことがFIMの特徴である[7]．この基準に基づいて，項目ごとに準備の範囲や介助量の基準などが詳細に決められている．

1項目を1点から7点で評価するため運動項目合計点の最低点は13点，最高点は91点，認知項目合計点の最低点は5点，最高点は35点となり，総合計点は最低点が18点，最高点が126点となる．

6. 基準値

合計点の基準値はない．個々の項目点では6点以上が介助不要と定義上定められている．

7. 信頼性

1) 検者内変動，もしくは，繰り返し再現性

meta-analysis を用いた信頼性の検証によれば，FIM総合計点の検者内・検者間信頼性はICC (intraclass correlation coefficient) の中央値がともに0.95という結果であり高い信頼性を示している[8]．また，各項目ごとにみても検者間信頼性は高いが，なかでも採点方法をしっかりと学習した者を対象とした検者間信頼性はほとんどの項目でκが0.7を超え，高い一致率を示している[9]．

2) 日内，日間変動

患者の活動が日内，日間で変動する場合（この場合の変動は，患者の活動にばらつきがあり一定しないことを指し，能力の向上は除く）はFIMには低いほうの点数をつけるという原則があ

第8章 ADL/Functional Independence Measure (FIM)

る（詳しくは後述する）．そのため原則どおり採点すれば，点数の日内，日間変動はおこらない．ただし，患者の能力が向上した場合は，そのつど点数に反映させる必要がある．

3) 臨床的有用性

ADLはリハビリテーションの最大の治療目標のひとつである．しかし，実際の臨床場面では対象者のADLの実態を把握することは容易ではない．それはADL項目が多岐にわたることや，評価すべき内容に道具，環境，場面の変化などさまざまな要素を含むこと，各項目の始まりと終わりが明確にならないこと，各項目のなかに複数の動作（活動）が混在すること（例：入浴時の更衣など），評価者の主観が混入しやすいことなどに起因する．この点FIMは，ADL項目を必要最小限に限定したうえで，各項目の評価範囲を明確にしている．また道具や環境，場面の要素も考慮した客観的採点基準を用いるので，採点のばらつきも少ない．このようにFIMは，実際のADLを明確にとらえるきわめて有用な指標である．

8. 妥当性

FIMは，介護時間[10-13]や，Barthel Index[14]，適応行動尺度[15]といった項目と高い相関関係にあり，構成概念妥当性の観点からADL評価法として妥当性は高いといえる．

9. 情報の特性

FIMはADL項目の低難易度のものから高難易度のものまで，幅広く網羅しているが[16]，多くの対象者がリハビリテーションの終了頃には満点付近の得点を獲得する「天井効果」を示す[17]．これは，FIMに含まれる項目が基本的ADL項目に限られており，多くの患者が基本的ADL項目に関しては高い到達度を達成するためにおこる現象である．しかし，FIMで採点されているのはあくまでも基本的ADLの介助量である．もっと端的にいえば「FIMの得点が高い＝一人暮らしが可能なレベル」とはならない点に留意されたい．

このようにFIMはADLのすべてを評価しているわけではない．基本的ADL項目にInstrumental ADL（IADL）項目などを加えることで，ADL得点は正規分布を示すことが報告されているように[18]，FIM高得点者にはより難易度の高いADL項目を含む評価，すなわちIADLの評価を併用することが必要となる．IADL評価法については別項に譲る．

10. 使用上のポイント

1) 準備

実際にFIMを採点する際は，各項目ごとに規定された採点方法を学習しなければ採点することはできない．詳しくは成書を参照されたい[19]．採点の方法さえ学習すれば，採点に際し特別に準備するものはない．「しているADL」の評価であるためむしろ準備をしてはいけない．普段の

第8章 ADL/Functional Independence Measure (FIM)

観察により採点でき，採点時間などをわざわざつくる必要もない．

2) 注意

FIMは「しているADL」の評価法である．日中は自立していても，夜間は監視を要しているような患者はしばしば存在するが，このような場合，FIMには低いほうの点数をつけるという原則がある．よって評価者は患者の1日の生活全体を把握する必要がある．そのため医師，療法士，看護師などのリハビリテーションチームの構成員すべてがFIMの採点法を理解し，お互いに情報交換しながら採点することが望ましい．このような環境はチーム内の共通言語・コミュニケーションツールとしてFIMが最大にその力を発揮する環境である．

また，前述したようにFIMは順序尺度であり，点数の合計，平均といった処理は統計学上正しいとはいえず，実際このような処理に異論を唱える意見もある[20]．しかしFIM合計点に関しては，介護時間やBarthel Indexとの高い相関から間隔尺度的に扱うことに肯定的な意見が多く[7]，実際FIMを扱うほとんどの文献で合計，平均といった処理が行われている．項目ごとに統計を行う際は，ノンパラメトリック統計を用いるとよい[7]．

3) 実施

実施マニュアルが入手できるのでそれに従って実施する[19]．

11. 解釈上のポイント

1) 結果の確認

FIMの採点結果は，患者基本情報や他の評価結果と一緒にデータベースに保存されるのが望ましい．この過程を経てデータははじめて応用力を発揮する．後述する結果の活用もこれが前提である．その際，入力漏れや誤入力，計算間違いなどは必ず確認する必要がある．

2) 結果の意味づけ

各項目の点数は，ADL各動作（活動）の介助量を反映する．しかし点数化するがゆえに各動作の具体的なやり方や必要な装具・道具などがみえなくなる部分もある．こういった場合はFIMの点数に加え，具体的な方法を併記するとさらに利用価値が高まる．

合計点は，ADL介助量の全体像を把握するのに有用である．ただし，FIMは因子分析により，運動項目13項目からなる運動領域因子と認知項目5項目からなる認知領域因子の2因子に明確に分かれる点に留意が必要である[17]．すなわちFIMは運動，認知という完全な2軸性を有する評価法といえ，そのため，通常は運動項目合計点と認知項目合計点は別々に扱われることが多い．特に運動項目は各項目の難易度パターンが比較的はっきりしているため[16]，合計点から対象者のADL到達度がどのレベルにあるかが把握しやすく，有益な指標となる．辻ら[16]は，脳血管障害患者の運動項目合計点をRasch分析を用いて分析し，50点未満の介助群（すべての項目または食事以外のすべての項目で介助が必要）から80点台後半の屋外歩行自立群（階段も含め自立している）までの5つのグループに分類した．この指標は，運動項目合計点から脳血管障害患者のADL像をイメージできる有用な指標であるのでぜひ参照されたい．なおその際，疾患ごとに各

275

第8章 ADL/Functional Independence Measure (FIM)

項目の難易度が違ってくる点には留意されたい[21]．具体的には脳卒中患者の場合，排尿・排便コントロールは低難易度項目であるが，脊髄損傷患者の場合にはそれが非常に難しい項目になることなどが例としてあげられる．

3) 結果の活用

1998年から2000年の3年間で，国内外の主要なリハビリテーション関連雑誌にADL評価法としてもっとも多く登場したのがFIMである[22]．このようにFIMはADL評価法としてはもっとも使用頻度が高く，そのため治療成績の多施設間での比較や国際比較が可能である．また新しい治療法の効果判定[23]や帰結予測[17,24]などその用途はたいへん広い．

日常の臨床場面においても治療方針の決定やゴール設定，看護計画の立案はもとより，病棟の適切な人員配置や患者の部屋割り，リスク管理，リハビリテーション総合実施計画書への転用，社会資源の利用度の目安などさまざまな用途に応用可能である．

12. 臨床活用をテーマにした文献レビューによる情報

著者らは，脳卒中リハビリテーションの新しいシステム「統合的高密度リハビリテーションプログラム（FIT program; Full-time Integrated Treatment program）」を開発し，その効果についてFIMを中心に検証した論文を発表した[23]．この研究は同一施設におけるprospectiveなデザインで行った．すなわち，FIT program開始前・後の治療成績を比較した．これは開始前・後の両期間でFIMを症例ごとに経時的に採点していたために可能であった研究デザインである．このようにFIMのデータを蓄積していけば，ある特定の期間や，ある特定のプログラムを受けた対象者群の成績を検証することも可能である．また，経時的に採点することで，合計点だけでなく，利得（退院時から入院時を引いた値，すなわち入院期間中に改善した点数）や改善効率（利得を在院日数で除した値，すなわち入院1日あたりに改善した点数）も算出でき，臨床上有益な指標となる．

近年，医療界ではEBM（Evidence-based Medicine）が重要視されるようになってきた．もちろんリハビリテーション医療でもその実践は非常に重要である．多くの医療分野で生存率・死亡率，またはそれを推し量る代用指標がend pointとして設定されることに対し，リハビリテーション医療ではADLにend pointを設定する場合が多い[25]．つまりADLをしっかりと評価することは，リハビリテーション医療の科学的根拠のためにきわめて重要な行為といえる．そしてFIMは，その利点を考えればADL評価の中心的役割を担う指標となりうる．米国では，リハビリテーション医療だけが，前述したDRGではなく，FIM-FRG（Function Related Groups）という新たな分類法に基づく一定額前払い制度を2002年1月より開始した[26]．他の医療分野ではDRGに基づいているのに対し，リハビリテーション医療だけが障害による分類を採用され，その分類方法としてFIMが採用された．このことが，今後のADL評価法のスタンダードを考える際に多大な影響を及ぼすことは容易に想像できる．米国での流れも背景に，現在統一的なADL評価法をもたないわが国のリハビリテーション医療のなかでFIMはますます普及していく

第8章　ADL/Functional Independence Measure（FIM）

ことが予測できる．FIMが普及することで，現在単一施設内もしくは単一グループ内で行われているほとんどの研究・検証がより大規模に行われることが期待できよう．

文献

1) Data management service of the uniform data system for medical rehabilitation and the center for functional assessment research: guide for use of the uniform data set for medical rehabilitation. version 3.0, State University of New York at Buffalo, Buffalo, 1990.
2) 千野直一（監訳）：FIM：医学的リハビリテーションのための統一データセット利用の手引き．原著第3版，慶應義塾大学医学部リハビリテーション科，1991.
3) Hamilton BB, Granger CV, Sherwin FS, Zielezny M, Tashman JS：A uniform national data system for medical rehabilitation. In: Fuhrer MJ (eds): Rehabilitaion outcome: analysis and measurement, pp.137-147, Baltimore, 1987.
4) Mahoney FI, Barthel DW：Functional evaluation: the Barthel index. Md Med State J 14：61-65, 1965.
5) Schoening HA, Anderegg L, Bergstrom D, Fonda M, Steinke N, Ulrich P：Numerical scoring of self-care status of patients. Arch Phys Med Rehabil 46：689-697, 1965.
6) 里宇明元，関　勝，問川博之，道免和久，千野直一：こどものための機能的自立度評価法（Wee FIM）．総合リハ 21：963-966, 1993.
7) 園田　茂：脳卒中のADL評価　総合指数でみるADL；FIMを中心に．臨床リハ 5：19-24, 1996.
8) Ottenbacher KJ, Hsu Y, Granger CV, Fiedler RC：The reliability of the functional independence measure: a quantitative review. Arch Phys Med Rehabil 77：1226-1232, 1996.
9) Hamilton BB, Laughlin JA, Fiedler RC, Granger CV：Interrater reliability of the 7-level functional independence measure (FIM). Scand J Rehabil Med 26：115-119, 1994.
10) Granger CV, Cotter AC, Hamilton BB, Fiedler RC, Hens MM：Functional assessment scales: a study of persons with multiple sclerosis. Arch Phys Med Rehabil 71：870-875, 1990.
11) Granger CV, Cotter AC, Hamilton BB, Fiedler RC：Functional assessment scales: a study of persons after stroke. Arch Phys Med Rehabil 74：133-138, 1993.
12) Granger CV, Divan N, Fiedler RC：Functional assessment scales: a study of persons after traumatic brain injury. Am J Phys Med Rehabil 74：107-113, 1995.
13) 才藤栄一，園田　茂，道免和久：脳卒中患者の新しい評価法FIMとSIASについて．医学のあゆみ 163：285-290, 1992.
14) 園田　茂，椿原彰夫，田尻寿子，猪狩もとみ，斎藤正也，道免和久，千野直一：FIMを用いた脳血管障害患者の機能評価—Barthel Indexとの比較およびコミュニケーションと社会的認知能力の関与—．リハ医学 29：217-222, 1992.
15) 中島恵子，園田　茂：脳卒中患者における機能的自立度評価法（FIM）の認知項目と適応行動尺度（ABS）との関係．総合リハ 23：685-688, 1995.
16) 辻　哲也，園田　茂，千野直一：入院・退院時における脳血管障害患者のADL構造の分析—機能的自立度評価法（FIM）を用いて—．リハ医学 33：301-309, 1996.
17) 才藤栄一，園田　茂，道免和久，千野直一：SIASとFIMを用いた脳卒中患者の評価．リハ医学 32：354-359, 1995.
18) Pedersen PM, Jorgensen HS, Nakayama H, Raaschou HO, Olsen TS：Comprehensive assessment of activities of daily living in stroke: the Copenhagen stroke study. Arch Phys Med Rehabil 78：161-165, 1997.
19) 千野直一，里宇明元，園田　茂，道免和久：脳卒中患者の機能評価—SIASとFIMの実際—．シュプリンガー・フェアラーク東京，1997.

20) Merbitz C, Morris J, Grip JC：Ordinal scales and foundations of misinference. Arch Phys Med Rehabil 70：308-312, 1989.
21) Granger CV, Hamilton BB, Linacre JM, Heinemann AW, Wright BD：Performance profiles of the functional independence measure. Am J Phys Med Rehabil 72：84-89, 1993.
22) 日本リハビリテーション医学会評価・用語委員会：リハビリテーション関連雑誌における評価法使用動向調査(3). リハ医学 38：796-798, 2001.
23) 永井将太, 園田　茂, 才藤栄一, 奥山夕子, 長谷川昌士, 川北美奈子, 金田嘉清：The Full-time Integrated Treatment (FIT) program の効果. 総合リハ 31：175-183, 2003.
24) 園田　茂：脳卒中片麻痺患者の機能評価法　Stroke Impairment Assessment Set (SIAS) の信頼性および妥当性の検討 (2) 体幹, 高次脳機能, 感覚項目, 帰結予測. リハ医学 32：123-132, 1995.
25) 園田　茂：EBM のためのデータベース構築とデータ解析. 総合リハ 30：1119-1124, 2002.
26) 吉田清和：アメリカのリハビリテーション医療システム―その現状と将来―. 医学のあゆみ 203：579-584, 2002.

（永井将太, 園田　茂）

老研式活動能力指標
→TMIG Index of Competence

1. 評価指標の名称

正式名称：老研式活動能力指標
英語名称：TMIG Index of Competence

2. 原典

開発者：古谷野亘
文献：古谷野亘，柴田　博・他：地域老人における活動能力の測定—老研式活動能力指標の開発—. 日本公衆衛生雑誌 34(3)：109-114, 1987[1].
Koyano W, Shibata H et al：Measurement of competence: reliability and validity of the TMIG Index of Competence. Arch Gerontol Geriatr 13(1)：103-116, 1991[2].

3. 開発経緯

老研式活動能力指標は，本邦の高齢者の生活実態を考慮したうえで，彼らが地域で独立した生活を営むために必要な日常生活活動（Activities of Daily Living; ADL）よりも高度な"高齢者の活動能力"を測定可能な尺度として開発された．

4. 適用

おもに地域在住高齢者に適用する尺度である．病院から自宅に退院した高齢者のフォローへの適用も可能である．本尺度は，本人の自記もしくは面接での聴取を主として開発されたので，知的機能が著しく低下している高齢者への適用は困難である．ただし，質問は具体的で家族などからの代理回答も可能である．この場合，本人回答と観察者の評価との間には，他の尺度と同様に誤差が生じることに注意されたい．

5. 構成

1) 評価の視点
「competence（コンピテンス≒能力）」を測定するという立場を理解して使用する.

2) 尺度
表1の老研式活動能力指標にあげた13項目の質問から構成される. 測定された尺度は間隔尺度として扱えることがわかっている. また, 本尺度は「手段的自立（IADL）」「知的能動性（または状況対応）」「社会的役割」の3つを第一次因子, 「活動能力」を第二次因子とする安定した二次因子構造を有しており, 3つの下部概念の振る舞いも知ることができるが, 下部概念のみの単独使用は避けることが望ましい. これは下部概念だけの信頼性の保証がないためによる.

3) 算出方法
13項目の質問（表1）に対し（はい・いいえ）で回答を得, 「はい」という回答に「1点」, 「いいえ」に「0点」を配点し, それを合計した得点を老研式活動能力指標得点とする. したがって合計得点がとりうる値の範囲は0〜13である.

表1 老研式活動能力指標

毎日の生活についてうかがいます. 以下の質問のそれぞれについて, 「はい」「いいえ」のいずれかに○をつけて, お答えください. 質問が多くなっていますが, ご面倒でも全部の質問にお答えください.

1. バスや電車を使ってひとりで外出できますか	1. はい	2. いいえ
2. 日用品の買い物ができますか	1. はい	2. いいえ
3. 自分で食事の用意ができますか	1. はい	2. いいえ
4. 請求書の支払いができますか	1. はい	2. いいえ
5. 銀行預金・郵便貯金の出し入れが自分でできますか	1. はい	2. いいえ
6. 年金などの書類が書けますか	1. はい	2. いいえ
7. 新聞を読んでいますか	1. はい	2. いいえ
8. 本や雑誌を読んでいますか	1. はい	2. いいえ
9. 健康についての記事や番組に関心がありますか	1. はい	2. いいえ
10. 友だちの家を尋ねることがありますか	1. はい	2. いいえ
11. 家族や友だちの相談にのることがありますか	1. はい	2. いいえ
12. 病人を見舞うことができますか	1. はい	2. いいえ
13. 若い人に自分から話しかけることがありますか	1. はい	2. いいえ

6. 基準値

老研式活動能力指標の基準値はないが, 全国代表サンプルにおける性別・年齢ごとの得点分布は報告されている[3].

7. 信頼性

1) 検者内変動，もしくは，繰り返し再現性

報告はない．

2) 検者間変動

報告はない．

3) 日内，日間変動

報告はない．

老研式活動能力指標は，検者内，検者間などの信頼性に関する報告はないが，これは本尺度で測定しようとする対象が"コンピテンス"であることによる．"コンピテンス"は個人に存するかなり安定した連続体であり，このような場合，尺度論的な信頼性については内的整合性が繰り返し保証されていることが重要である．老研式活動能力指標の信頼性係数は $\alpha=0.91$，および再検査による1年後の信頼性係数は $r=0.86$ といずれも高度な内的整合性が認められ[2]，かつ，二次因子の因子得点と本尺度による得点との相関が高く，すなわち合計得点の分散の98%が因子得点によって説明されるので[2]，非常に信頼性が高い尺度であると言える．

4) 臨床的有用性

本尺度の適用法を理解していれば，質問項目が具体的に与えられているため，特別なスキルも必要なく比較的簡単に短時間（個人差はあるが5分以内）で活動能力を測定することが可能である．また学際領域で広く認知・使用されており，一般性もきわめて高い．なお，本尺度の手段的自立の項目と Barthel Index（BI）の項目から合成された拡大 ADL 尺度も利用価値が高い[4-7]．

8. 妥当性

本尺度を異なる二地域に適用し，その結果仮定された二次因子構造のモデルが実際のデータに適合したことより構成概念妥当性[2]が，老研式活動能力指標が1年後の生命予後と関連していたことから予測妥当性[8]が，そして以上の妥当性が異なる地域で等しく検証されたことから交差妥当性[8]がそれぞれ確認されている．

9. 情報の特性

Lawton の活動能力の体系[9]に依拠して"高齢者の（ADL よりも高度な）活動能力"が得点として与えられ，個人の活動能力が集団内の相対値として定義される．なお，能力の絶対値，基準値は設けられていない．これは，活動能力からみた高齢者の属性を表現し，主に老年学領域の調査・介入の指標や他の指標の外的基準として使用される．ただし，地域在住高齢者では満点者が3〜4割になるので，高い機能を有している高齢者では天井効果が認められるという限界に注意

する.

10. 使用上のポイント

1) 準備
老研式活動能力指標質問用紙（回答欄を含むもの）と筆記用具を用意する．質問紙のフォーマットはないので，論文[10]や成書などに掲載されているものを参照して作成しておく．

2) 注意
質問項目には「できますか？」と問うものがあるが，"実際にしているか否か"で回答することがあるので，コンピテンスを聴取する立場，つまり実際に行っていなくてもできるのであれば「はい」と回答を求めることに注意する．特に，質問「自分で食事の準備ができるか？」は，"料理すること"を聴取しているのではなく"用意できること（買食でも可）"であることに注意されたい．郵送法の場合は，質問紙のヘッダーに「実際に行っていなくても，やろうとすればできるものには『はい』そうでないものには『いいえ』とご回答下さい」などの文章を添えることが望ましい．

3) 手順

■面接法の場合

対象者に対面し，質問紙を見ながら質問項目を一文ずつ読みあげて順次回答を得る．この際，検者が回答を誘導しないように注意する．また，20人程度であれば質問紙を配布し，一度に実施することも可能である．

■郵送法の場合

質問紙に間違いがないかどうかをよく確認し郵送する．

11. 解釈上のポイント

1) 結果の確認
記入漏れがないかどうかを検査直後・回収直後に確認する．

2) 結果の意味づけ
総得点を算出し，高得点ほど"活動能力が高い"と定義する．

3) 結果の活用
臨床・地域を問わず，高齢者の属性を明らかにし，活動能力を定義するために活用できる．特に地域在住高齢者の縦断的調査における機能的状態（functional status）の変化や，介入（介入前後に聴取）の効果判定の指標として有力である．

12. 臨床活用をテーマにした文献レビューによる情報

　現在，老研式活動能力指標は老年学や老年社会学の領域を問わず医療・保健の分野で広く使用されている．その使用状況をみると，本指標は単に活動能力を測定するという尺度としての利用にとどまらず，独立変数や従属変数として社会学モデルや健康モデルなどに組み入れられ，医療・保健領域の諸問題解決の重要な役割を果たしている．以下に代表的な利用例を示すが，それぞれの論文の中で老研式活動能力指標がどのような機能を果たしているか，を読み取ることが大切である．

　Furuna らは，地域在住高齢者 517 人の運動能力と機能状態（活動能力）の 4 年間の縦断的な加齢変化を調査した[11]．運動能力は筋力・バランス・歩行，手指スピードテストを含む 6 項目からなるテストバッテリーを使用して検査し，機能状態は老研式活動能力指標を使用して聴取（面接法）した．「4 年間の老研式活動能力指標の低下の有無」を従属変数，個別の運動能力を独立変数としたロジスティック回帰分析の結果，初年度の最大歩行速度は 4 年後の機能状態の予測因子であった．

　藺牟田らは，在宅高齢者 165 人における自立度の 1 年後の変化と自立（ランク J）と準寝たきり（ランク A）の高齢者の自立度の改善・維持と悪化の予測因子の相違を初回調査の身体・心理・社会的側面から総合的に検討した[12]．老研式活動能力指標を含む各変数は訪問調査で聴取された（面接法）．自立度の悪化を従属変数，身体・心理・社会的変数を独立変数として，単変量ロジスティック回帰分析を行い，各変数の自立度の悪化を招くリスクを検討した．自立群で自立度低下と関連した項目は，過去 1 年間の入院あり，自己効力感が低いこと，主観的健康観が悪いこと，老研式活動能力指標得点が低いことであった．

　島田らは，機能訓練事業参加者 47 人（全例脳卒中後遺症で日常生活自立度ランク J）に対し，6 カ月間の活動能力の変化を老研式活動能力指標を用いて評価した（面接法）[13]．高齢障害者の活動能力は一般高齢者に比べて低かった．下位尺度別にみると，知的能動性は比較的保たれており，社会的役割が最も低値であった．6 カ月間の推移では，最も改善率が高かったのは社会的役割であった．

　大友は，在宅の脳卒中後遺症者 82 名に対し，機能障害評価（Stroke Impairment Assessment Set; SIAS）と Barthel Index，老研式活動能力指標，ソーシャルサポート，ソーシャルネットワークの調査を行った（郵送法）[14]．BI および老研式活動能力指標を従属変数，機能障害評価，性別，体格などを独立変数として，機能障害が ADL や社会的因子に及ぼす影響を検討した．機能障害は在宅生活に復帰した後遺症者においても，依然 ADL を左右する重要な要因であり，特に運動機能，感覚機能といった脳卒中で顕在化しやすい機能障害との関わりが強かった．

文献

1) 古谷野亘, 柴田 博・他：地域老人における活動能力の測定—老研式活動能力指標の開発—. 日本公衆衛生雑誌 34(3)：109-114, 1987.
2) Koyano W, Shibata H et al：Measurement of competence: reliability and validity of the TMIG Index of Competence. Arch Gerontol Geriatr 13(1)：103-116, 1991.
3) 古谷野亘, 橋本廸生, 他：地域老人の生活機能—老研式活動能力指標による測定値の分布—. 日本公衆衛生雑誌 40(5)：468-473, 1993.
4) 細川 徹：ADL尺度の再検討：IADLとの統合. リハ医学 31(5)：326-333, 1994.
5) 細川 徹, 坪野吉孝, 他：拡大ADL尺度による機能状態の評価：(1) 地域高齢者. リハ医学 31(6)：399-408, 1994.
6) 細川 徹, 佐直信彦, 他：拡大ADL尺度による機能状態の評価：(2) 在宅脳卒中患者. リハ医学 31(7)：475-482, 1994.
7) 石橋智明, 西村昌記, 他：地域高齢者における拡大ADL尺度の有用性. 日本公衆衛生 48(4)：420-424, 2001.
8) 古谷野亘, 柴田 博：老研式活動能力指標の交差妥当性—因子構造の不変性と予測的妥当性—. 老年社会科学 14：34-42, 1992.
9) Lawton MP：Assessing the competence of older people, Research Planning and Action for the Elderly：The Power and Potential of Social Science. (ed. by Kent DP et al.). Behavioral Publications, New York, 1972, pp. 122-143.
10) 古谷野亘：老年精神医学関連領域で用いられる測度：QOLなどを測定するための測度 (1). 老年精神医学 7(3)：315-321, 1996.
11) Furuna T, Nagasaki H et al：Longitudinal Change in the Physical Performance of Older Adults in the Community. J Jpn Phy Thra Assoc 1(1)：1-5, 1998.
12) 藺牟田洋美, 安村誠司, 他：自立及び準寝たきり高齢者の自立度に影響する予測因子の解明—身体・心理・社会的要因から—. 日本公衆衛生雑誌 49(5)：483-496, 2002.
13) 島田恭光, 山口 純, 他：機能訓練事業評価参加者に対する老研式活動能力指標による評価. J Clin Reha 8(2)：186-189, 1999.
14) 大友昭彦：在宅脳卒中後遺症者の生活活動能力と機能障害・社会的因子の関係. 理学療法学 26(5)：192-198, 1999.

（古名丈人）

Instrumental Activities of Daily Living（IADL）
→手段的日常生活活動

1. 評価指標の名称

正式名称：Instrumental Activities of Daily Living
略称：IADL
日本語名称：手段的日常生活活動

2. 原典

Lawton MP, Brody EM：Assessment of older people: self-maintaining and instrumental activities of daily living. Gerontologist 9: 179-186, 1969[1].

3. 開発経緯

1960年代の米国において，高齢者へのサービス提供機関が機能評価（functional assessment）を行うための評価方法を使用することが標準的になってきていた．しかし，多くの評価尺度やチェックリストが用いられていたが，実用性の高い評価尺度はなかった．そのような状況で，Lawton et al が2つの標準化された評価尺度を報告し，そのひとつが基本的 ADL を測定するための PSMS（Physical Self-Maintenance Scale）[1]であり，もうひとつが本尺度である．本尺度は，それまでの高齢者の日常の機能を評価するための試みが不十分であった機能のレベルに対応して開発された．

4. 適用

高齢者を対象に開発された尺度であるが，成人に適用可能であり，疾患や障害に左右されずに使用できる．また，尺度を構成する項目は，地域で自立して生活するために必要な機能であるため，地域在住者が主な対象となるが，入院患者や施設入所者に対しても使用可能である．

第 8 章　ADL/Instrumental Activities of Daily Living（IADL）

5. 構成

1) 評価の視点

実際の生活状況において実施している活動を評価する．評価項目は，8つのカテゴリーで構成され，各カテゴリーは3つから5つの項目からなる．カテゴリーは，「電話の使用」，「買物」，「食事の支度」，「家屋維持」，「洗濯」，「外出時の移動」，「服薬」，「家計管理」の8つであり，合計で31項目である（表1）．原著においては，性差を勘案し，女性では上記の8カテゴリーであるが，男性では，「食事の支度」，「家屋維持」と「洗濯」を除外した5つのカテゴリーを採用している．しかし，近年では，独居高齢者人口が増加するなかで，食事の支度や家屋維持，洗濯の実行能力が，地域社会で自立して生活するために必要であるため，性差を勘案することは必ずしも妥当ではなく，女性の採点法を優先して両性に使用することも可能である[2]．

2) 尺度

本尺度は順序尺度である．

3) 算出方法

各カテゴリーの可否で採点され，各カテゴリーが実行されている場合に1点，実行されていない場合に0点とし，原著においては男性で0～5点，女性で0～8点に得点は分布する．得点が高いほど能力が高いことを示す．

6. 基準

得点の基準値はない．8つのカテゴリーは，高齢者が地域で自立して生活するために必要な活動であるため，独居高齢者において実行されていない場合には，家族や介護サービスによる支援が必要となる．

7. 信頼性

1) 検者内変動，もしくは，繰り返し再現性

報告はない．

2) 検者間変動

原著によると，12名の高齢者住宅申請者と家族サービス機関利用者を対象とした，2名のソーシャルワーカーによる検者間信頼性は，相関係数で0.85であり，信頼性が検証されている．それ以上の広範囲な信頼性の検討は行われていない．

3) 日内，日間変動

報告はない．

第8章 ADL/Instrumental Activities of Daily Living (IADL)

表1　IADL[1]

項　　目	得点
A. 電話を使用する能力	
1. 自分から電話をかける―電話番号を調べたり，ダイアルする，など	1
2. 2,3のよく知っている番号へかける	1
3. 電話に出るが自分からはかけない	1
4. 全く電話を使用しない	0
B. 買物	
1. すべての買物を自分1人で行う	1
2. 小額の買物は自分1人で行う	0
3. 買物にはいつも付き添いを要する	0
4. 全く買物はできない	0
C. 食事の支度	
1. 適切な食事を計画し，準備し，給仕することを自分1人で行う	1
2. 材料があれば，適切な食事を準備する	0
3. 準備された食事を温めて給仕する，あるいは食事を準備するが適切な食事内容は保てない	0
4. 食事の準備と給仕をしてもらう必要がある	0
D. 家屋維持	
1. 自分1人で家屋を維持する，あるいは時に手助けを必要とする（重労働，家事援助）	1
2. 皿洗いやベッドメーキングなどの簡単な日常的作業を行う	1
3. 簡単な日常的作業を行うが，許容できる範囲の清潔さを保てない	1
4. すべての家屋維持作業に手助けを要する	1
5. すべての家屋維持の作業にかかわらない	0
E. 洗濯	
1. 自分の洗濯は自分1人で行う	1
2. 靴下やストッキングをゆすぐなどの簡単な洗濯をする	1
3. すべての洗濯は他人にしてもらわなければならない	0
F. 外出時の移動	
1. 自分1人で公共交通機関を利用する，あるいは自家用車を運転する	1
2. タクシーを利用して外出するが，他の公共交通機関は利用しない	1
3. 介護者がいるとき，あるいは付き添いがいるときには公共交通機関を利用する	1
4. 介護者と一緒にタクシーや自家用車の利用に限られる	0
5. 全く外出はしない	
G. 服薬	
1. 適正な時間に，適正な量の薬を飲むことに責任がもてる	1
2. あらかじめ分包して準備されていれば，薬を飲むことに責任がもてる	0
3. 自分の服薬を管理できない	0
H. 家計管理	
1. 自分1人で家計を管理し（予算，小切手書き，家賃や請求書の支払い，銀行へ行く），収入を得て，管理する	1
2. 日々の小銭は管理するが，預金や高額な買物には手助けを要する	1
3. お金を扱うことができない	0

第8章 ADL/Instrumental Activities of Daily Living（IADL）

4）臨床的有効性

特別な器具は必要とせず，比較的短時間に，簡便に評価可能である．

8. 妥当性

原著によると，180名のPhiladelphia Geriatric Center利用者を対象に，既存の基本的ADL評価法を修正した身体的セルフケア尺度（PSMS），身体的機能の分類（Physical Classification; PC），精神状態質問紙（Mental Status Questionnaire; MSQ），行動－適応尺度（Behavior and Adjustment rating scales; BA）とIADLとの相関を検討している．IADLと以上の尺度との相関係数は，それぞれ0.61，0.40，0.48，0.44（すべて$p<0.01$）と中等度の相関関係を示し，構成概念妥当性の観点からIADL評価法としての妥当性は高い．

9. 情報の特性

Lawtonは，人間の行動を単純な課題から複雑な課題へ，生命維持，機能的健康，知覚－認知，身体的セルフケア，手段的セルフケア，効力性（effectance），社会的役割の7つの階層構造に分類した[3]．本尺度は，この階層構造の5番目の水準に対応して開発された．基本的ADLがすべて自立していても，社会での日常生活自立を意味せず[4]，IADLが地域での自立した生活には必要とされる．概念としては，日本リハビリテーション医学会によるADLの定義に示されている，生活関連活動（Activities Parallel to Daily Living; APDL）と同様である[5]．

また，近年，ADLにQOLの視点を導入し，基本的ADL，IADL，Advanced ADL[6]の階層構造も議論されており，この場合にIntermediate ADLと表現されることもある．なお，上級ADLとは，スポーツなどの身体活動と，旅行，趣味，友人との交流などの社会的活動で構成され，高齢者においては，医学的，精神医学的，認知的，あるいは社会的な問題のために，もっとも低下しやすい活動である．

そして，IADLは基本的ADL評価法と同時に使用することで，高齢者の機能的状態を客観的に評価でき，治療計画の作成に利用が可能である．

10. 使用上のポイント

1）準備

各項目の内容を理解することは必要であるが，その他の特別な準備は必要としない．

2）注意

実際の生活環境の中での実行状況から判断する．特に地域在住者においては，実行可能な能力があると考えられても，実際の実行状況をもとに評価する．施設入所者や入院患者においても，施設内の電話の利用，売店での買物，食器の片付け，病棟内の洗濯機の使用，服薬の管理，施設

第8章 ADL/Instrumental Activities of Daily Living (IADL)

内キャッシュコーナーの利用などから評価できる．食事の支度や外出時の移動に関しては，正確な評価が困難な場合もあるが，施設からの外出や外泊時の状況から評価できる．

3) 手順

評価者による対象者の実行状況の観察や，対象者自身，日常の状況に詳しい病棟スタッフ・家族・友人などからの情報をもとに評価する．各項目の実行の有無に加えて，実行頻度を把握する場合もある．

11. 解釈上のポイント

1) 結果の確認

基本的 ADL と同時に評価することが望ましく，身体機能，精神機能，社会的機能などからみて，結果が妥当であるかを確認する．

2) 結果の意味づけ

IADL の実行には，身体機能として移動能力や上肢・手指による物品操作などが関連するが，それ以上に精神機能，社会的機能が必要とされる．特に記憶，簡単な計算能力，課題の計画性と遂行能力，問題解決能力が求められる．

また，文化的背景，社会的慣習，家族が求める役割，対象者本人の価値観などによっても影響される．そのため，実行できる能力があっても，実行する必要性のない場合もある．

原著の評価方法には含まれないが，各項目の可否だけではなく，実行頻度についても把握すると，生活指導に有用な場合がある．特に買物や食事の支度，家屋維持，外出時の移動，家計管理などは，毎日は必要とされない場合もあり，1週間あるいは1カ月間に何回実行しているかを把握する．

3) 結果の活用

IADL を基本的 ADL 評価と同時に用いることで，早期に簡便な客観的評価を可能とし，多職種に共通した理解を早期に図ることができること，治療計画の作成とその評価に利用可能であること，ケースワーク過程の補助として，専門職種への指導や教育の補助として，施設計画やサービス計画の資料としての有用性が高い[1]．

慢性的な障害や進行性の障害においては，簡便な機能的状態の指標として活用できる．特に高齢入院患者においては，入院前あるいは病前の機能的状態に関する情報が予後推定に役立つことが多い．

12. 臨床活用をテーマにした文献レビューによる情報

本尺度は，地域在住高齢者や高齢入院患者，あるいは脳卒中患者を対象に多くの研究に用いられており，IADL の測定尺度の gold standard として，新たに開発された測定尺度の妥当性の外的基準に活用されている．さらに，本尺度の概念や構成する項目を基盤とした測定尺度の作成も

第8章　ADL/Instrumental Activities of Daily Living（IADL）

多く行われている．これらの研究における活用では，基本的ADL評価尺度と同時に使用されていることが多い．

地域在住高齢者に対しては，その認知機能とADLの関連性の検討[7]，認知障害のスクリーニングの指標[8,9]，視覚および聴覚障害のADLへの影響の検討[10]に活用されている．アルツハイマー病に対しては，その予測指標[11]や，薬物効果の指標[12]としても用いられている．また，集中治療室入院高齢患者の予後予測指標として，入院前の基本的ADLとIADLが用いられている[13]．

新たに開発された測定尺度については，Minimum Data Set for Home Care（MDS-HC）[14]，脳卒中の帰結分類（American Heart Association Stroke Outcome Classification）[15]，脳卒中帰結尺度（Storke Impact Scale）[16]の妥当性の外的基準に活用されており，本邦の要介護度の妥当性の指標としても用いられている[17]．

新たなIADLを含む評価尺度としては，Lawtonの活動能力の体系に依拠し，13項目で構成される老研式活動能力指標[18]の5項目がIADLであり，その他の項目は知的能動性と社会的役割である．また，基本的ADLとIADLの統合尺度も開発されており，Barthel Indexと老研式活動能力指標のIADLで構成された拡大ADL尺度[19,20]，基本的ADL，IADLとコミュニケーション能力（Communication ADL; CADL）で構成されたADL-20[21]がある．

文献

1) Lawton MP, Brody EM：Assessment of older people: self-maintaining and instrumental activities of daily living. Gerontologist 9：179-186, 1969.
2) 江藤文夫：IADLの評価法，小澤利男，江藤文夫，高橋龍太郎（編集）：高齢者の生活機能評価ガイド，pp 23-32, 医歯薬出版，1999.
3) Lawton MP：Assessment, integration, and environments for older people. Gerontologist 10：38-46, 1970.
4) Mahoney FI, Barthel DW：Functional evaluation: the Barthel Index. Md State Med J 14：61-65, 1965.
5) 高岡　徹，伊藤利之：ADL・IADLの評価．総合リハ 30：987-991, 2002.
6) Reuben DB, Solomon DH：Assessment in geriatrics: of caveats and names. J Am Geriatr Soc 37：570, 1989.
7) Kurz X, Scuvee-Moreau J, Vernooij-Dassen M, Dresse A：Cognitive impairment, dementia and quality of life in patients and caregivers. Acta Neurol Belg 103：24-34, 2003.
8) Cromwell DA, Eagar K, Poulos RG：The performance of instrumental activities of daily living scale in screening for cognitive impairment in elderly community residents. J Clin Epidemiol 56：131-137, 2003.
9) Barberger-Gateau P, Commenges D, Gagnon M, Letenneur L, Sauvel C, Dartigues JF：Instrumental activities of daily living as a screening tool for cognitive impairment and dementia in elderly community dwellers. J Am Geriatr Soc 40：1129-1134, 1992.
10) Keller BK, Morton JL, Thomas VS, Potter JF：The effect of visual and hearing impairments on functional status. J Am Geriatr Soc 47：1319-1325, 1999.
11) Tabert MH, Albert SM, Borukhova-Milov L, Camacho Y, Pelton G, Liu X, Stern Y, Devanand DP：Functional deficits in patients with mild cognitive impairment：prediction of AD. Neurology 58：758-764, 2002.

12) Bae CY, Cho CY, Cho K, Hoon Oh B, Choi KG, Lee HS, Jung SP, Kim DH, Lee S, Choi GD, Cho H, Lee H：A double-blind, placebo-controlled, multicenter study of Cerebrolysin for Alzheimer's disease. J Am Geriatr Soc 48：1566-1571, 2000.
13) Bo M, Massaia M, Raspo S, Bosco F, Cena P, Molaschi M, Fabris F：Predictive factors of in-hospital mortality in older patients admitted to a medical intensive care unit. J Am Geriatr Soc 51：529-533, 2003.
14) Landi F, Tua E, Onder G, Carrara B, Sgadari A, Rinaldi C, Gambassi G, Lattanzio F, Bernabei R：Minimum data set for home care: a valid instrument to assess frail older people living in the community. Med Care 38：1184-1190, 2000.
15) Lai SM, Duncan PW：Evaluation of the American Heart Association Stroke Outcome Classification. Stroke 30：1840-1843, 1999.
16) Duncan PW, Lai SM, Tyler D, Perera S, Reker DM, Studenski S：Evaluation of proxy responses to the Stroke Impact Scale. Stroke 33(11)：2593-2599, 2002.
17) 山本さやか，梅垣宏行，鈴木祐介，神田　茂，中村了，岩田充永，葛谷雅文，青木重孝，井口昭久：要介護認定と高齢者総合機能評価との関連についての検討．日老医誌 37：754-755, 2000.
18) 古谷野亘，柴田　博，中里克治，芳賀　博，他：地域老人における活動能力の測定—老研式活動能力指標の開発—．日本公衛誌 34：109-114, 1987.
19) 細川徹，坪野吉孝，辻　一郎，前沢政次，中村隆一：拡大 ADL 尺度による機能的状態の評価(1) 地域高齢者．リハ医学 31(6)：399-408, 1994.
20) 細川　徹，佐直信彦，中村隆一，砂子田篤：拡大 ADL 尺度による機能的状態の評価 (2) 在宅脳卒中患者．リハ医学 31(6)：475-482, 1994.
21) 江藤文夫，田中正則，千島亮，五十嵐雅哉，溝口　環，和田博夫，飯島　節：老年者の ADL 評価法に関する研究．日老医誌 29：841-848, 1992.

（臼田　滋）

第9章　健康観

第9章 「健康観」に関わる評価指標の臨床活用

1. 臨床の問題を健康観（QOL）からとらえる意味

　Quality of Life（QOL）という概念が急速に拡がった要因として，社会の高齢化と疾病構造の変化により，慢性疾患が多くを占めるようになり，生命予後よりも生活の機能や生活の充実感といった患者自身に深く関わる指標が求められるようになってきたこと，さらに，従来の医師‐患者関係における医師主体の医療（パターナリズム）に対する反省から，患者中心の医療が重要視されるようになったことがあげられる．

　QOL は客観的 QOL と主観的 QOL に大別され，前者は経済状況，住環境，社会的交流などの客観的生活条件がどのようにあるかということを問題にし，後者では満足感，幸福感，性格，対処パターンなどの主観的側面を問題にする．本書で取り上げた健康観はこの主観的 QOL に含まれる．

　個人の機能や能力については，これまでは客観的評価指標やアウトカム指標が，その普遍性，定義の明確さ，個人や社会にとっての重大性などの理由から，さかんに利用されてきた．一方，1980年頃から患者や住民の主観的な指標の重要性が認識されるようになってきた．これらは患者立脚型アウトカム（Patient-based Outcomes）と呼ばれる．この患者立脚型アウトカムを最も代表するものが健康関連 QOL（health-related QOL）である．

　本章では，個人の「健康観」を含む QOL に関する評価指標を取り上げ，国内はもとより国外でも広く利用されている尺度について解説を加えた．すでに述べたように，健康観や QOL のような抽象的な概念を評価する場合には，概念構造の妥当性が重要となる．尺度の妥当性や信頼性は，尺度の性能を示す重要な評価項目であるが，これだけでは不十分であり，どのような概念要素を測定するのかということを明確に意識し，質問項目を厳密にチェックすることから尺度開発や尺度の選択が行われなくてはならない．

　近年では，健康関連 QOL が医療行為によってもたらされる成果（アウトカム）を評価する新しい指標のひとつとして注目されるようになった．医療では QOL を測定する場合，健康状態に直接起因するもの（健康関連 QOL）に限定される．すなわち，医療行為が直接介入できるものであることが必要である．しかし，QOL を測定する場合，たとえ健康関連に限定したとしても，その測定目的によって測定される対象が異なる．また，使用する尺度によって測定される QOL の要素が規定される．QOL を構成する基本的な構成要素については，身体機能，心の健康（メンタルヘルス），日常役割機能と社会生活機能の3項目が国際的にコンセンサスが得られつつある．

2. 健康観およびQOLの評価尺度の一般的特性

　QOLの基本的な構成要素として，主観的幸福感や生活の充足感，心身機能などの生活機能，社会や人との交流，身体の快・不快感の4つがあげられる．そして，QOLの評価は大きく2群に分けることができる．第1群は主観的幸福感や主観的健康感に焦点を当てているもので，第2群はこれらの要素を念頭においてバランスよく質問項目を配したものである．

　健康関連QOLに関する尺度は，選好に基づく尺度は大きく症状インデックス，包括的尺度，疾患特異的尺度がある．

　包括的尺度とは，健康人から疾病をもつさまざまな対象者に共通する尺度として，疾患の有無や種類を超えた比較が可能なことが最大の特徴である．比較のためには，記入方法，スコア化の方法，標準値の設定など，標準化が必須条件となる．

　すべての目的に適した尺度は存在せず，個々の調査や研究の目的に応じて，尺度を選定し，活用することが重要である．測定対象を特定の疾患をもつ対象者に限定しないものを包括的尺度といい，いわゆる「健常者」を対象とした場合にも利用可能である．包括的尺度の指標の例として，Sickness Impact Profile（SIP），Nottingham Health Profile（NHP），WHOQOL，MOS Short-Form 36-Item Health Survey（SF-36®）などがある．一方，疾患に特有のQOLを問題にする場合には疾患特異的QOL（disease specific QOL）と呼ばれ，各種の尺度が開発されている．

　QOL測定の場合，包括的健康関連QOLはすでに標準化された日本語版がいくつかあるが，疾患特異的QOLを測定する場合の尺度はまだ少ない．

　健康関連QOLを測定する包括的尺度では，対象者の視点に立った健康度やこれに伴う日常・社会生活機能の変化を，計量心理学的手法によって量的に測定することを目的としたものである．疾患特異的尺度がその疾患に特有の症状やその影響をより詳細に測定することを目的としているのに対して，包括的尺度はさまざまな疾患をもつ人や一般に健康といわれる人々に共通する要素によって構成される．

　包括的尺度は，病気にかかっている人の健康関連QOLから一般的に健康といわれる人の健康関連QOLまでを連続的に測定することができる．また，疾患が異なっていても健康状態の比較が可能であるといわれている．たとえば，SF-36®では国民標準値が算出されており，疾患群の健康関連QOLを国民標準値と比較して検討することが可能である．

　これに対し，包括的尺度では，ある疾患に特有の症状を選定する場合には疾患特異的尺度に比較して情報量が少なくなる．また，包括的尺度は経時的な健康状態の変化に対する感度（反応性）が疾患特異的尺度に比べて低いことが多い．したがって，特定の疾患群に対する治療などの介入効果の判定には，研究目的によって包括的尺度に加えて疾患特異的尺度を用いる場合が少なくない．

3. さまざまな評価尺度

1) 包括的QOL尺度

本章では現在，国内外において広く利用されているQOLを含む健康観に関する包括的尺度である，SIP, SF-36®の2つを採用した．これらは標準化された尺度で，国際的にも広く利用されていることを選択の基準とした．この他，EuroQOL（ユーロコル）は簡便な健康状態の評価法（5項目，3段階）であり，日本語版も出されており，臨床的に有用である．

2) 主観的幸福感，生活満足度，健康感

生活の満足度に関する評価尺度は多くない．本章では，包括的尺度として最も利用頻度の高いLife Satisfaction Index（LSI）を取り上げた．

主観的幸福感を評価するPhiladelphia Geriatric Center Morale Scale（PGC）は高齢者を対象として開発された尺度であるが，本邦でもすでに多くの研究で利用実績が高い．この他，主観的健康感のVisual Analogue Scale（VAS）があり，主観的である点をそのまま視覚的に表現するため，わかりやすく，定量的な扱いが可能である．

3) 疾患特異的QOL尺度

心身の状態や症状の有無はQOLに大きな影響を与えることから，疾患に特異的な（disease-specific）QOL尺度も工夫されている．特に，脳血管障害や関節リウマチ患者のQOL評価法は徐々に普及しつつあるが，一般には頻度の低い障害や症状も評価項目に含まれるようになっている．癌，呼吸器疾患，糖尿病，精神科領域などについてもいくつかの包括的尺度が開発されているが，障害・生活モデルの中で必ずしも成熟しているとはいい難い．したがって，この尺度については本章では取り上げていない．

参考文献
1) 池上直己，福原俊一，下妻晃二郎：臨床のためのQOL評価ハンドブック．医学書院，2002．
2) 米本恭三，他・編集：リハビリテーションにおける評価 Ver. 2．医歯薬出版，2000．
3) Guyatt GH et al：Measuring health-related quality of life. Ann Intern Med 118：622-629, 1993.

（潮見泰藏）

Sickness Impact Profile（SIP）

1. 評価指標の名称

正式名称：Sickness Impact Profile
略称：SIP

2. 原典

米国の Marilyn Bergner et al により 1976 年に開発され，1981 年に改訂された．
Bergner M, Bobbitt RA et al：The Sickness Impact Profile: development and final revision of a health status measure. Med Care 19(8)：787-805, 1981.

3. 開発経緯

　SIP の開発は米国において 1972 年に始まり，1976 年に 14 領域 312 項目からなる尺度が開発された後，改訂を経て 1981 年に 12 領域 136 項目から構成される現在の形式が示された．
　開発の背景として，慢性および急性疾患をもつ個人のみならず，集団の健康状態を評価するためには，専門職の臨床観察に基づき判断された病気・疾病（disease）の視点のみでこれらを測定することが困難であったことがあげられる．このことから，SIP の意味する"sickness"は，疾病のみならず個人の自己認識である illness，および健康に関する文化的な概念を包括したものとしてとらえられている．
　SIP は健康に関連する機能不全（dysfunctions）に影響を及ぼす行動に基づく評価尺度であり，その目的は最小から最大までの機能不全を網羅し，機能不全の小さな変化に対して敏感に反応し，これを包括的に評価することである．
　なお，SIP は開発の過程において英国版が作成された．英国における使用に適合させるため SIP の項目などを一部修正し，Functional Limitations Profile（FLP）として新たに命名されている．

4. 適用

　SIPの開発にあたり対象となった疾患は，全人工股関節置換術，甲状腺機能亢進症，および関節リウマチである．しかしながら，SIPは前述のように「慢性および急性疾患をもつ個人のみならず集団の健康状態を測定する」ために開発された尺度であることから，開発者の最終改訂以来，さまざまな疾患に対し非常に多くの条件下で使用されている．とりわけその使用は，慢性閉塞性肺疾患，関節リウマチ，関節炎，脳卒中などの慢性疾患が多い[1]．

5. 構成

1) 評価の視点
　質問紙法による自己記入式あるいは聞き取り式（面接法）である．評価に費やす時間は20～30分，得点化の手続きに5～10分を要するとされている[1]．

2) 尺度
　SIPは開発時より専門職，患者，およびその介護者などから機能不全に関連する1,000以上の項目が収集された．相対的な機能不全の程度を評価するために，これらの項目からequal-appearing interval法を用いてSIP項目の選定ならびに項目ごとの重みづけがなされた[2]．

3) 算出方法
　SIPは身体領域（physical index），心理社会領域（psychosocial index）およびいずれにも含まれない独立領域（independent index）の3領域12部門，136項目からなる（表1）．12部門のうちの歩行（ambulation）の項目ごとの得点を示す（表2）．

　回答は項目ごとに「はい」または「いいえ」で実施し，「はい」の回答を採点する．採点は項目ごとに重みづけられた得点を部門別に集計することで，全体（overall）得点，および身体得点，心理社会得点が算出される．これらの得点は，最大得点に対する獲得得点の割合を算出することにより，パーセンテージ（%）得点として表される．

　このパーセンテージ得点がSIP得点として扱われ，全体得点およびそれぞれの部門ごとの得点は，0から100の範囲で算出される．得点が高いほど健康状態の悪化または疾病の重症度を反映する．また，得点は間隔尺度[3]として扱われている．

6. 基準値

　SIP得点は，0～3点：障害がない・ほとんど存在しない，4～9点：軽度の障害，10～19点：中等度の障害，20点以上：重度の障害を示すとされている[4]．
　SIPは健康関連QOL（Health-Related Quality of Life）の評価尺度のため，言うまでもなく絶対的な基準値は存在しない．すなわち0点が最上のQOLを示すものではない．

第9章 健康観/Sickness Impact Profile (SIP)

表1 Sickness Impact Profile の構成

領域	部門		項目数	最大得点
身体領域 (Physical index)	歩行	(ambulation)	12	842
	移動	(mobility)	10	719
	整容・動作	(body care & movement)	23	2,003
心理社会領域 (Psychosocial index)	社会とのかかわり	(social interaction)	20	1,450
	注意集中行動	(alertness behaviour)	10	777
	情緒的行動	(emotional behaviour)	9	705
	コミュニケーション	(communication)	9	725
独立領域 (Independent index)	睡眠・休息	(sleep & rest)	7	499
	食事	(eating)	9	705
	仕事	(work)	9	515
	家事	(home management)	10	668
	レクリエーション・娯楽	(recreation & pastimes)	8	422
合計			136	10,030

表2 Sickness Impact Profile における歩行 (ambulation) 部門の項目と得点

NO.		Item weight
1.	I walk shorter distances or stop to rest often （わずかな距離を歩く，あるいはよく休憩する．）	48
2.	I do not walk up or down hills （坂の上り下りができない．）	56
3.	I use stairs only with mechanical support, for example, handrail, cane crutches （手すりや杖なしでは階段を使えない．）	67
4.	I walk up or down stairs only with assistance from someone else （誰かの助けがないと階段の上り下りができない．）	76
5.	I get around in a wheelchair （車いすで動き回る．）	96
6.	I do not walk at all （全く歩けない．）	105
7.	I walk by myself but with some difficulty, for example, limp, wobble, stumble, have stiff leg （多少の困難（足を引きずる，ふらつく，つまずく，足のこわばりなど）はあるが，自分で歩くことができる．）	55
8.	I walk only with help from someone （誰かの助けがないと歩けない．）	88
9.	I got up and down stairs more slowly, for example, one step at a time, stop often （1歩ずつ，休みながらゆっくりと階段を上り下りする．）	54
10.	I do not use stairs at all （階段は全く使わない．）	83
11.	I get around only by using a walker, crutches, cane, walls, or furniture （歩行器や杖を使う，または壁や家具をつたってのみ歩き回る．）	79
12.	I walk more slowly （ゆっくりと歩く．）	35
	Total	842

（長野　訳）

7. 信頼性

1) 検者内変動，もしくは，繰り返し再現性

再検査法による全体得点の相関は0.88～0.92と高い．また，内的整合性について，全体得点および部門ごとの得点をCronbachのα係数でみると，それぞれ0.81～0.94，0.59～0.93である[1,5]．

2) 検者間変動

報告はない．

3) 日内，日間変動

報告はない．

4) 臨床的有用性

SIPは1981年の改訂以来，健康状態を測定するための優れた評価尺度のひとつとして，さまざまな疾患に対して多様な状況下で用いられている．このことから対象者の健康状態について他職種間で共通の認識を得る場合は有用であると思われる．しかしながらSIPは質問項目が多く，1人の回答に40～50分，得点を算出するために5～10分要するとしている報告もあり[6]，臨床場面において対象者1人に対する評価時間が長いことが欠点である．

8. 妥当性

表面妥当性はこれまでに言及されていない．構成概念妥当性について，因子分析により，SIPはmood（感情）と痛みに関する領域が組み入れられていないことが指摘されている[1]．基準関連妥当性について，SIP全体得点とBarthel Index, Arthritis Impact Measurement Scale（AIMS）など13の健康関連評価尺度との関連をみると，その相関係数は0.45～0.87であった．また，SIPの身体および心理社会得点とAIMSとの関連をみると，その相関係数はそれぞれ0.86，0.65であり，高い妥当性が示されている[1]．

9. 情報の特性

SIP得点は，SIPで示されているQOLの領域を定量的に表すためには有用である．しかし，退職者や失業者など，職をもたない者に対する仕事（work）の項目，あるいは施設入所者に対する家事（home management）の項目の使用は適切ではない[7]．

また，SIPはリウマチ患者を対象に用いられている研究が多いが，リウマチ患者のQOL測定に汎用されているStanford Health Assessment Questionnaire（HAQ）のような，疼痛を直接評価する項目は存在しないため，注意が必要である[8]．

第9章 健康観/Sickness Impact Profile (SIP)

10. 使用上のポイント

1) 準備

これまでのところ SIP の 3 領域 12 部門, 136 項目すべてについて, 正式な手続きを経て作成された日本語版のテストおよびそのマニュアルは出版されていない. 現在, 後藤らにより呼吸器疾患患者を対象とした SIP 日本語版が作成中である[9]. また, SIP の原版は国内でも紹介されている[10].

2) 注意

質問紙法による自己記入式あるいは聞き取り式で実施する評価方法のため, 対象者本人の質問回答能力が劣る場合には使用不可能となることがある[11].

3) 手順

対象者の現在の状態（質問された当日）に合致している項目についてチェックすること.

11. 解釈上のポイント

1) 結果の確認

機能不全に関する特定の領域にのみ関与する場合は, 関連のある部門のみを用いた評価が可能である[12].

2) 結果の意味づけ

SIP はそれぞれの部門の項目数および得点の重みづけが異なるため（表1）, 対象者の QOL の変化について経時的に評価する場合は, 全体得点よりもむしろ部門ごとの得点が使用されるべきである.

また, 重みづけられた得点を用いて評価する方法の矛盾点が, Pollard et al により指摘されている[2]. 表2に示す歩行（ambulation）を例に, 対麻痺患者と関節炎患者のチェックした項目を比較すると, 対麻痺患者は 3 項目で 34 点, 関節炎患者は 6 項目で 37 点と判定される（表3）. 対麻痺患者より関節炎患者の機能不全（dysfunctions）が大きく評価されるという論理上の矛盾を生じており, 異なる疾患を比較する場合は注意が必要である.

3) 結果の活用

SIP の 136 項目版は全人工股関節置換術, 甲状腺機能亢進症, および関節リウマチ患者を対象に開発されたが, その後, 慢性閉塞性肺疾患, 心疾患などの慢性疾患, あるいは脳卒中, 頭部外傷などさまざまな疾患に対する治療の帰結（outcome）を評価するために用いられている.

また, 近年では SIP は健康状態を測定するための優れた評価尺度のひとつとしてみなされており, QOL に関する評価尺度が新たに開発された場合に "gold standard" として幅広く使用されている[3].

第9章 健康観/Sickness Impact Profile（SIP）

表3 歩行（ambulation）部門における対麻痺患者と関節炎患者との得点比較

No.	対麻痺患者の該当した項目	得点	No.	関節炎患者の該当した項目	得点
5.	車いすで動き回る.	96	1.	わずかな距離を歩く，あるいはよく休憩する.	48
6.	全く歩けない.	105	2.	坂の上り下りができない.	56
10.	階段は全く使わない.	83	3.	手すりや杖なしでは階段を使えない.	67
			7.	多少の困難（足を引きずる，ふらつく，つまずく，足のこわばりなど）はあるが，自分で歩くことができる.	55
			9.	1歩ずつ，休みながらゆっくりと階段を上り下りする.	54
			12.	ゆっくりと歩く	35
	合計	284		合計	315
	SIP得点（％得点）	34※		SIP得点（％得点）	37

※ SIP得点 = $\dfrac{「歩行」の合計得点（284）}{「歩行」の最大得点（842）} \times 100$

12. 臨床活用をテーマにした文献レビューによる情報

　SIPは対象者および研究のデザインに適応させるために，いくつかの研究においてこれを修正することにより用いているが，前に述べたように評価時間が長いという欠点を補うため，SIPの136項目を短縮した修正版として86項目版，および30項目版が開発されている．ここでは「臨床における有効活用」という観点から，臨床における使用が実際に有用と思われるSIPの修正版について紹介する.
　86項目版は1994年にde Bruin et al[13]が因子分析を行うことにより6部門86項目に再構成されたSIPの修正版尺度である.
　また，van Straten et al[14]により開発された脳卒中患者を対象とした30項目版は，オリジナルの136項目版と同様，Barthel Indexなどのような汎用されているdisabilityの評価尺度よりも有用な臨床情報を提供できるとされている．さらに，136項目版と比較した場合，その得点分布がより対称的である（偏りが少ない）ことから，健康状態の程度を区分化するためには30項目版が有用であるとしている．（30項目版の項目に関する詳細はvan Straten et al[15]に記載されている）.
　これら海外で報告された修正版に関する研究は，いずれもその信頼性，妥当性の検討がなされている.
　一方，本邦においてSIPを使用し，日本人を対象にその信頼性，妥当性について報告した研究はこれまでのところみあたらない．SIPの国内における使用に際しては，後藤らの研究で実施されたように[9]，まず日本語化の手続きが必要と思われる[11]．そのうえでSIPの136項目版，短縮版共に対象者の特性に応じて信頼性，妥当性の検討を行うことが，この尺度の国内における正

しい使用につながるものである.

文献

1) De Bruin AF, de Witte LP et al：Sickness Impact Profile: the state of the art of a generic functional status measure. Soc Sci Med 35(8)：1003-1014, 1992.
2) Pollard B, Johnston M et al：Problems with the sickness impact profile: a theoretically based analysis and a proposal for a new method of implementation and scoring. Soc Sci Med 52(6)：921-934, 2001.
3) Ian McDowell, Claire Newell：Measuring Health. Oxford University Press, New York, 1996, pp 384-385.
4) Jurkovich G, Mock C et al：The Sickness Impact Profile as a tool to evaluate functional outcome in trauma patients. J Trauma 39(4)：625-631, 1995.
5) Ian McDowell, Claire Newell：Measuring Health. Oxford University Press, New York, 1996, pp 431-438.
6) Lipsett PA, Swoboda SM et al：Sickness Impact Profile Score versus a Modified Short-Form survey for functional outcome assessment: acceptability, reliability, and validity in critically ill patients with prolonged intensive care unit stays. J Trauma 49(4)：737-743, 2000.
7) Gerety MB, Cornell JE et al：The Sickness Impact Profile for nursing homes (SIP-NH). J Gerontol 49(1)：M 2-8, 1994.
8) 浅井富明, 坪井声示, 他：Quality of life (QOL) と整形外科 関節炎における各種 QOL 評価法. 骨・関節・靱帯 7(9)：969-976, 1994.
9) 後藤葉子, 渡辺美穂子, 他：肺気腫患者の呼吸リハビリテーションにおける精神心理機能と health-related quality of life (HRQL). 総合リハ 29(11)：1039-1045, 2001.
10) 萬代 隆：QOL 評価法マニュアル. インターメディカ, 2001, pp. 11, 192-199.
11) 池上直巳, 福原俊一, 他：臨床のための QOL 評価ハンドブック. 医学書院, 2001, pp. 8-11.
12) Derick T Wade：Measurement in Neurological rehabilitation. Oxford University Press, New York, 1992, pp. 217.
13) de Bruin AF, Diederiks JP et al：The development of a short generic version of the Sickness Impact Profile. J Clin Epidemiol 47(4)：407-18, 1994.
14) van Straten A, de Haan RJ et al：Clinical meaning of the Stroke-Adapted Sickness Impact Profile-30 and the Sickness Impact Profile-136. Stroke 31(11)：2610-2615, 2000.
15) van Straten A, de Haan RJ et al：A stroke-adapted 30-item version of the Sickness Impact Profile to assess quality of life (SA-SIP 30). Stroke 28(11)：2155-2161, 1997.

〔長野　聖〕

MOS Short-Form 36-Item Health Survey (SF-36®)

1. 評価指標の名称

正式名称：MOS Short-Form 36-Item Health Survey
略称：SF-36
※現在日本語で使用可能なバージョンは「SF-36®日本語版 version 1.2」である．本稿では，これを中心に解説する．なお，現在日本語版 version 2™の標準化が進められており，まもなく使用可能になる予定である．また，短縮版であるSF-12®，SF-8™があるが，日本語版は現在計量心理学的評価が進められている段階である．SF-36®では，1週間の健康状態を聞くAcute版も用意されている．2004年1月よりSF-36v2日本語版が，2004年10月よりSF-8日本語版が使用可能になった．

2. 原典

オリジナル版のマニュアルおよび日本語版マニュアルを以下に示す．
1) Ware JE, Snow K, Kosinski M, Gandek B：SF-36 health survey manual & interpretation guide, The Health Institute, New England Medical Center, 1993.
2) 福原俊一，鈴鴨よしみ，尾藤誠司，黒川　清：SF-36日本語版マニュアル（ver 1.2）．（財）パブリックヘルスリサーチセンター，東京，2001．

3. 開発経緯

SF-36®は，1980年代にアメリカで行われた医療評価研究であるMedical Outcome Study (MOS) に伴って作成された[1-3]．MOSは，主要慢性疾患患者を対象とし，医療保険システムの種類や医師の専門等のケア供給者側の特性が，患者のアウトカムへ及ぼす影響などを評価しようとした，大規模なアウトカム研究である．

SF-36®を世界各国で翻訳し，それぞれの国で文化的，計量心理学的にその妥当性を検討するプロジェクトIQOLA (International Quality Of Life Assessment project)[1]が1991年に開始され，現在30カ国以上で翻訳版の使用が可能になっている．日本では，1992年から福原らを中心にIQOLAのガイドラインに沿って作業が開始され，最終的にSF-36®日本語版 version 1.2が完成した[4,5]．

4. 適用

SF-36®は，包括的な健康度を測定するものである．包括的であることにより，さまざまな疾患の患者や疾患をもたない人を対象にすることができるので，疾病の異なる対象者間での比較や，患者と一般人との比較が可能である．また，SF-36®は病気や不健康の側面のみならず予防や健康増進といった側面の研究にも使用が可能である．対象年齢は16歳以上とされている．

5. 構成

1) 評価の視点

もっとも頻繁に用いられている方法は，自己記入式の質問紙法である．視覚障害がある回答者や高齢者のための面接用バージョンも作成されており，対面や電話インタビューによって実施することが可能である．ただし，一般に面接形式は自己記入式に比べて得点が高くなる傾向が指摘されているので，注意が必要である．また，状態の良くない対象者の場合は第三者が記入する方法も可能ではあるが，これも，自己記入式と同列に比較できないことを考慮する必要がある．

2) 尺度

36項目から8つの下位尺度得点（身体機能，日常役割機能（身体），体の痛み，活力，全体的健康感，社会生活機能，日常役割機能（精神），心の健康）および2つの要約尺度得点（summary score：身体的健康，精神的健康）を算出する．36項目には下位尺度得点算出に用いられない1年間の健康推移を尋ねる項目が1つ含まれている（表1）．筆者らは現段階では日本における要約尺度の使用を推奨していない．要約尺度は因子分析の結果から導かれたが，日本においては欧米ほどには身体的健康と精神的健康がはっきりとは分かれないため，要約尺度が何を意味しているかがわかりにくいためである．

3) 算出方法

各下位尺度は，一部重みづけがなされた後，0～100点の範囲で得点が高いほど良い健康度を表すように得点化される．各下位尺度項目の半数以上に回答がある場合には，欠損値をその下位尺度の平均値で置き換える処理がなされる．要約尺度の算出方法は，現段階では欧米のデータによる計算式と日本のデータによる計算式の2方法がある．詳細は既述のマニュアルに掲載されているので参照されたい．

6. 基準値

SF-36®は，下位尺度ごとの国民標準値が性別・年代別に算出されていることが大きな特徴のひとつである．日本においても，16歳以上の全国民を対象としたサンプル抽出による調査が行われ，日本人の国民標準値が性別・年代別に示されている．日本人の国民標準値に関しては，既

第9章　健康観/MOS Short-Form 36-Item Health Survey（SF-36®）

表1　SF-36®のサブスケールと含まれる質問項目

サブスケール	質問項目
身体機能 （physical functioning：PF）	1. 激しい活動をする 2. 適度の活動をする 3. 少し重い物を持ち上げる 4. 階段を数階上までのぼる 5. 階段を一階上までのぼる 6. 体を前に曲げる，ひざまずく，かがむ 7. 1キロメートル以上歩く 8. 数百メートルくらい歩く 9. 百メートルくらい歩く 10. 自分で入浴・着替えをする
日常役割機能（身体） （role-physical：RP）	11. 仕事・ふだんの活動時間をへらした 12. 仕事・ふだんの活動ができなかった 13. 仕事・ふだんの活動の内容によっては，できないものがあった 14. 仕事やふだんの活動をすることが難しかった
体の痛み （bodily pain：BP）	15. 体の痛みの程度 16. 痛みによっていつもの仕事がさまたげられた
全体的健康感 （general health：GH）	17. 現在の健康状態の評価 18. 病気になりやすい 19. 人並みに健康である 20. 私の健康は悪くなるような気がする 21. 私の健康状態は非常に良い
活力 （vitality：VT）	22. 元気いっぱいだった 23. 活力にあふれていた 24. 疲れ果てていた 25. 疲れを感じた
社会生活機能 （social functioning：SF）	26. 家族・友人などとのつきあいが身体的あるいは心理的な理由でさまたげられた 27. 人とのつきあいをする時間が身体的あるいは心理的な理由でさまたげられた
日常役割機能（精神） （role-emotional：RE）	28. 仕事・ふだんの活動時間をへらした 29. 仕事・ふだんの活動が思ったほどできなかった 30. 仕事・ふだんの活動が集中してできなかった
心の健康 （mental health：MH）	31. かなり神経質であった 32. どうにもならないくらい，気がおちこんでいた 33. 落ちついていて穏やかな気分だった 34. おちこんで，ゆううつな気分だった 35. 楽しい気分だった

※上記に加えて，1年間の健康の推移を聞く項目が1つある．
（福原俊一，鈴鴨よしみ，尾藤誠司，黒川清：SF-36日本語版マニュアル(ver 1.2)．(財)パブリックヘルスリサーチセンター，東京，2001より）

述の日本語版マニュアルに詳細が述べられている．

7．信頼性

1）検者内変動，もしくは，繰り返し再現性

SF-36®の8下位尺度と2つの要約尺度の信頼性は，内的一貫性と，再検査法を用いて推定された．内的一貫性を示すα係数は0.71～0.87，2回測定の相関係数は0.78～0.93であった．

2）検者間変動

報告はない．

3）日内，日間変動

報告はない．

4）臨床的有用性

平均回答所要時間は10分程度で，短時間で実施が可能であり，高齢者や慢性疾患患者を対象にした場合でも回答率が高いことが報告されている[2]．

各下位尺度得点において臨床的に意味のある最小の差（Minimal Clinically Important Difference; MCID）は，3～5ポイントであるという報告がある[6]．

8．妥当性

SF-36®日本語版では，multiple trait analysisによる収束的妥当性（各質問項目とその質問が属する下位尺度との相関）および弁別的妥当性（各質問項目とその質問項目が属さない他の下位尺度との相関）の検討，因子分析による構成概念妥当性の検討が行われた[4]．その結果，日本でも欧米と同じく身体的健康と精神的健康の2因子構造が確認された．しかし，痛みや役割機能の因子寄与の仕方が欧米と異なり，欧米の結果に比較すると得られた2因子は必ずしも身体的なものと精神的なものがはっきりと分かれていないことが明らかになった．これは，日本の文化的特徴であると考えられ，さらに検討が進められている．

その他，既存のうつ尺度であるZung Scaleとの相関による同時的妥当性の検討，健康状態が異なる4群（心身ともに健康，慢性的身体疾患のみあり，精神障害のみあり，慢性的身体疾患と精神障害両者あり）の得点比較による臨床的妥当性（known groups validity）の検討などが行われた[5]．Zung ScaleとSF-36の「心の健康」は高い相関を示し（r=－0.63），「身体的機能」はより低い相関を示した（r=0.32）．

9．情報の特性

SF-36®のような少数項目からなるQOL尺度では，データの精度の問題のため，集団レベルの研究には役立つが，個々人へのフィードバックは困難であると考えられている．個人評価への

第9章　健康観/MOS Short-Form 36-Item Health Survey（SF-36®）

適用を可能にするために，SF-36®では，項目反応理論を応用したcomputer adaptive testingを活用した低負担・高精度測定方法が検討されている．

10. 使用上のポイント

1）準備

SF-36®の版権はQuality Metric Inc.にあり，使用申請を出すことによって誰でも使用することができる．日本語版使用の申請はNPO健康医療評価研究機構が担当しており（専用E-mail address：sf-36@i-hope.jp），SF-36専用ホームページ（http://www.i-hope.jp）上で申請することができる．マニュアルおよびスコアリングプログラム（Excel版）も同様に入手できる．

2）注意

特記事項はない．

3）手順

実施にあたってこのような手順でやらなければならないという規定は特に定められていない．一般的な質問紙調査の実施の手順については，既述のマニュアルに掲載されているので，参照されたい．

11. 解釈上のポイント

1）結果の確認

特記事項はない．

2）結果の意味づけ

国民標準値の平均値と標準偏差を使用して偏差得点を算出することができる．このことにより，調査対象群の健康関連QOLの特徴を国民標準値との比較によって位置づけ，解釈することが可能である．

3）結果の活用

SF-36®は，ある集団の健康状態を記述したり，治療やケアなどの介入の評価の指標として活用されている．

12. 臨床活用をテーマにした文献レビューによる情報

SF-36®はさまざまな分野の研究で使用されており，すでに発表されている文献は2,000以上にのぼる．SF-36®を使用した大規模な国際的な研究の一例として，DOPPS（Dialysis Outcomes Practice Patterns Study）があげられる．DOPPSは，透析患者を対象とした日，米，欧の3極による現在進行中の国際的な大規模アウトカム研究であるが，日本においては透析患者の生命予後や他の客観指標は世界でもっとも良いが，反面，QOLの一部の下位尺度が低いこと

が示された[7]. またベースラインのQOLが生命予後や医療資源消費のもっとも強い予測因子であることも報告された[8].

辻-林ら[9]は, 腎移植患者の健康関連QOLをSF-36®を用いて評価し, 身体機能や社会機能は移植後に次第に向上するが, 全体的健康感は著しく低いままであることを明らかにした. この研究のように, SF-36®の国民標準値を使用することによって標的集団のQOLを記述した研究は日本でも数多く行われている.

欧米では, 近年, 臨床試験において治療評価の指標としてQOLを測定することが増加している. たとえば, 心臓ペースメーカーの様式の違いとQOLの影響を検討したLamas et al[10]らは, 心臓ペースメーカーによってSF-36®で測定したQOLは改善したが, 異なる2つの様式間ではQOLに差がなかったことを報告した. 日本ではこのような研究はほとんどみられていない. 今後は日本でも治療やケアの評価にSF-36®が活用されることが期待される. さらに最近では, QOL評価におけるレスポンスシフト現象が検討されている. レスポンスシフトとは, 治療等の介入の結果としてQOLを評価する基準（ものさし）自体が変化してしまうことである. SF-36®においてもレスポンスシフトを考慮した研究が進められている[11].

文献

1) Ware JE, Sherboune CD：The MOS 36-Item Short-Form Health Survey (SF-36): I. Conceptual framework and item selection. Med. Care 30：473-489, 1992.
2) Mchorney CA, Ware JE, Raczek AE：The MOS 36-Item Short-Form Health Survey (SF-36): II. Psychometric and clinical tests of validity in measuring physical and mental health constructs. Medl Care 31：247-263. 1993.
3) Mchorney CA. Ware, JE, Raczek, AE：The MOS 36-Item Short-Form Health Survey (SF-36): III. Tests of data quality, scaling assumptions, and reliability across diverse patient groups. Med Care 32：40-66. 1994.
4) Fukuhara S, Bito S, Green J, Hsiao A, Kurokawa K：Translation, adaptation, and validation of the SF-36 Health Survey for use in Japan. J Clin Epidemiol 51(11)：1037-1044, 1998.
5) Fukuhara S, Ware J E, Kosinski M, Wada S, Gandek B：Psychometric and clinical tests of validity of the Japanese SF-36 Health Survey, J Clin Epidemiol 51(11)：1045-1053, 1998.
6) Samsa G, Edelman D, Rothman M et al：Determining clinically important differences in health status measures: a general approach with illustration to the Health Utilities Index Mark II. Pharmacoeconomics 15：141-155, 1999.
7) Young EW, Meredith DT, McCullough KP et al：Hospital readmissions and length of stay: the dialysis outcomes and practice pattern study (DOPPS). J Am Soc Nephrol, Volume 11(248A), A1306, 2000.
8) Lopes AA, Bragg J, Young E, Goodkin D, Mapes D, Combe C, Piera L, Held P, Gillespie B, Port FK：Depression as a predictor of mortality and hospitalization among hemodialysis patients in the United States and Europe. Kidney Int 62：199-207, 2002.
9) Tsuji-Hayashi Y, Fukuhara S, Green J et al：Health-related quality of life among renal-transplant recipients in Japan. Transplantation 68(9)：1331-5, 1999.
10) Lamas GA et al：Quality of life and clinical outcomes in elderly patients treated with ventricular pacing as compared with dual-chamber pacing: Pacemaker selection in the elderly

investigators. N Engl J Med 338(16) : 1097-104, 1998.
11) Jansen SJ, Stiggelbout AM, Nooij MA et al : Response shift in quality of life measurement in early-stage breast cancer patients undergoing radiotherapy. Qual Life Res 9(6) : 603-15, 2000.

(鈴鴨よしみ,福原俊一)

Life Satisfaction Index（LSI）
→生活満足度尺度

1. 評価指標の名称

正式名称：Life Satisfaction Index
略称：LSI
日本語名称：生活満足度尺度

原版は Life Satisfaction Index A（LSIA）であるが，他の研究者による改訂版も多く存在する．日本で改訂・再編されたものとして，生活満足度尺度 K（LSIK）がある．

2. 原典

20項目の質問から構成される LSIA は Neugarten et al によって1961年に開発された（Neugarten BL, Havighurst RJ, Tobin SS：The measurement of life satisfaction. Journal of Gerontology 16(2)：134-143, 1961）．その後，Adams による18項目改訂版[1]，Wood et al による13項目改訂版（生活満足度尺度Z；LSIZ）[2]，Liang の11項目改訂版[3]などが発表されている．日本語を原版とする LSIK は古谷野によって1983年に発表された[4]．

3. 開発経緯

LSIA は老化の社会学・心理学的側面に関する研究において，高齢者の主観的幸福感（subjective well-being）を測定し，幸福な老い（successful aging）の程度を得点化するために開発された．LSIK は，単に LSIA の日本語版ではなく，LSIA, PGC モラール・スケールをはじめとする，高齢者の主観的幸福感に関する既存の測定尺度の分析に基づいて開発された尺度である．

近年では，これら指標の評価結果は「主観的 QOL（Quality of Life）」と解釈されることが多い．

4. 適用

高齢者である（原則としては，自記式調査票への記入が可能であること）．

5. 構成

1) 評価の視点

形式は，択一式の質問からなる自記式尺度である．なお，表1にLSIA原版の20項目を示し，同時にAdams, Wood et al（LSIZ），およびLiangの改訂版の質問項目を注記した．表2にはLSIKの質問票を示す．

2) 尺度

択一式の選択肢にはそれぞれ点数が与えられ，得点化された値をとるため，得られたデータは平均値の算出等，間隔尺度として扱うことが可能である．

3) 算出方法

LSIの算出方法は主に2つの方法が存在する．ひとつはLSIA原版で提唱された方法で，質問項目のそれぞれについて肯定的な選択肢（表1で下線を付加した）に1点，その他には0点が与えられ，加算して合計得点を算出する．この場合，合計得点は質問項目数と同じとなり，たとえばLSIA原版では20点満点，Adamsの改訂版では18点満点となる．

ふたつめはWood et al[2]が提唱した得点法であり，肯定的な選択肢に2点，「どちらともいえない」に1点，否定的な回答に0点を与えて合計点を算出する．この場合，合計得点は質問項目数の2倍となり，たとえばAdamsの改訂版では36点満点，LSIZでは26点満点となる．2つの得点方法の違いに関しては，ほとんど差はないとする報告[5]がみられることを付け加えておく．LSIKは9つの質問項目からなり，肯定的な選択肢（表2で下線を付加した）に1点，それ以外には0点を与え，加算したものが合計得点である．合計得点は9点満点である．

6. 基準値

生活満足度尺度の得点は，当該個人の相対的な位置を示すものにすぎず，個人の経時的な変化を追うことはできるが，基準値を設けて「幸福な人」や「不幸な人」の弁別を行うことはできない[6]．ここでは参考までに過去に報告された平均値を併記しておく．LSIA原版は，Neugarten et alによる報告が平均値12.4，その他海外における報告は，それぞれ12.5[1]，11.6[2]，12.1[7]であり近似した結果が得られている．LSIKについては，日本国内における性，年齢別平均得点を表3に示した．

7. 信頼性

1) 検者内変動，もしくは，繰り返し再現性

LSIZに再検査法を用いた検証では，0.80～0.90の相関係数を得ている[10]．LSIKに関しては相関係数0.79を得ている[11]．

第9章 健康観/Life Satisfaction Index (LSI)

表1 生活満足度尺度 A と改訂版[6]

あなたの現在のお気持ちについてうかがいます．当てはまる答えの番号に○をつけてください．

1. 年をとるということは，若いときに考えていたよりも，良いことだと思いますか a), b)
   <u>1. そう思う</u>　2. そうは思わない　3. どちらともいえない
2. あなたの人生は，他の人にくらべて恵まれていたと思いますか a), b)
   <u>1. そう思う</u>　2. そうは思わない　3. どちらともいえない
3. これまでの人生で，今が一番いやなときだと思いますか a), b)
   1. そう思う　<u>2. そうは思わない</u>　3. どちらともいえない
4. あなたは，若いときと同じように幸福だと思いますか a), b), c)
   <u>1. そう思う</u>　2. そうは思わない　3. どちらともいえない
5. あなたの人生を，今よりもっと幸せにする方法があったと思いますか a), c)
   1. そう思う　<u>2. そうは思わない</u>　3. どちらともいえない
6. これまでの人生で，今が一番幸せなときだと思いますか a), b), c)
   <u>1. そう思う</u>　2. そうは思わない　3. どちらともいえない
7. 自分のしていることのほとんどが，退屈なことだと思いますか a), b), c)
   1. そう思う　<u>2. そうは思わない</u>　3. どちらともいえない
8. これからさき何かよいこと，楽しいことがあると思いますか a), c)
   <u>1. そう思う</u>　2. そうは思わない　3. どちらともいえない
9. あなたが今していることは，昔と同じようにおもしろいことだと思いますか a), b), c)
   <u>1. そう思う</u>　2. そうは思わない　3. どちらともいえない
10. 年をとって，少し疲れたように感じますか a), c)
    1. はい　<u>2. いいえ</u>　3. どちらともいえない
11. 年をとったことが気になりますか
    1. はい　<u>2. いいえ</u>　3. どちらともいえない
12. あなたの人生をふり返ってみて，満足できますか a), b), c)
    <u>1. はい</u>　2. いいえ　3. どちらともいえない
13. もし過去をかえられるとしたら，あなたは自分の人生をやり直したいと思いますか a), c)
    1. そう思う　<u>2. そうは思わない</u>　3. どちらともいえない
14. 同じくらいの年の人とくらべて，ばかなことをたくさんしてきたと思いますか c)
    1. そう思う　<u>2. そうは思わない</u>　3. どちらともいえない
15. 同じくらいの年の人とくらべて，あなたの姿・形はよいほうだと思いますか a)
    <u>1. そう思う</u>　2. そうは思わない　3. どちらともいえない
16. 1ヶ月先，1年先の計画がありますか a), b)
    <u>1. はい</u>　2. いいえ　3. どちらともいえない
17. 人生をふり返ってみて，あなたは，求めていた大事なことのほとんどを実現しそこなったと思いますか a), b)
    1. そう思う　<u>2. そうは思わない</u>　3. どちらともいえない
18. 他の人とくらべて，ゆううつになることが多いと思いますか a), b)
    1. そう思う　<u>2. そうは思わない</u>　3. どちらともいえない
19. これまでの人生で，あなたは，求めていたことのほとんどを実現できたと思いますか a), b), c)
    <u>1. そう思う</u>　2. そうは思わない　3. どちらともいえない
20. たいていの人の生活は悪くなってきていると思いますか a), b)
    1. そう思う　<u>2. そうは思わない</u>　3. どちらともいえない

＊下線は肯定的な選択肢
 a) Adams の改訂版（18項目）
 b) Wood らの改訂版（13項目：LSIZ）
 c) Liang の改訂版（11項目）

表2 生活満足度尺度K（LSIK）[16]

あなたの現在のお気持ちについてうかがいます．あてはまる答えの番号に○をつけて下さい．

1. あなたは昨年と同じように元気だと思いますか
   (1) はい (2) いいえ
2. 全体として，あなたの今の生活に，不幸せなことがどのくらいあると思いますか
   (1) ほとんどない (2) いくらかある (3) たくさんある
3. 最近になって小さなことを気にするようになったと思いますか
   (1) はい (2) いいえ
4. あなたの人生は，他の人にくらべて恵まれていたと思いますか
   (1) はい (2) いいえ
5. あなたは，年をとって前よりも役に立たなくなったと思いますか
   (1) そう思う (2) そうは思わない
6. あなたの人生をふりかえってみて，満足できますか
   (1) 満足できる (2) だいたい満足できる (3) 満足できない
7. 生きることは大変きびしいと思いますか
   (1) はい (2) いいえ
8. 物事をいつでも深刻に考えるほうですか
   (1) はい (2) いいえ
9. これまでの人生で，あなたは，求めていたことのほとんどを実現できたと思いますか
   (1) はい (2) いいえ

＊下線の選択肢を選ぶと1点が与えられる

表3 国内の全国代表サンプルにおけるLSIKの得点[18]

（平均値±標準偏差）

	男性（n）	女性（n）	計（n）
65～69歳	4.8±2.3（290）	4.7±2.2（342）	4.8±2.2（632）
70～74歳	4.6±2.1（218）	4.5±2.3（283）	4.6±2.2（501）
75～79歳	4.4±2.2（118）	4.4±2.2（190）	4.4±2.2（308）
80歳～	4.7±2.4（80）	4.5±2.2（130）	4.6±2.3（210）
計	4.7±2.2（706）	4.6±2.2（945）	4.6±2.2（1651）

2）検者間変動

報告はない

3）日内，日間変動

報告はない

4）臨床的有用性

得られる結果は得点化されることから，多職種間での共有が容易である．また，9～20項目からなる択一式の尺度であるため実施が簡便で，かつ短時間での評価が可能である．

本指標は，指標間の関連が重要であり，内的整合性を検証することが大切である．尺度に含まれる個々の質問項目が信頼性をもつかどうか（内的整合性）を判定するために用いられるcronbachのα係数は，0～1までの値をとり，高値であるほど尺度の信頼性が高いとみなされる．LSIZのα係数は0.79[2]，0.80[8]，0.84[9]という結果が得られている．

第9章　健康観/Life Satisfaction Index（LSI）

8. 妥当性

　主観的幸福感の尺度は，外的基準を設けて妥当性の検証を行うことはできないため，主に構成概念妥当性が検証されている．

　LSIA原版はNeugarten et alにより，5つの下位次元が提唱されたが，他の研究者による分析結果では，「気分」「生活への熱意」「目標と現実の一致」と解釈された3つの因子の存在についてはおおむね確認されているものの，第4，5因子に相当する次元については一致した知見が得られていない[1,3,12]．さらに国内の高齢者においては，先の研究と異なる分析結果が報告されている[13,14]．したがって，構成概念「生活満足度」の測度としてのLSIAの妥当性は問題があるといわざるをえない[6]．

　一方，Liangの改訂版については「気分」「生活への熱意」「目標と現実の一致」の3つを第一次因子，「主観的幸福感」を第二次因子とする二次因子モデルが提示され，確認されている[3]．日本語版における検証結果においても，Liangが提示したモデルの適合度が証明されている[15]．LSIKについても，3つの第一次因子，すなわち「人生全体についての満足感」，「心理的安定」，「老いについての評価」，そして「主観的幸福感」を第二次因子とする二次因子モデルが成立することが確認されている[16-18]．

　基準関連妥当性については，PGCモラール・スケールを外的基準とした場合，LSIAは0.76，LSIZは0.79を得ている[19]．国内においてはLSIA原版，Adamsの改訂版およびLSIZの相関係数は0.55〜0.60という報告がある[4]．LSIKについては，PGCモラール・スケールとの相関係数が0.79，LSIA原版間では0.68が得られている[4]．

9. 情報の特性

　主観的幸福感を測定する場合，「認知か感情か」と「短期的か長期的か」という2つの軸によって概念整理されるべきであると提唱されている[20]．この概念に基づくとLiangの改訂版は，「長期的認知」と「短期的感情」の要素からなることが示されている[16]．つまり，「短期的感情」要素が含まれている以上，一過性で変化しやすいものであることを意味しており，LSIから得られる情報は期間をおいて容易に変化しうるものであるといえよう．また，「主観的幸福感」を理論的・概念的に検討しているとはいえ，自記式尺度によって評価している以上，測定の限界は否めない[6]．

10. 使用上のポイント

1) 準備
記入ができるような環境設定を整える（筆記用具・筆記台）．

2) 注意

自記式尺度として開発されたため，面接法で使用する場合には，調査者によるバイアスがかからないように注意する必要がある．特に自分の判断で説明を加えたり，不用意に例をあげたりするのは危険である．

11. 解釈上のポイント

1) 結果の確認
未回答の質問項目がないか，複数の選択肢が選ばれた質問項目がないか確認すること．

2) 結果の意味づけ
前述したように本尺度は，幸福な老いの程度あるいは「主観的QOL」の指標であるものの，得点は個人の相対的な位置を示すにすぎない．この得点を用いて相関分析を行ったり，個人の状況の経時的な変化を追うことは可能であるが，基準値を設けて弁別することはできない．

3) 結果の活用
得られた結果は，他の因子と組み合わせてQOLとの関連を分析したり，経時的に評価することでQOLからみた治療の効果判定を行う，などの研究手法として有用である．

12. 臨床活用をテーマにした文献レビューによる情報

地域在住の脊損患者140名を対象に行われたFuhrer et al[21]の調査では，Adamsの改訂版LSIAの平均得点は8.8であり，過去に報告された一般健常者4,254人の平均値13.2に比べ明らかに低かった．しかし，受傷年数やFunctional Independence Measure得点とは有意な相関関係を認めず，自己健康感や社会的サポートがLSIA得点と関連していた．これらから，生活満足度は障害の程度や能力レベルに依存しているのではなく，社会的役割に関連していると報告している．一方，国内で山田ら[22]が行った研究によれば，高齢パーキンソン病患者は，生き甲斐の有無だけでなく，障害の程度（Yahrの重症度分類）やADL（Activities of Daily Living）も生活満足度（LSIA原版）の低下に影響を及ぼすとしている．

Rubin et al[23]による介入研究では，1年間の縦断的研究の結果，高齢外来患者の包括的な評価とケアプログラムを行った群は，身体機能，精神機能，主観的幸福感（LSIZ）などには有意差がなかったものの，Instrumental Activities of Daily Living（IADL）と健康度自己評価が統制群に比べ有意に高かったと報告している．

文献
1) Adams DL : Analysis of a life satisfaction index. Journal of Gerontology 24(4) : 470-474, 1969.
2) Wood V, Wylie ML et al : An analysis of a short self-report measure of life satisfaction; correlation with rater judgments. Journal of Gerontology 24(4) : 465-469, 1969.

3) Liang J : Dimensions of the life satisfaction index : a structural formulation. Journal of Gerontology 39(5) : 613-622, 1984.
4) 古谷野亘：モラール・スケール，生活満足度尺度および幸福度尺度の共通次元と尺度間の関連性（その2）．老年社会科学 5：129-142, 1983.
5) Ray RO : The life satisfaction index-form A as applied to older adults; technical note on scoring patterns. J Am Geriatr Soc 27(9) : 418-420, 1979.
6) 古谷野亘：QOLなどを測定するための測度（2）．老年精神医学雑誌 7(4)：431-441, 1996.
7) Lieberman LR : Life satisfaction in the young and the old. Psychol Rep 27(1) : 75-79, 1970.
8) Stock WA, Okun MA : The construct validity of life satisfaction among the elderly. J Gerontol 37(5) : 625-627, 1982.
9) Himmelfarb S, Murrell SA : Reliability and validity of five mental health scales in older persons. J Gerontol 38(3) : 333-339, 1983.
10) Burckhardt CS, Woods SL et al : Quality of life adults with chronic illness: a psychometric study. Research in Nursing & Health 12(6) : 347-354, 1989.
11) 外里冨佐江, 岩谷　力, 他：脳卒中患者における生活満足度尺度K（LSIK）の再テスト法による再現性の検討．Quality of Life Journal 2(1)：19-24, 2001.
12) Hoyt DR, Creech JC : The life satisfaction index; a methodological and theoretical critique. J Gerontol 38(1) : 111-116, 1983.
13) 藤田綾子：老人における生活満足度；測定尺度について．老人問題研究 1：27-38, 1981.
14) 和田修一：「人生満足度尺度」の分析．社会老年学 14：21-35, 1981.
15) 田原康玄, 植木章三, 他：日本版LSIAの因子構造モデルの検討．東京保健科学学会誌 3(1)：33-37, 2000.
16) 古谷野亘, 柴田　博, 他：生活満足度尺度の構造；因子構造の不変性．老年社会科学 12：102-116, 1990.
17) 古谷野亘, 柴田　博, 他：生活満足度尺度の構造；主観的幸福感の多次元性とその測定．老年社会科学 11：99-115, 1989.
18) Koyano W, Shibata H : Development of a measure of subjective well-being in Japan. Facts and Research in Gerontology 8(1) : 181-187, 1994.
19) Lohmann N : Correlations of life satisfaction, morale and adjustment measures. J Gerontol 32(1) : 73-75, 1977.
20) George LK : Subjective well-being: conceptual and methodological issues. Annual Review of Gerontology and Geriatrics 2 : 345-382, 1981.
21) Fuhrer MJ, Rintala DH et al : Relationship of life satisfaction to impairment, disability, and handicap among persons with spinal cord injury living in the community. Arch Phys Med Rehabil 73(6) : 552-557, 1992.
22) 山田孝子, 他：高齢パーキンソン病患者における生活の質—日常生活と心理的要因について—．綜合臨床 46(11)：2824-2826, 1997.
23) Rubin CD, Sizemore MT et al : A randomized, controlled trial of outpatient geriatric evaluation and management in a large public hospital. J Am Geriatr Soc 41(10) : 1023-1028, 1993.

〔樋口由美〕

Philadelphia Geriatric Center Morale Scale (PGC)
→改訂（版）PGC モラール・スケール

1. 評価指標の名称

正式名称：Philadelphia Geriatric Center Morale Scale
略称：PGC
日本語名称：改訂（版）PGC モラール・スケール

2. 原典

1) Lawton MP：The dimensions of morale. In: Kent DP, Kastenbaum R and Sherwood S (Eds), Research planning and action for the elderly: the power and potential of social science, Behavioral Publications, New York, 1972, pp. 144-165.
2) Lawton MP：The Philadelphia Geriatric Center Morale Scale; a revision. Journal of Gerontology 30(1)：85-89, 1975.

3. 開発経緯

　モラールとは集団行動にかかわる成員の態度を示す概念のひとつであり，軍隊における兵士や職場における従業員の「士気」を意味する．このモラールの概念を社会老年学の領域で老化の研究に導入し，その構成要因を多次元的にとらえようとしたのが Lawton (1972) であった．彼はモラールを構成する要因について検討し，モラールの高さには自分自身について基本的な満足感をもっている，環境の中に自分の居場所があると自覚している，動かしえない出来事についてはそれを受容できているの要因が含まれていると考えた．そこで，モラールを多次元のものと定義したうえで，それを一元的に表す尺度として当初 22 項目からなる尺度を開発した．しかし，1975 年には Lawton 本人により，因子分析により抽出された 3 つの下位次元，すなわち「心理的動揺 (agitation)」，「孤独感・不満足感 (lonely dissatisfaction)」，「老いに対する態度 (attitudes toward own aging)」に含まれる 17 項目を採択したものを改訂版とし，現在はこのスケールが広く使用されている．

4. 適用

健常老年者もしくは老年有疾患者の社会心理特性をとらえる調査に適用される．諸家の報告によれば，モラール得点と健康観[1-3]，日常生活行動との関連性[4]が認められているほか，疾患別によるモラール得点の比較[5]（たとえば，整形外科疾患と中枢神経疾患の比較），症状の経過別比較[6]，療養環境の違いによる比較などに用いられており，老年有疾患者の主観的幸福感を多面的に検討するうえで有用である．

5. 構成

1) 評価の視点

上述したように，改訂PGCモラール・スケールの17項目は3つの下位次元に属するが（表1），これらが理論的にモラールを構成しているわけではない．

表1 改訂版PGCモラール・スケールの質問項目と因子所属[9]

心理的動揺（Agitation）
　小さなことを気にするようになった．
　気になって眠れないことがある．
　心配なことがたくさんある．
　前よりも腹をたてる回数が多くなった．
　物事をいつも深刻に考える．
　心配事があるとすぐおろおろする．
孤独感・不満足感（Lonely dissatisfaction）
　さびしいと感じることがある．
　家族，親戚及び友人とのいききに満足している．
　生きていても仕方がないと思うことがある．
　悲しいことがたくさんある．
　生きることは大変厳しい．
　今の生活に満足している．
老いに対する態度（Attitudes toward own aging）
　人生は年をとるに従って，だんだん悪くなる．
　去年と同じように元気だ．
　年をとって前よりも役にたたなくなった．
　年をとるということは若い時に考えていたより良い．
　若い時と同じように幸福だ．

2) 尺度

「はい」「いいえ」もしくはそれに準じた二者択一方法．

3）算出方法

モラールの高いほうを選択する場合に1点，そうでないほうの回答に0点を与え，17項目の合計点を算出する．

6. 基準値

満点が17点であり，モラールがもっとも高いことを意味する．石原ら[1]は50歳から74歳までの1,785名のモラール得点を測定した結果，平均値は男性12.6点，女性12.1点であり，年齢階級別による有意な差を認めなかったと報告している．

7. 信頼性

1）検者内変動，もしくは，繰り返し再現性

前述の石原らの報告では年齢階級による有意な差を認めなかったが，性差は一部の年齢層でみられたとしている．検者内変動については報告されていない．繰り返し再現性については石原らは同じ対象者で5年間にわたる本スケールの総得点の経年的変化を検討した結果，総得点の安定性を確認している．

2）検者間変動

報告されていない．

3）日内，日間変動

報告されていない．

4）臨床的有用性

老年者の社会心理特性（特にQuality of Life; QOLの一面として）を捉える調査では認められている．本スケールの回答に要する時間は数分間と短いため，繰り返し調査が可能である．ただし，対象者の中にはスケールのいくつかの項目を不快とみなす場合もあり，実施前の説明不足や実施時の環境次第では回答に影響が生じる．しかしながら，主観的幸福感はQOLの根幹をなすと考えられているため，総点の推移から対象者の心情を推し量ることができる．

8. 妥当性

本スケールの因子構造についてはLawtonの報告と同様のものの存在が欧米および本邦で確認されている[7-9]．

9. 情報の特性

本スケールは主観的なQOLを評価する一手法と考えられているが，身体活動状況，性差，健

第 9 章　健康観/Philadelphia Geriatric Center Morale Scale（PGC）

康度合，居住環境などの要因により影響を受けることから，モラールに影響を与える他の変数を合わせて調査する必要がある．

10. 使用上のポイント

1）準備
本スケールの日本語版としては文献 8 を参考にするとよい．

2）注意
スケールのいくつかの項目は対象者にとって厳しく感じられる場合もあり，本スケールを用いた調査を行う前の説明と配慮が必要である．なお，心理的不安が見受けられる対象者に実施する際には注意が必要と思われる．

3）手順
調査方法には郵送法，留置法および面接法などが使用される．

11. 解釈上のポイント

1）結果の確認
本スケールでは総得点による群間比較の他，3 つの下位尺度別による比較，すなわち「心理的動揺（agitation）」6 項目，「孤独感・不満足感（lonely dissatisfaction）」6 項目および「老いに対する態度（attitudes toward own aging）」5 項目別に得点を算出しての比較が可能である．その他，因子分析によって改めて下位尺度の確認を行うことも興味深い．

2）結果の意味づけ
総得点からの評価および他の変数との重回帰分析などによる複合的な分析を必要とする．

3）結果の活用
モラールを構成する他の変数との関連性についての検討が可能となる[10]．

12. 臨床活用をテーマとした文献レビューによる情報

本邦における本スケールの臨床活用として，老年者や中高年者を対象としたモラールと他の変数（たとえば性差，健康度，ADL など）との関連，老年有疾患者のモラールとその関連要因による分析などが報告されている．このうち，古谷野ら[9]はモラールを構成する因子が多次元的なものであることから，本スケールの因子構造について再検討し質問項目削除についての妥当性と残された問題について報告している．また，寝たきり状態にある女性老年有疾患者のモラールを評価した卜平ら[6]は，寝たきり期間 5 年以上群は 2 年未満群より得点が低かったと報告しており，訪問計画作成にあたり女性老年有疾患者の身体的側面に加え主観的幸福感を斟酌する必要性があると結論づけている．浜ら[4]は高齢慢性透析患者の生きがい意識をモラール得点を目的変数とし

て各項目との関連について検討し，本疾患患者の生きがい意識に友人の存在が大きいことを確認し，具体的な看護援助を明示している．

文献

1) 石原　治, 下仲順子, 他：5年間における改訂PGCモラールスケール得点の安定性. 老年社会科学 21(3)：339-345, 1999.
2) Furukawa A, Iwatsuki H et al：A study on the subjective well-being of adult patients with cerebral palsy. J Phys Ther Sci 13(1)：31-35, 2001.
3) 谷口和江, 前田大作, 他：高齢者のモラールにみられる性差とその要因分析―都市の在宅老人を対象にして―. 社会老年学 20：46-58, 1984.
4) 浜めぐみ, 川原礼子：高齢慢性透析患者の生きがい意識の関連要因. 老年看護学 4(1)：105-112, 1999.
5) 岩月宏泰, 生田泰敏, 他：施設内老人における主観的幸福感の疾患別比較. Geriatric Medicine 31(11)：1499-1503, 1993.
6) 上平珠実, 藤田利治：女性寝たきり老人の主観的幸福感の寝たきり期間による違い. 日本公衛誌 40(9)：841-849, 1993.
7) Liang J, Bollen KA：The structure of Philadelphia Geriatric Center Morale Scale: a reinterpretation. J Gerontol 38：181-189, 1983.
8) 前野大作, 浅野　仁, 他：老人の主観的幸福感の研究―モラール・スケールによる測定の試み―. 社会老年学 11：15-31, 1979.
9) 古谷野亘, 柴田　博, 他：PGCモラール・スケールの構造―最近の改訂作業がもたらしたもの―. 社会老年学 29：64-74, 1989.
10) 出村慎一, 南　雅樹, 他：地方都市在住の在宅高齢者のモラールの特徴. 日本衛生誌 56：655-663, 2002.

〔岩月宏泰〕

索引

(太字は第2部に項目として収録した語解説もしくは評価指標,およびページを示す)

【ア】

ICIDH 4
Arthritis Impact Measurement Scale (AIMS) 300
ITPA言語学習能力診断検査 226
アクティブタッチ 67
ASIA Impairment Scale 63
Assessment of Motor and Process Skills (AMPS) 164
Ashworth scale 61
American Heart Association Stroke Outcome Classification 290
Albert test 164
α係数(クロンバックの) 13
一元配置分散分析表 12
一致率 12
医療記録データベース 21
医療従事者間の共通言語 19
Incremental Shuttle Walking Test (ISWT) **149**
Instrumental Activities of Daily Living (IADL) 99, 274, **285**, 318
陰性症状評価尺度(SANS) 222
International Quality of Life Assessment Project 305
Weinturb test 164
WeeFIM 226
Wisconsin Card Sorting Test 164
Wechsler Preschool and Primary Scale of Intelligence (WPPSI) 226
Wechsler Memory Scale-Revised (WMS-R) 164, 174
Western Aphasia Battery (WAB) 164, 192
Wolf-Kleinの方法 198
運動年齢テスト(MAT) 226
運動負荷試験 81
Erhardt Developmental Prehension Assessment (EDPA) **241**
エアハート発達学的把持能力評価 **241**
SF-36® 113, **305**
NCMRRのモデル 5
NYHA重症度分類 6
NYHA心機能分類 30
evidenceを構築していくこと(CEM) 21
遠城寺式乳幼児分析的発達検査 225
Autobiographical Memory Interview (AMI) 164
オペラント条件づけ 209

【カ】

絵画語い発達検査 226
改訂長谷川式簡易知能評価スケール 164, 176, 175
改訂(版)PGCモラール・スケール 313, **321**
介入計画 19
介入効果の検証 20
介入変数 21
外部変数 13
科学的根拠に基づく介入(EBP) 7, 21
角度計 35
片脚立位保持時間 101
課題志向型アプローチ 28
Katz Index of ADL 261
活動性制限 5, 17
カット・オフ値 7, 11
仮名ひろいテスト 164
柄澤式スケール 164
簡易上肢機能検査 121
簡易精神症状評価尺度(BPRS) 222
感覚機能 29
感覚的自覚強度 83
患者立脚型アウトカム 294
関節可動域 29, 31
　——の参考値一覧 32
　——表示ならびに測定法 31

索 引

感度（sensibility） 10
帰結評価 7
基準値 6, 7, 11
基準変数 13
機能帰結 7, 20
機能障害 5, 17, **28**
機能的上肢到達検査 97, 107, 111
機能的自立度評価法 72, 99, 119, **271**, 318
機能的制限 5, 17, 28, **94**
機能的バランス機能 101, **103**, 111, 132
機能的利得 20
基本的動作能力の低下 94
基本動作 96
QOL 294
　健康関連―― 294
　疾患特異的―― 295
Klein-Bell ADL scale 262
Grasgow Coma Scale 163
Clinical Dementia Rating（CDR） 164
Global Assessment Scale 220
Clock Drawing Test（CDT） 195
ケースカンファレンス 19
Get up and Go test 109
Kenny Self-Care Evaluation 261
言語 164
健康観 18, 294
肩甲骨滑りテスト 39
肩甲上腕リズム 39
言語性知能 167
高次脳機能障害 162
抗抵抗自動運動テスト 47
行動性無視検査 203
高齢者の転倒スクリーニング 107
Kohs 立方体組み合わせテスト 164
国際障害者分類（ICIDH） 4, 162
国際生活機能分類（ICF） 4, 162
コンピュータ支援訓練法（CAGT） 132

【サ】

SIAS 位置覚の評価基準 69
SIAS 項目 68
SIAS 触覚の評価基準 69
Maximum Walking Speed（MWS） 127
最大歩行速度 127

The Development of Life Assessment Scale for the Mentally Ill（LASMI） **217**
Subjective Memory Questionnaire（SMQ） 164
Santa Clara Valley 図形デザイン，積み木構成 164
CS スコア 214
Geriatric Depression Scale（GDS） 165
視覚的アナログ目盛り法 75, 81, 296
6-Minute Walking Distance（6MD） 135
Sickness Impact Profile（SIP） **297**
実行性 13
している ADL 274
指標 5
社会参加制約 5, 18
社会生活指数 254
社会生活年齢 254
社会的制約 5
社会的不利 5
尺度 5, 9
　――水準 9
　間隔―― 9
　順序―― 9
　比率―― 9
　名義―― 9, 12
斜交回転 14
Japanese Wechsler Adult Intelligence Scale-Revised（WAIS-R） 119, **167**, 174
Japanese Wechsler Intelligence Scale for Children-Third Edition（WISC-III） **167**, 226, 251
Japan Coma Scale 163
Shulman の方法 198
12 分間歩行試験 135
10 m 歩行路 130
主観的運動強度または自覚的運動強度 81, 152
手段的日常生活活動 99, 274, **285**, 318
Schober 法 36
身体作業強度 81
新版 K 式発達検査 229
新版 S-M 式社会生活能力検査 253
Simple Descriptive Pain Scale（SDPS） 75
Simple Test of Evaluating Hand Function（STEF） **121**

信頼性　10, 11
　　——係数　13
　　検者間——　12
　　検者内——　12
Star Cancellation test　164
Standard Performance Test of Aphasia
　（SPTA）**187**
Standard Lauguage Test of Aphasia
　（SLTA）**179**
Standard Language Test of Aphasia
　補助テスト　183
Stanford Health Assessment Questionnaire
　（HAQ）300
Stroke Impact Scale　290
Stroke Impairment Assessment（SIAS）の
　感覚検査　67, 283
生活の質（QOL）　18
生活のしづらさ　217
生活満足度尺度　313
　　——K（LSIK）　313
精神科リハビリテーション行動評価尺度
　79, **209**
精神障害者社会生活評価尺度　217
生理的コスト指数　130, **143**
説明と同意　18
S-W（Semmes-Weinstain monofilament）
　test　29
全 IQ　168
漸増シャトルウォーキングテスト　149
漸増標準化多段階運動負荷試験　149
専門用語　21
相関係数　9, 12, 13
　　級内——　12
相対頻度　12
Social Maturity Scale　**253**
測定誤差　13
測定値　5
測定法　9
Solet test for apraxia　164

【タ】

体性感覚誘発電位　70
ダイナモメータ　50
Timed Up and Go test（TUG）　101, 106, **109**

田中ビネー知能検査　226
タッピング　58
妥当性　10, 13
　　基準関連——　13
　　構成概念——　13
　　収束的——　14
　　同時的——　13
　　内容——　13
　　存性——　13
　　弁別的——　14
ダミー変数　10
段階化（スケーリング）　6
知覚指数　251
知覚年齢　251
知能　163
　　——指数　169
直交回転　14
治療目標　3
津守式乳幼児精神発達質問紙　225
TEACCH プログラム　170
TMIG Index of Competence　**279**, 283
ディスクレパンシー　168
定量的変数　9
Test of Oral and Limb Aphasia
　（TOLA）192
Developmental Test of Visual Perception
　（DTVP）**247**
天井効果　13, 274
統合的高密度リハビリテーション
　プログラム　276
動作性知能　167
疼痛強度測定用視覚アナログ尺度　76
Token Test　164
特異度（specificity）　10
時計描画テスト　195
徒手筋力検査　47
　　——の判定基準　48
努力対効果　10
Trail making test　164, 174

【ナ】

内側毛帯系感覚障害の客観的評価法　70
内的整合性　13
Nagi のモデル　5

20 m シャトルランニングテスト 149
日常生活活動（ADL） 260
2 PD（two point discrimination）test 29
日本版デンバー発達スクリーニング
　検査 225
日本版フロスティッグ視知覚発達検査 247
日本版ミラー幼児発達スクリーニング
　検査 225
日本リハビリテーション医学会評価基準
　委員会 ADL 実態チェック表 262
neutral zero starting position 31
Neuropsychological Behavior and Affect
　Profile（NBAP） 165
脳卒中上肢機能検査 115
能力低下 5, 17, 94
Northwick Park Index of Independence in
　ADL 262
Nottingham Extended ADL Index 262
Nottingham Ten-point ADL Index 262
Nottingham Health Profile 158, 295

【ハ】

Barthel Index（BI） 105, 111, 132, 158, **263**,
　275, 281
バーセル・インデックス 105, 111, 132, 158,
　263, 275, 281
バイブレータ 58
発達 224
　——**障害 224**
　——評価尺度 224
　——指数 230
　——年齢 230
　異常—— 224
発話明瞭度 30
パフォーマンス 17
　——測定 10, 95
ばらつき 13
バリマックス回転 14
反応性 13
反復唾液嚥下テスト 87
Visual Analogue Scale（VAS） **75**, 81, 296
Visual Search and Attention test
　（VSAT） 164
ビデオ嚥下造影検査 87

Vineland Social Maturity Scale 253
Behavioural Inattention Test（BIT） 203
Behavioral Assessment of the Dysexective
　System（BADS） 164
Hugh-Jones の分類 30
標準化 10
標準高次動作性検査 187
標準誤差 14
標準失語症検査 179
Functional Independence Measure
　（FIM） 72, 99, 119, **271**, 318
Functional Balance Scale
　（FBS） 101, **103**, 111, 132
Functional Rearch（FR） **97**, 107, 111
Functional Limitation Profile（FLP） 297
Physiological Cost Index（PCI） 130, **143**
　年齢区分ごとの—— 144
Physical Self-Maintenace Scale
　（PSMS） 285
Philadelphia Geriatric Center Morale Scale
　（PGC） 313, **321**
Forrester の分類 30
PULSES Profile 261
ブルンストローム・ステージ **55**, 63, 119
**Bruunstrom Recovery Stage（BS または
　BRS） 55**, 63, 119
Frenchay Activities Index 262
プロマックス回転 14
分散 13
平行テスト法 13
Paced Auditory Serial Addition test
　（PASAT） 164
Beck Depression Inventory 165
Bender-Gestalt test 164
Benton Visual Retention Test
　（BVRT-R） 164
歩行機能 96
Boston Assessment of Severe Aphasia
　（BASA） 164
Borg スケール **81**, 152

【マ】

Maximum Walking Speed（MWS） **127**
McGill Pain Questionnaire（MPQ） 29

Manual Perturbation test 101, 107
Manual Funciton Test（MFT） **115**
Manual Muscle Testing（MMT） **47**
multitrait scaling 14
Multiple Object Test 164
Multilingual Aphasia Examination
　（MAE） 164
南カリフォルニア感覚統合能力検査
　（SCSIT） 226
Minimum Data Set Home Care
　（MDS-HC） 262, 290
Mini Mental State Examination
　（MMSE） **173**, 197
Minnesota Multiphasic Personality
　Inventory（MMPI） 164
三宅式記銘力検査 164
ミラニー運動発達スクリーニング
　テスト **235**
Milani-Comparetti Motor Development
　Screening Test **235**
Mendezの方法 198
Motor Assessment Scale（MAS） **155**
MOS Short-Form 36-Item Health
　Survey 113, **305**
Modified Ashworth scale 52, **61**
modified shuttle test 151
Moberg's pick-up test 29

【ヤ】

Yahrの重症度分類 6, 318
EuroQOL 296
床効果 13
陽性症状陰性症状評価尺度
　（PANSS） 214, 221
抑止テスト 47

予後予測 20, 22, 260

【ラ】

Life Satisfaction Index（LSI） **313**
　──A（LSIA） 313
Reimisteの内転 57
Rivermead Activities of Daily Living
　Scales 261
Rivermead Behavior Memory Test 164
Rehabilitation Evaluation of Hall And Baker
　（REHAB） 79, **209**
リハビリテーションチーム 19
リハビリテーション利得 20
　──の潜在能力 20
The Repetitive Saliva Swalloing Test
　（RSST） **87**
臨床思考過程 3
臨床的帰結 17
臨床評価指標 3
　──が具備すべき用件 10
　──と科学的根拠に基づく介入 21
　──の開発 22
　──の活用 17
　──の基本的構造 9
　──の選択 7
　──の役割 3
　──の理解に必要な要素 4
Ratings of Perceived Exertion（RPE） **81**
レスポンスシフト 310
レビン色彩テスト 164
Range of Motion（ROM） **31**
老研式活動能力指標 **279**, 283
6分間歩行距離 135
Lovettの方法 47

臨床評価指標入門：適用と解釈のポイント　　　　　定価は表紙カバーに表記

2003年10月31日	初版第1刷発行
2021年 6月28日	第8刷発行

編集者	内山　靖・小林　武・潮見泰藏
発行者	中村三夫
印　刷	株式会社三秀舎
製　本	有限会社永瀬製本所
発行所	株式会社協同医書出版社
	〒113-0033　東京都文京区本郷 3-21-10
	電話 03-3818-2361/ ファックス 03-3818-2368
	郵便振替 00160-1-148631
	http://www.kyodo-isho.co.jp/　E-mail：kyodo-ed@fd5.so-net.ne.jp

ISBN4-7639-1035-3

|JCOPY|〈(社)出版者著作権管理機構　委託出版物〉

本書の無断複写は著作権法上での例外を除き禁じられています．複写される場合は，そのつど事前に，(社)出版者著作権管理機構（電話 03-3513-6969，FAX 03-3513-6979，e-mail: info@jcopy.or.jp）の許諾を得てください．

本書を無断で複製する行為（コピー，スキャン，デジタルデータ化など）は，「私的使用のための複製」など著作権法上の限られた例外を除き禁じられています．大学，病院，企業などにおいて，業務上使用する目的（診療，研究活動を含む）で上記の行為を行うことは，その使用範囲が内部的であっても，私的使用には該当せず，違法です．また私的使用に該当する場合であっても，代行業者等の第三者に依頼して上記の行為を行うことは違法となります．

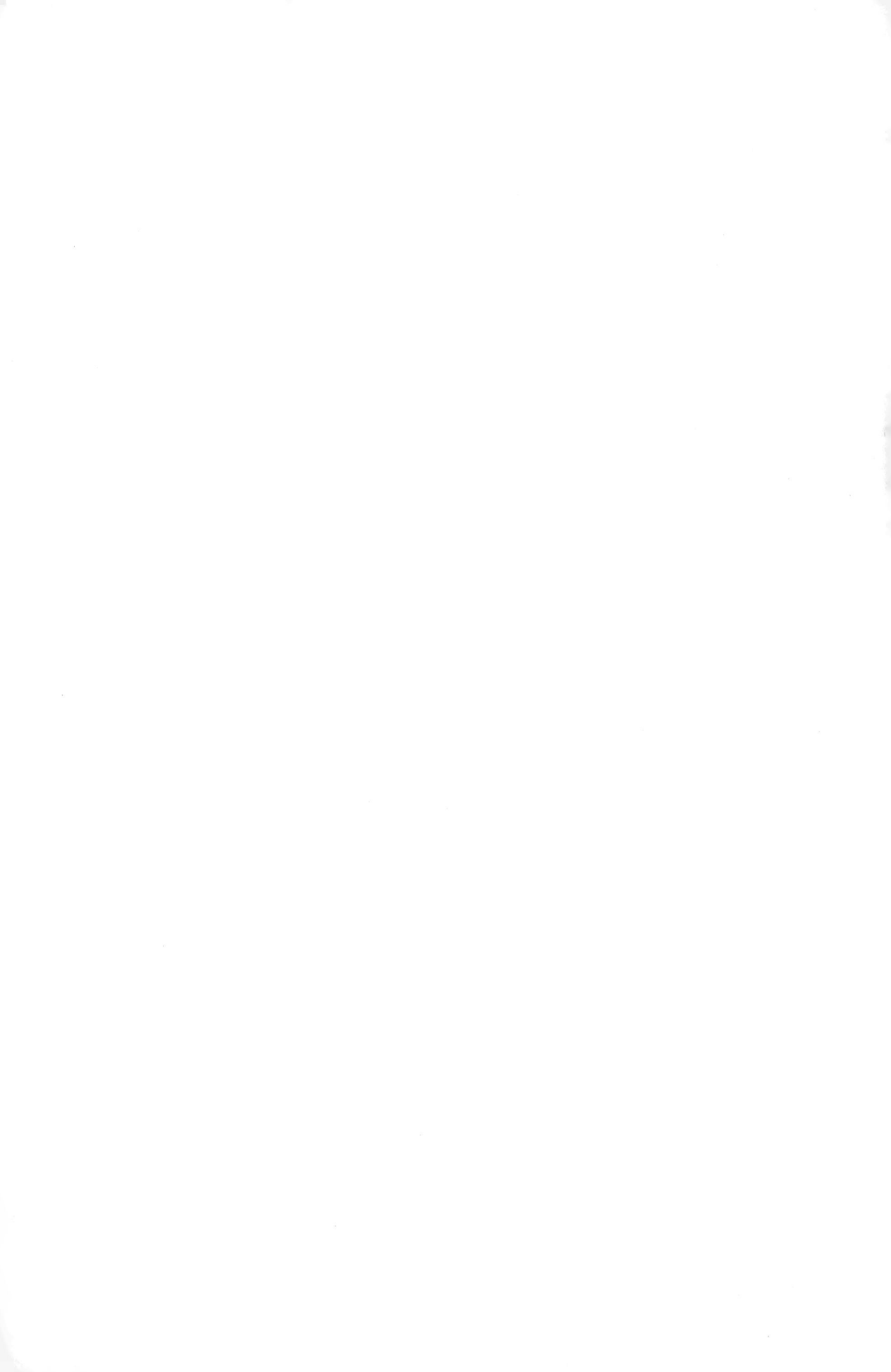